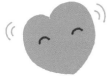

つなげてみたら　ドン

病態生理学

編著
橋本さとみ

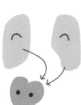
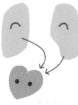
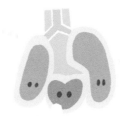
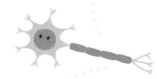
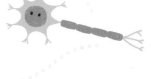
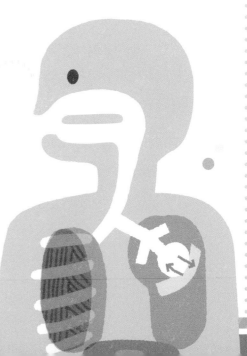

Gakken

はじめに

病態生理学は「異常」のおはなし.

生化学・生理学・解剖学（「正常」）が前提ですが…

「ええ！それじゃもう駄目だ！」なんてあきらめてはいけませんよ.

「異常」が分かれば，「正常」も理解できるようになりますからね.

「そんなこと言っても，範囲が広くて…どこから手を付ければいいの？」

こんなときにはバイタルサインを思い出してください.

実習で毎日測定する「脈拍・血圧」，「体温」，「呼吸」は，ヒトの異常を知るための大事なサイン.

「バイタルサインは，何を見るために測るのかな？」を，

病態生理学（異常）の側面から一緒に整理していきましょう.

「これが異常値ということは…身体のこの辺りに異常があるかも！」

ここまで理解が深まれば，実習も国家試験勉強もきっとよりスムーズに進むはずです.

「まるわかり！病態生理学（2020 〜 2021 年度連載）」の書籍化を進めてくださった

雑誌ナーシングキャンバス編集室の皆様には心より感謝しております.

これまたかわいらしいイラストを 2 年にわたり描いてくださった

イラストレーターの加藤陽子さんにも，心からの感謝を.

皆さんの看護師国家試験合格を，心より祈っていますよ.

橋本　さとみ

CONTENTS

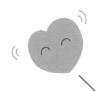

つなげてみたら
ドンドンわかる！ **病態生理学**

編著：橋本さとみ
（淑徳大学 看護栄養学部非常勤講師）

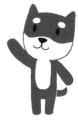

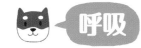 **呼吸**

編集担当：Nursing Canvas編集室　　　　DTP：エストール
表紙・カバーデザイン：エストール　　　　表紙・本文イラスト：加藤陽子

脈拍・血圧

「どこがおかしくなると，どこに反映されるか」を意識しましょう．

脈拍・血圧が循環器系異常を反映することはイメージできますね．
でも，体温が消化器系異常も反映することは意外と浮かびません．
科目別・分野別では見えにくい「つながり」も復習しつつ，
正常(生理学等)と異常(病態学)を頭に入れていきましょうね！

実習に行くと必ず測定するのがバイタルサイン（体温・呼吸数・脈拍・血圧）．なぜ，これらを測るのでしょうか？

「脈拍」「血圧」は，心臓の働きを反映します．
もちろん，血管系がないと成立しないおはなしです．
これら循環器系がないと，せっかくの酸素も栄養物も
細胞まで届かないですよね．

「体温」は，代謝と感染の有無を反映します．
感染は，免疫系の反応の結果．赤血球以外の血球のおはなしです．
代謝の大前提は「細胞の産生するATP」．細胞がATPを作るには，
グルコースと酸素，酵素が必要．これらが細胞に届くには
「消化器系が（排出も含めて）働き」，「ホルモンでコントロールされ」，
「酵素活性のために水分・電解質（ミネラル等）の調節」が必要．
消化器系には泌尿器系に近い生殖器系も含めて，
ホルモンには代謝異常も入れてしまいますよ．
体温産生には筋肉の果たす役割も大きいため，
筋肉系もここですね．

「呼吸」が「止まると死んでしまう」のはなぜか？
代謝に必要な酸素を，体に取り入れることが
できなくなるからですね．呼吸をするためには
「①通路が開いていて②肺胞が膨らみ，
③呼吸筋があって④胸腔内が陰圧で
⑤胸郭があって，⑥命令通りに動く」ことが必要．
①〜④は呼吸器系と呼吸筋のおはなし．
⑤は骨格系のおはなしで，⑥が中枢についてのおはなしです．
中枢には神経系一般と精神系のおはなしも含めますよ．

だから「各種の働きがうまく動いて
いるか」を知るために
バイタルサインを測定するのです．

第1回　心臓

心臓は，血液を送り出すための止まってはいけないポンプ．心臓の基本構造は大丈夫ですか？
「心臓にはポンプの役割を果たすため，心筋による部屋構造と逆流防止の弁がある」，
「ポンプがスムーズに動くように，膜と液体もある」こと，覚えていますか？
それらが「変！」になって動かなくなったら……
血液をうまく全身に送りだせなくなって大変なことになりますよ！

先天性疾患・奇形

ファロー四徴症

第98回午後7

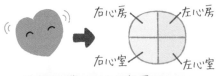

ファロー四徴症は
酸素不足でチアノーゼ出現！

右心房　左心房
右心室　左心室

心臓の4つの部屋は
わかりやすく右の円で示すからね

先天性(生まれたときから)の心臓疾患は，生命に直結します．
「最初から何か変！」だと大変です．

いろいろありますが，代表的なものとして，まずは「先天性心疾患といえば，ファロー四徴症」と覚えましょう．

ファロー四徴症とは，「心室中隔欠損」「肺動脈狭窄症」「右室肥大」「大動脈右室騎乗」の4つを特徴とする疾患のことで，どれもチアノーゼが出ます．

チアノーゼは「全身の細胞が酸素不足でピンチ！」のサイン．まぶたの裏や唇が青白くなってきたら「チアノーゼ出現！」です．どうしてこんなことになってしまうのか，4つの特徴を確認していきますよ．

心室中隔欠損

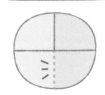

心室中隔欠損

心室の左右を
分ける壁がないよ！

「心室中隔欠損」は，「心室の左右を分けている壁(中隔)がない(足りない)」ということ．

右心室の静脈血と左心室の動脈血が混ざって全身に送られることになります．混ざった以上，送り出された血液全体としては酸素濃度が下がってしまいますね．……はい，細胞が酸素不足になってしまいます．

先天性心疾患で最多の約20～60％を占めるとされています．

肺動脈狭窄症

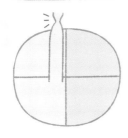

肺動脈が
狭いよー！

「肺動脈狭窄症」は，「右心室から肺に向かう肺動脈が狭くなっちゃった！」状態です．

狭いと，一度に通れる血液の量が減ってしまいます．肺に向かう血液量が減ると……酸素を受け取れる血液が減りますね．

結果的に，酸素の多い動脈血が不足して，こちらも，全身細胞がピンチです．

右室肥大

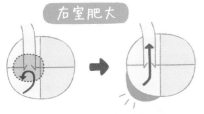

右心系が大きく
なっちゃった！

「右室肥大」は，「右心室の筋肉が分厚くなっちゃった！」状態です．

これは肺動脈狭窄症の流れから理解できますね．

肺動脈に一度に流れ込める量が減ると，余った分は右心系で順番待ちをすることになります．順番待ちがどんどん増えると大変なので，右心室の筋肉をパワーアップしてしまったのが，右室肥大です．

大動脈右室騎乗

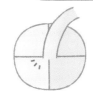

大動脈が左右の
心室から出てる！

「大動脈右室騎乗」は，「本来左心室から出ている大動脈が，左右両方の心室から出ちゃった！」もの．

これでは右心室にある静脈血まで全身に送りだされてしまいますね．

＊

以上が，先天性心疾患のファロー四徴症です．細胞の酸素不足解消のためには，手術が必要になります．手術前は，これ以上全身が酸素不足にならないように気を付けてあげる必要がありますよ．そして，手術後は感染対策必須ですね．

液体・膜(弁)の異常

❶液体の異常

心タンポナーデ

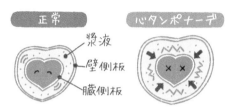

正常

漿液
壁側板
臓側板

周りが液体だから
動きがスムーズ！

心タンポナーデ

液体がタ多すぎてきつい…
動けない…

あぶない！

スムーズに動くための液体(漿液)が多すぎて，心臓を圧迫してしまったものが「心タンポナーデ」．

急性心タンポナーデのサインとしては「ベックの三徴」（血圧低下・静脈圧上昇・心音微弱化）がありますが……．これらが出ない急性心タンポナーデもありますね．

液体を抜くことが治療になりますが，心臓のすぐそばにある液体を抜くために針を刺す「心嚢穿刺」は，患者さんの不安がとても強いものです．必要性の十分な説明はもちろんですが，場合によっては鎮静薬導入もありえます．感染対策が必要になることは，言うまでもありませんね．

❷膜(弁)の異常

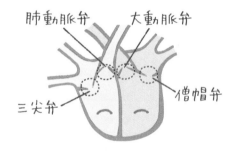

肺動脈弁　大動脈弁

三尖弁　僧帽弁

4つの部屋の出口に
逆流防止の弁！

膜としては，主に内側の膜(弁)が問題になってきます．

「弁の隙間が狭すぎる！（狭窄）」も「閉じない！（閉鎖不全）」も，どちらも大変です．2つまとめて，「弁膜症」と呼ぶこともありますね．

最初に，4つの弁の位置を確認．「4室の出口に，逆流防止の弁」です．出口から先が大動脈・肺動脈になっているところは，そのまま「大動脈弁」「肺動脈弁」です．残る「房から室へ」の境目になる弁は，右が「三尖弁」，左が「僧帽弁」になります．

僧帽弁

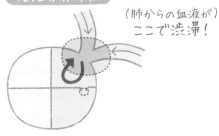

（肺からの血液が）
ここで渋滞！

僧帽弁狭窄症

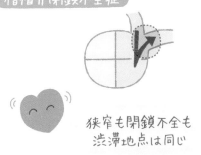

僧帽弁閉鎖不全症

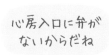

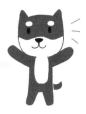

狭窄も閉鎖不全も
渋滞地点は同じ

心房入口に弁が
ないからだね

<僧帽弁狭窄症>

　左心房と左心室の境目にある僧帽弁の狭窄症は，左心房に血が停滞してしまいます．

　停滞のせいで，肺循環が渋滞して「肺うっ血（肺動脈・肺静脈に血がたまる）」，流れが悪いせいで「血栓」の危険も高まっています．血液の流れが悪い（滞った）ところは，血が固まりやすくなります．この先も出てきますので，早くイメージできるようにしておきましょうね．

　しかも左心房を待ち場所にしているせいで，左心房が広がってしまい（左心房拡大），心房細動が起きやすくなります．心房細動は，血液を押し出そうにも，うまく心房の心筋が動けずにプルプル震えている状態ですから，さらに血液の流れが悪くなり，「血栓注意報」が「血栓警報！」状態に変わります．

<僧帽弁閉鎖不全症>

　僧帽弁が閉鎖不全になると，今度は左心室の血液が左心房に逆流してきます．左心房の入り口には弁がありませんから，逆流してきた血液は肺循環にたまります．

　通りにくくても（狭窄），閉じなくても（閉鎖不全），どちらも肺うっ血になるのです！

　僧帽弁狭窄症も僧帽弁閉鎖不全症も，どちらも血栓・心房細動リスクが高くなりますからね．

大動脈弁

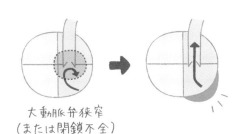

大動脈弁狭窄
（または閉鎖不全）

心筋増やして
パワーアップだね

<大動脈弁狭窄症>

　左心室出口にあるのは大動脈弁．大動脈弁の狭窄症は，一見左心室に血液が停滞してしまいそうですね．でも，左心室は心筋が一番多く，パワーのあるところ．多少の狭さなら，自慢のパワーで何とか血液を押し出してしまいます．

　でも停滞があることは事実なので，それに負けないように左心室が肥大してきます．「肥大」は，心筋が分厚くなること．「拡大」というのは中（内腔）が広くなることです．

　心筋細胞を増やして，もっとパワーアップしようとしているのが左室肥大ですね．だけどここで注意！　心筋細胞が増えて，パワーアップするということは，心筋が必要とする酸素が増えるということです．心筋が頑張ると……心筋が酸素不足になって狭心痛が出てきます．それでも頑張ってしまう

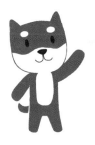

「肥大」
＝
分厚くなること

「拡大」
＝
中が広くなること

と……失神・心不全の危険が出てきます．左心室になまじパワーがあるが故の悲劇です．

<大動脈弁閉鎖不全症>
　大動脈弁が閉鎖不全になると，左心室がいくら収縮しても，全身に向かうはずの血液が思うように全身をめぐりません．……やっぱり，左心室が頑張りすぎて肥大してきますね．

三尖弁

三尖弁狭窄症

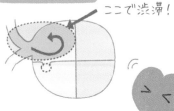

ここで渋滞！

閉鎖不全でも
同じところが渋滞するね

<三尖弁狭窄症>
　右心房と右心室の境目にある三尖弁の狭窄症では，右心房に血液が停滞することは分かりますね．停滞すると，うまく縮めなくなって，右心系の機能を果たせない右心不全につながります．

<三尖弁閉鎖不全症>
　三尖弁の閉鎖不全では，右心室からの逆流が起こり，静脈血が心臓に入れずにたまる典型的な右心不全になります．「右心不全」は，右心房や右心室の役目である「肺に血液を送る」ことがきちんとできていない状態ですよ．

肺動脈弁

肺動脈弁狭窄症

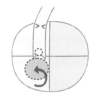

肺に向かう血管の
圧力が上がってる！

肺高血圧症のせいで
弁が変になったかも

　右心室出口にあるのが肺動脈弁．狭窄も閉鎖不全もイメージできると思います．ただ，全身に血液を送る左心室と違い，肺だけに血液を送ればいい右心室にはパワーはありません．ですから，「弁そのものの異常」と考えるのではなく，「肺高血圧症のせいで弁がおかしくなった」ことによる異常を考えるほうが理解しやすいですよ．
　肺高血圧症については，次回の血管系「肺循環障害」のところでおはなしします．そちらを読み終わってから，今回のおはなしをもう1度読み直しておいてくださいね．

＊

A群溶血性レンサ球菌

弁膜症の
もとだね

加齢変性や
腫瘍原因もあるかもね

　まとめて4つの弁の弁膜症（狭窄も閉鎖不全も）を説明してしまいました．
　先天的なものを除けば，これらの原因の多くは，従来リウマチ熱の後遺症でした．A群溶血性レンサ球菌（化膿レンサ球菌）に感染した結果，関節や心臓に炎症が出てしまう病気です．「リウマチ」とついていますが，自己免疫疾患の「関節リウマチ」とは違いますよ！　現在では医療の進歩により重度のリウマチ熱が減っているため，近年では加齢変性（大動脈弁狭窄・閉鎖不全）が注目されています．また，神経内分泌系の腫瘍から生じる「カルチノイド症候群（三尖弁狭窄原因）」や，感染性の心内膜炎があることを頭の片隅に置い

ておいてください．カルチノイド症候群はヒスタミンやセロトニン・プロスタグランジン過剰により心不全等の症状が出るもの．感染性心内膜炎は，心内膜に傷がついたところに細菌がくっついて固まり（病巣）ができたことによるものです．薬物使用者で発症率が高いのは，針の連続使用による感染のせいですね．「体温（免疫）」でおはなしする，菌血症状態で起こる炎症ですよ．

　これら弁膜症は重度なら手術対象．軽度から中度なら，薬やカテーテル療法の対象になります．手術やカテーテル処置前後の感染対策の必要性は，言うまでもありませんね．薬で多く使われるのは「心臓に負担をかけないためのお薬」です．血液量が多いと，ポンプに負担がかかるので「利尿薬」，血管が細いと，ポンプに必要以上に力がかかるので「血管拡張薬」を用います．

　……気づけば，心不全や心筋症のおはなしにもつながってきています．膜のおはなしから，心筋のおはなしに移りましょう．

心筋の異常

　心筋の異常は，見方が変わると呼び名が変わります．心筋そのものをみれば「心筋症」．心筋に血液が十分に届いているかをみれば「虚血性心疾患」．心筋に伝わる電流（と脈）に注目すれば「不整脈」で，結果として心臓の役割を十分に果たせていないことに注目すると「心不全」です．……呼び名は多いものの，言っていることはすべて「心筋がうまく働いていないよ！」．そこを意識しながら，説明を読んでくださいね．

❶心筋症

拡張型・肥大型

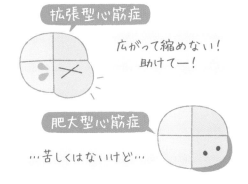

拡張型心筋症
広がって縮めない！助けてー！

肥大型心筋症
…苦しくはないけど…

　心筋症は心機能障害を伴う心筋疾患．代表的な拡張型も肥大型も「なぜか（よくわからないけど）」起こってしまう心筋の病気です．

　拡張型は左心室が著しく広がってうまく縮めないもの．うまく縮めないから，心不全はもちろん血栓・塞栓症も心配ですね．

　肥大型は一応，筋肉は動ける以上あまり自覚症状がでません．せいぜい，労作時のめまい・動悸くらい．……自覚に乏しくて，急に悪化させてしまう危険があります．患者さんには水分管理と労作回避の説明が，拡張型以上に必要です．

❷虚血性心疾患

狭心症

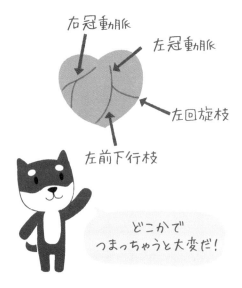

右冠動脈
左冠動脈
左回旋枝
左前下行枝

どこかで
つまっちゃうと大変だ!

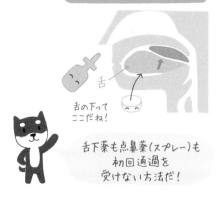

ニトログリセリン

舌

舌の下って
ここだね!

舌下薬も点鼻薬(スプレー)も
初回通過を
受けない方法だ!

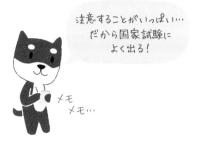

注意することがいっぱい…
だから国家試験に
よく出る!

メモ
メモ…

　心筋がうまく働けない原因が「血液不足!」だと狭心症.狭心症とは,一過性の可逆性心筋虚血のことです.数分(〜約15分)ほどの狭心痛(胸の圧迫・絞扼痛)が出て,首や肩に放散痛が出ることもあります.放散痛というのは病気の原因とかけ離れたところに出る痛みのことです.絞扼痛は締め付けられるような痛みのことですね.100の血液が通っていたところ,25未満しか通れない(狭窄75%以上)状態で起こるとされています.

　原因の多くはアテローム(粥腫).アテロームが破裂してしまうと,血栓ができ,さらに血液の通りが悪くなってしまいます.心臓の血管の走行,覚えていますか? 大事なところなのに,動脈どうしが途中でつながる「吻合」がありませんでしたね.途中で通りにくいところができてしまうと,その先が全部虚血(血液不足=酸素も栄養も不足)になってしまいます.これでは,心臓の機能を十分に果たせませんね.

　狭心症の発作(狭心痛)が出たら,すぐにニトロ舌下錠(もしくはスプレー)で血管を広げてあげましょう.舌下薬,点鼻薬(スプレー)は血管を広げる作用のあるニトログリセリンを,肝臓の初回通過効果(分解されて効果ダウン)なく,すぐ届けるための与薬方法です.血管が広がると,血液が通りやすくなります.必死に血液を送り出そうとする心臓の負担が減るのはよいことですが,血管が広がると,血圧が下がります.頭痛や立ちくらみの危険がありますので,座ってから(横になってから)お薬を口にしてもらってください.血栓防止に,アスピリンも必要になりそうです.

　狭心症はカテーテルを入れて,ステントワイヤーで血管の内側を広げてあげれば,「梗塞」という最悪の状態は防げます.でも血栓予防をしつつカテーテルを入れることになるので,出血性合併症は心配ですね.心臓に負担をかけて発作が起きないよう,水分管理や労作回避も必要です.そもそものアテローム対策もしないといけませんね.

　理解するところいっぱい,「看る」ところもいっぱいです.だからこそ,看護師国家試験頻出分野です.

心筋梗塞

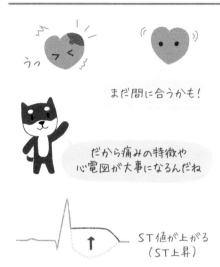

まだ間に合うかも！

だから痛みの特徴や
心電図が大事になるんだね

ST値が上がる
（ST上昇）

悲しいことに閉塞して，心筋が死んで（壊死）しまったものが心筋梗塞です．狭心症同様，放散痛のある胸痛が30分から数時間続き，冷や汗や吐き気，嘔吐を伴うこともあります．

高齢者や糖尿病の人は感覚が鈍麻しがちで，痛みを感じないまま息切れから呼吸困難，失神につながることもあるので注意です．

発生から数時間以内なら，血栓を溶かし，カテーテルを入れて広げる「再灌流療法（PCIなど）」が効く可能性があります．間に合ったならば，2〜3週間で退院できるかもしれません．……もちろん，血管破裂や不整脈からの心原性ショック・心不全を起こしてしまったら生命の危機となります．「間に合うか否か」がすべてですので，問診と心電図の重要性が高くなります．看護師でも痛みや心電図の特徴（ST上昇など）は，理解しておきましょうね．

❸心不全

心臓の役割を十分に果たせない状態が，心不全．今まで学習してきたことすべてをひっくるめると「心不全」になります．分類方法はいろいろありますが，最終的には「とにかく心臓が変！」という明確な区分ができない状態になります．とはいえ，身体の基本構造を問うには便利なので，「右心不全」「左心不全」という概念だけは一通り理解しておきましょう．

左心不全 第103回追試午後86

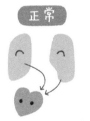 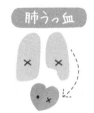

正常　　肺うっ血

心臓に血液が戻らない……
気管や肺胞が苦しい……

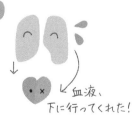

起坐位

血液，
下に行ってくれた！

イメージしやすいのは左心不全．全身に酸素の多い血液を送り出すところがうまく働かなくなったら，どうなりますか？　僧帽弁と大動脈弁のおはなしが，すぐに浮かびますね．心筋症のおはなしも，ここに当てはまりそうです．狭心症の発作時や心筋梗塞も，最終的にはこのおはなしにつながります．

左心室の機能が低下すると，肺周りの血液が多すぎる「肺うっ血」になります．本来低いはずの肺循環の血圧が上がってきてしまう肺高血圧症も起こってきます．肺は，周りにいっぱい血液がたまっていると，膨らみにくくて窮屈ですね．だから少しでも下の方に血液が行ってくれる姿勢だと，呼吸が楽になります（起坐呼吸）．体を起こせないなら，臥位でも上半身が上がるファウラー位，セミファウラー位が安楽になりますね．

血液がたまっているため，肺胞や気管の中にまで水分が移動し始めます．

水分が多すぎる「血管内（ぎゅうぎゅう）」から，比較的水分の少ない方（すかすか）」への移動です．

気管内の液体水分は「異物」ですから，咳で追い出しますね（咳嗽）．聴診器を当てると，肺雑音として湿り気のある水泡の音（ブクブク，ゴボゴボ）が聞こえますよ．

肺胞の毛細血管が血液のたまった圧力に耐えきれず，破れてしまうと出血します．毛細血管からの出血は微量なので，水分たくさんの痰と一緒に体外に出すと赤ではなくピンク色になります（ピンク色泡沫喀痰）．

血液多すぎで圧迫しちゃってる，ごめんね！

水がしみ出る！

肺胞　　毛細血管

これがピンク色の泡沫喀痰の原因…　　出血することも！

右心不全

今度は血液来ない！

大渋滞で下肢の浮腫

右心不全はというと，今度は肺にうまく血液を送れない状態ですね．三尖弁と肺動脈弁のおはなしでした．あとは血管系のところでおはなしする「肺塞栓症」がここにあたります．「肺の血管で詰まった！　そこから先に進まない！　渋滞発生！」ですね．心臓の入り口には弁がありませんから，どんどん大静脈が渋滞していきます．静脈系には勢いがありませんので，体の下の方が大渋滞を起こしてむくんできます（下腿浮腫）．また，肺に行って酸素を受け取る血液が減ったせいで，常に呼吸困難状態になってきますね．

＊

このように，「左心不全」「右心不全」のおはなしは，今までの心臓のおはなしの復習です．
ここまで復習できたら，不整脈のおはなしに入れますね．

つなげて知ろう　代償機構

ヒトの体はどこかがおかしくなっても，他のところがフォローに入り，大事に至らないようにしています．これが「代償機構」．

フォローが有効なうちに，おかしくなってしまったところが治ればいいのですが……間に合わなかったり，そもそも「おかしくなった」ことに気づかないと，すべてがダメになってしまいます．

今回注目している心臓は，止まってはいけないポンプでした．これがおかしくなると，心機能が低下してきます．すると代償機構が働いて，心拍出量が下がってくると，まずは交感神経系が「ドキドキさせて，回数を増やそう！収縮性も上げよう！　これで1分あたりの体内血液循環量は守られるはずだ！」と頑張ります．さらに循環量不足に備えて，血管を収縮させることで中心部分（重要器官）への血流をキープします．また，循環量をこれ以上減らさないために，ホルモン系もフォローに入ります．下垂体後葉のバソプレッシン，腎臓の血圧を上げる呪文「レニン・アンギオテンシン・アルドステロン系」．どちらも体外水

早く対策しないともっと悪化しちゃう可能性が！

① 心筋低下
② 交感神経系優位で心拍数増加・血管収縮
③ 体内循環量維持
④ …心臓の負担が増えろ…

分排出を減らし，循環量をキープするための働きです．

……でも，体内循環量を増やすということは，静脈に還る水分が増えるということ（静脈還流増加）．循環量が増えて，心拍出量が増えるということは，心臓の負担が増えるということでもあります．始まりは「心機能低下」でしたから，弱っているところにさらなる無理をさせていることになります．

何が起こってくるかは，ここまでのおはなしを読んだみなさんは，もう分かりますよね．

心電図の異常

これならちゃんと動ける！

これが正常心電図だね

心電図は「正常な波の形が分かる」のが出発点です．その波の形ができるためには，刺激伝導系の命令通りに心筋が収縮することが必要．さらに心筋が収縮するためには，血液中のミネラルが正常に保たれている必要もあります．不整脈も，注目点が「心臓の電気（心臓収縮命令）」になることに，注意しましょう．

ぜひ解剖生理学の教科書の該当ページを広げながら，異常心電図とおかしくなった場所を確認してみてくださいね．

異常波形

心停止・心室細動

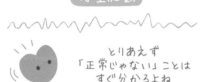

これは
すぐにわかるね…

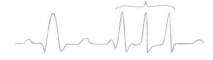

とりあえず
「正常じゃない」ことは
すぐ分かるよね

心停止は，心電図の波がなく，真っ平．生命最大の危機か，生命終了後のどちらかです．

心室細動(VF)は，心室がプルプル小刻みに動いているだけで，血液を送り出せていない状態です．すぐに心停止につながる可能性が高い，すごく危険な🐾AED対応の心電図．多くは今まで学習してきた心疾患を前提に起こります．でも前触れなく起きる「特発性心室細動（ブルガダ症候群）」もあることに注意です．

心疾患持ちの患者さんがいたら，「心室細動が起きるかもしれない……」の意識をお忘れなく．

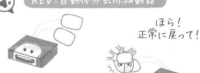

AED：自動体外式除細動器

電気刺激（ショック）で
正常に戻すのさ！

ほら！
正常に戻って！

心室頻拍(VT) 第106回午前47

心室頻拍だ！
(120〜250回/分)

心室頻拍(VT)は，早い脈(120〜250回/分)が3連発以上みられるもの．頻拍中は心室中に血液がたまる前に心室が収縮していますから，十分な血液を送り出せていません．そのせいで動悸・息切れから，血圧低下による悪心・失神・ショックを起こす可能性もあります．心室細動につながることもある，これまた危険な脈ですね．

対処は🐾AEDや抗不整脈薬の静脈注射になります．こちらも「原則として心疾患前提，例外として特発性」があることを覚えておきましょう．

上室性頻拍

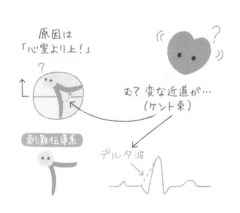

原因は
「心室より上！」

刺激伝導系

む？変な近道が…
（ケント束）

デルタ波

同じく頻脈が起こるものが上室性頻拍．上室性頻拍の原因は「心室より上」．心房か，洞房結節か，房室結節ですね．本来ないはずの近道（副伝導路：ケント束）があるせいで，1回の刺激発生から2回心室が収縮してしまいます．心電図を見ると，QRS波の前に変な角度の付いた波（デルタ波）が出ています．これが「ウォルフ・パーキンソン・ホワイト(WPW)症候群の，ケント束（近道）による，デルタ波」です．1分間当たり100〜260回をならして，平均180回/分くらいの頻脈になります．

心室の「動き」だけをみれば正常ですが，急に動悸・息切れ・めまい等を起こして，急に治まります．一応，副交感神経系刺激で洞房結節の伝導を抑制すれば，頻脈が止まることがあります．具体的には「まぶたの上からのやさしい眼球圧迫」，「冷たい水を顔にかける」，「口を閉じたまま息を吐く動きをして胸腔内圧を高める（バルサルバ手法）」などですね．

ただ，近道自体がなくなるわけではありませんから，やはり根本的解決には手術になってしまいます．

房室ブロック

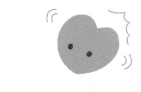

伝わっていない！

P波は出たのに
QRS波につながらない！

近道とは逆に，正規ルートが伝わらなくなってしまったものが房室ブロック．心房の収縮まではうまくいきますが，それに合った心室の収縮が起こりません．軽度から中度（Ⅰ度，Ⅱ度ウェンケバッハ型）なら，「ん？　少し伝達が遅れてる？」くらいで済みます．正常な人でも副交感神経系優位の夜間に起こりうるぐらいの，わずかな遅れです．中度から重度（Ⅱ度モビッツⅡ型，Ⅲ度）だと，P波とQRS波が別の動きになってしまいます．

心室にあまり血液がないのに収縮したのでは，無駄ですし，全身にうまく血液を送れませんね．心室に対してちょうどいいタイミングの収縮命令を送るための，ペースメーカーが必要になりそうです．たまたま心房と心室がちょうどいいタイミングで収縮すると，そのときだけ心拍出量が正常に戻り，大きな心音（キャノンサウンド）が聞こえます．

洞機能不全

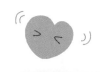

刺激発生源が！

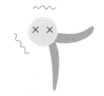

P波が…
出ない……

電気刺激を作る出発地点が変になると，洞機能不全．洞不全症候群はその中でも重症です．虚血等により洞房結節からの電気発生が1分間に50回を切ってしまいます．電気が出ませんから，P波がありませんね．P波がないと，QRS波の収縮命令も届きません．つまり，心室に対する収縮命令が規則正しく届きませんから，血液を十分に全身に送れなくなってしまいます．

めまい，ふらつき，動悸が出て……ひどくなると失神や錯乱状態に陥ります．ペースメーカーを入れて，規則正しい電気刺激を出してもらう必要がありそうです．

心房細動

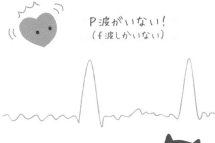

P波がいない！
（f波しかいない）

甲状腺機能亢進症でも
出る可能性があるよ
あとは血栓・塞栓予防だ！

同じくP波が出ないものに心房細動があります．P波のような分かりやすい波が出ず，基準になる線がプルプル震えるf波が出ています．実は，これが一番出会う確率の高い異常心電図です．正しくP波ができていれば，120～130回/分くらいの心拍になります．少し速めですが……血液はちゃんと全身に送れるくらいの拍動ですから，「即生命危険！」という心電図ではありません．

基礎になる心疾患に対する理解はもちろん，「甲状腺機能亢進症でも出る！」ということを意識することも大事です．甲状腺は代謝の現場監督で，心拍数に影響を及ぼすトリヨードサイロニン（T_3）やサイロキシン（T_4）が出ていましたね．また，心房が「細動（プルプル）」ですから，血栓・塞栓予防薬のワーファリン，アスピリンも必要です．

心房粗動

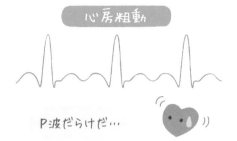

心房細動に似た言葉に「心房粗動」があります．心房の収縮だけをみれば，300回/分という猛スピードで動いています．心電図の基準線は，P波の多すぎでのこぎり型になってしまい，平らなところがありません．心室には2回に1回のペースで電気が伝わり，脈としては150回/分くらいになります．これでも，十分頻脈ですね．

生死に直結する異常心電図をあと2つ追加します．高カリウム(K)血症と，心筋梗塞の心電図です．

🐾**血液中ミネラル**については第8回と第9回でおはなしします．

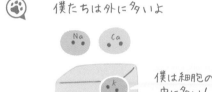

高カリウム血症 📖 第104回午後33，第108回午前50

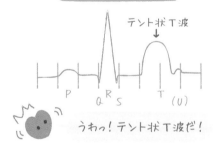

高カリウム血症といえば，テント状T波．T波がキャンプで使うテントのように高くとがってしまうものです．

細胞の中に多いはずのカリウムイオンが血液中に多く含まれると，細胞の中から外へとカリウムイオンが滑り出していけません．細胞内はずっとプラスのまま．いつまで待ってもナトリウムチャネルが開きません．これでは電気刺激が伝わっても細胞は「マイナスからプラス，プラスからマイナス」へと変化せず，周りの細胞に電気刺激を伝えていくことができません．

電気が伝わらないと心筋は収縮できずに，心臓が止まってしまいます．

心筋梗塞

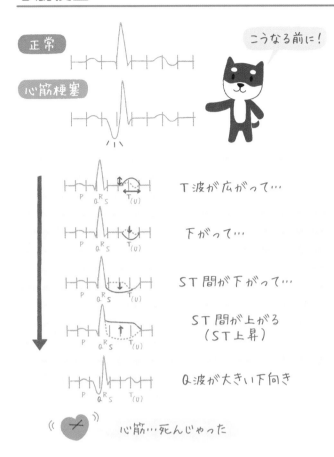

正常

心筋梗塞

こうなる前に!

T波が広がって…

下がって…

ST間が下がって…

ST間が上がる（ST上昇）

Q波が大きい下向き

心筋…死んじゃった

「心筋に酸素と栄養を届ける血管が詰まって，細胞が死んじゃった！」のが心筋梗塞．次回，血管系でもう1回出てきます．一度こうなってしまうと心筋を復活させることができません．だから，心筋梗塞になりそうな心電図を見分けることが大事になってきます．

心筋に血液が届きにくくなってきたとき，最初に影響が出てくるのはカルシウムイオンです．心電図ではT波が大きく，幅が広くなってくる形で現れます．もう少し影響が出てくると，T波が下向きになります．これは影響を受けている心筋がT波を作る前に，周囲の細胞から電気が流れ込んでいる（収縮が遅れている）せい．そのまま放置して心筋が虚血状態（酸素不足）になると，ST間が基準から下がった後，基準から上に向かい，最終的に，Q波が大きい下向きの波になります．これは「心筋梗塞になってしまった」心電図ですね．

だから，こうなる前に「T波が変だぞ！」と気づいてあげてください．ST波に変化が出てきたら，もう一刻の猶予もなりませんよ！

まとめ

次回は，循環器系のうち血管系に注目したおはなしになります．ぜひ今回の「心臓」とあわせて読んで，理解を深めてくださいね！

といてみよう！ 国試問題

第98回午後7 →p.2

チアノーゼを最も観察しやすいのはどれか.

1. 口唇
2. 耳介
3. 頭皮
4. 眼球

第96回午前23 →p.8

狭心症発作時の硝酸薬(ニトログリセリン)の適切な使用法はどれか.

1. 内服
2. 舌下
3. 皮膚貼用
4. 筋肉内注射

第103回追試午後86 →p.9

急性心不全患者の心臓の負担を減らす体位はどれか.
2つ選べ.

1. 仰臥位
2. 腹臥位
3. 側臥位
4. 起坐位
5. Fowler〈ファウラー〉位

第94回午前14 →p.12

心停止の危険性が最も高い心電図はどれか.

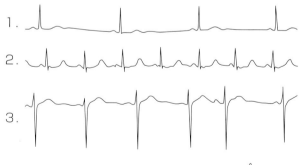

第106回午前47 →p.12

自動体外式除細動器〈AED〉による電気的除細動の適応となるのはどれか.

1. 心静止
2. 心房細動
3. 心室細動
4. 房室ブロック

第104回午後33 →p.14

心電図でT波の上昇の原因となるのはどれか.

1. 高カリウム血症
2. 低カリウム血症
3. 高カルシウム血症
4. 低カルシウム血症

第108回午前50 →p.14

高カリウム血症(hyperkalemia)の患者でみられるのはどれか.

1. Trousseau〈トルソー〉徴候
2. 心電図でのT波の増高
3. 腸蠕動音の低下
4. 四肢の麻痺

国 試 問 題 の 答 え			
第98回午後7	1	第106回午前47	3
第96回午前23	2	第104回午後33	1
第103回追試午後86	4,5	第108回午前50	2
第94回午前14	4		

第2回　血管系

今回は血管系がメインになる脈拍と血圧のおはなしです．
どちらも身体の侵襲なく，体の中で起こっていることを知る大事な指標！
血圧異常と，それに関係の深い動脈硬化のおはなしからスタートしましょう．

血圧の異常

血圧異常には「低すぎ！（低血圧）」と「高すぎ！（高血圧）」があります．

❶低血圧

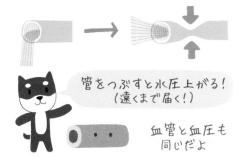

管をつぶすと水圧上がる！
（遠くまで届く！）

血管と血圧も
同じだよ

　低血圧は，収縮期血圧が100mmHg以下で「倦怠感・脱力・めまい」を伴うもの．もしかしたら，当てはまってしまう人がいるかもしれません．

　原因は，一応3つに分類できます．お薬を飲んでいて，そのせいで起こってしまう「二次性低血圧」．降圧薬や血管拡張薬を飲んでいたら，血圧は下がりますね．血管が広がると，流れる血液量は同じでも血圧は下がります．ホースに水を流すときに，同じ蛇口の開き方でもホース（管）をつぶすと水が遠くまで届きますね．これは血管が収縮すると，同じ循環水分量（血液量）でも血圧が上がることと同じことですよ．

　入浴後や起立など特定状況下で血圧が下がるのが「起立性低血圧」．原因はよくわからないけど，ほかに悪いところはないのが「本態性低血圧」です．

起立性低血圧 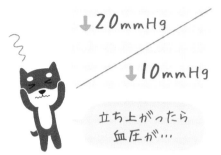 第106回午前74

↓20mmHg

↓10mmHg

立ち上がったら
血圧が…

めまい，脱力，
倦怠感が出るよ…

起立性低血圧は，特定状況下で安静臥位より収縮期血圧が20mmHg以上，または拡張期血圧が10mmHg以上下がるもの.

血圧が下がるので，体の上の方(脳など)に血液が十分に届かなくなり，その結果が血圧下降症状(倦怠感・脱力・めまい)です．原因は血圧調整機能障害(自律神経障害)とされています．意識せずともコントロールしてくれるはずの反射の1つ，「圧受容器反射」がうまく働かないから，姿勢の変化に応じた血圧維持ができていないということですね．

起立性低血圧には，規則正しい生活をして，食事はしっかりとって，心もち塩分を多めにとればオーケーの，日常生活で対応できるレベルのものもあります．塩分(ナトリウム)は細胞外液(血液等)に多く，水と仲良しです．だから塩分と水分が多めにあれば，「圧力が少し下がっても脳に届く血液(体内水分量)をキープできる」のですね．

一方，交感神経系が障害されたことによる糖尿病神経障害や，シャイ・ドレーガー症候群でも起立性低血圧は起こりえます．

＊

血圧が低すぎると，体の上の方(脳)に血液が届かずに問題が起こることは分かりましたね．
それなら，高血圧はなぜ悪いのか．そんな疑問を頭の隅に置きつつ，高血圧のおはなしに入りますよ．

❷高血圧

第95回午前21

高血圧は，収縮期血圧が140mmHg以上，または拡張期血圧が90mmHg以上とするのが2019年の日本高血圧学会の指針です．

こちらも，原因は一応2つに分かれます．「二次性高血圧」と，「本態性高血圧」です．

二次性高血圧

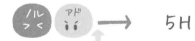

ノルアド
アド

→ 5H

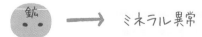

鉱

→ ミネラル異常

他の病気があるせいで高血圧になってしまった「二次性高血圧」．原因は，副腎系と糖尿病性が多いですね．

副腎もしくは副腎に命令を出すところに腫瘍ができると，副腎から出るホルモンが過剰に出ます．副腎髄質の腫瘍は褐色細胞腫．髄質からは交感神経系で働くアドレナリン，ノルアドレナリンが出ていますね．

腫瘍のせいでこれらが過剰に出ると，高血圧・高血糖・頭痛・多汗・代謝亢進が起きます．これらの英語名の頭文字をとって「5H(Hypertension, Hyperglycemia, Headache, Hyperhidrosis, Hypermetabolism)」と呼ぶこともありますよ．

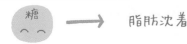

糖質コルチコイド異常

糖 → 脂肪沈着

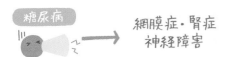

糖尿病 → 網膜症・腎症
神経障害

これらが
二次性高血圧…

皮質に腫瘍ができると，原発性アルドステロン症やクッシング症候群が起こりますね．鉱質コルチコイド（代表的なものとしてはアルドステロン）は，血圧を上げる呪文「レニン・アンギオテンシン・アルドステロン系」の一部．血圧を上げるだけではなく，血液中のミネラル（特にカリウムイオン）調整の担当でした．原発性アルドステロン症の脱力はミネラル異常によるものです．

満月様顔貌（ムーンフェイス）は，糖質コルチコイドの脂肪沈着作用によるものですよ．これら副腎から出るホルモンたちについては，内分泌系①（第8回）のところでも出てきますからね．

糖尿病性は，腎機能障害によるもの．糖尿病の三大合併症は網膜症・腎症・神経障害ですね．

腎臓がうまく働けなくなると，アルブミン尿（タンパク尿）が出てきます．ちなみに，腎臓がうまく働いているかをみるものが，糸球体濾過量（GFR）とクレアチニンクリアランスです．ここについては下部消化器系のところでまたおはなししましょうね．

本態性高血圧

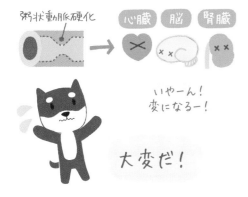

粥状動脈硬化

心臓 脳 腎臓

いやーん！
変になるー！

大変だ！

原因が分からないけど血圧が高いものが「本態性高血圧」．これが，高血圧症の約9割を占めます．原因不明にもかかわらず，放置していると「左心肥大」と「動脈に変化」が起きます．

大きな動脈では粥状動脈硬化（アテローム硬化），中ぐらいの太さの動脈では中膜平滑筋細胞の増殖と肥厚．これらが進行すると……心臓のところでおはなしした虚血性心疾患をはじめ，脳卒中や腎不全を起こします．心臓・脳・腎臓がおかしくなったらどうなるか，イメージできますよね．生命の危険そのものです．だからこれらによる死亡（生命危険）を防がなくてはなりません．

しかも単に血圧を下げる（降圧薬や血管拡張薬）だけでは，根本的問題が解決しません．代償機構のことを思い出すと……その場しのぎで血圧を下げても，いずれ全部がダメになるのは時間の問題です．

だから，高血圧症は生活指導が大事になってくるのです．「原因不明なのに，生活指導？」と疑問に思うかもしれません．確かに「本態性高血圧の起こる本当の原因」は不明です．でも，少なくとも重大状態を引き起こしうる「動脈硬化症」に対する指導なら，できることがあります．

ここで看護が有効に介入しうる「動脈硬化症」のおはなしに移りましょう．

代償機構が思い出せなかった人は，心臓のおはなし（第1回）を復習しておいてくださいね．

血管の異常

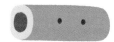

動脈は壁が
分厚いのだ！

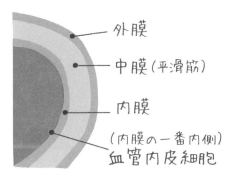

外膜

中膜（平滑筋）

内膜

（内膜の一番内側）
血管内皮細胞

いきなりですが，「動脈硬化がなぜ起こるのか」のメカニズムは今なお研究中です．でも，「これらは関係性が高いのではないか」というものはわかってきていますので，その範囲で理解すれば十分ですよ．

✳

まずは血管の構造を確認します．血管の基本構造は外膜，中膜（平滑筋），内膜の3層構造．動脈は中膜が分厚く，静脈には逆流防止の弁．毛細血管は血管壁細胞が1層だけのところもありますよ．これらを確認できたところで，動脈硬化のおはなしに入りましょう．

❶動脈硬化

動脈硬化の原因

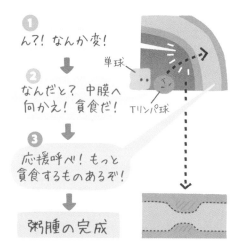

❶
ん？！なんか変！

単球

❷
なんだと？中膜へ
向かえ！貪食だ！

Tリンパ球

❸
応援呼べ！もっと
貪食するものあるぞ！

粥腫の完成

動脈硬化の始まりは，内膜の一番内側（血管内皮細胞）が何らかのきっかけで変になる機能障害です．

「血管内皮細胞が変！」というサインは，白血球の仲間のTリンパ球や単球（血管内マクロファージ）に伝わります．サインを受け取った白血球たちは血管内皮細胞を抜け，中膜（平滑筋）内へ．そこでマクロファージは周りの脂質を貪食して，泡沫細胞化します．泡沫細胞は炎症反応を起こすので，「もっと貪食しないといけないものがあるぞ！」というサインが出て，さらに白血球たちが集まり……どんどん泡沫細胞化して……．

この繰り返しでできたものが粥腫（アテローム）や粥腫斑（プラーク）．さらに大きくなると血液が通る部分（内腔）が狭くなり……．無理にでも通ろうとした血液の勢いで粥腫などが破れて血栓や塞栓が生じたり，血液が通れなくなると梗塞が起こったりするのです．

＊

　動脈硬化の始まりは，血管内皮細胞の機能障害ですが，その原因は多岐にわたります．ウイルスや細菌などによる毒，酸化LDL，ホモシステインや機械的刺激も血管内皮細胞の機能障害につながります．

　ホモシステインというのは，必須アミノ酸メチオニンの中間代謝物．早く対処しないと危険なので，すぐに発見したい．新生児マススクリーニングの対象の1つホモシスチン尿症の原因物質がホモシステインです．

　注意してほしいのは「酸化LDL」．ただの「LDL」ではありませんね．末梢にコレステロールを運ぶLDLは，何も悪いことをしませんよ．少し何かの悪影響を受けて「酸化LDL」になってしまうと，周りの血管内皮細胞を傷つけてしまう存在になってしまいます．「何かの悪影響」とは，体内で普通に起こっている反応である「酸化」です．対策として，たとえば「運動」はLDLを酸化から防いでくれますので，「動脈硬化予防には運動がいい」といわれるのですね．

閉塞性動脈硬化症（ASO） 第102回午前80

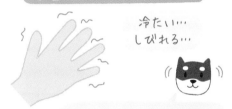

　動脈硬化が起こるのは，太い血管だけではありません．末梢動脈で起こる閉塞性動脈硬化症（ASO）が，近年増加中です．四肢の動脈が硬化したために，うまく細い血管にまで血液が流れずに虚血が起こります．そのせいで細胞はATPを思うように作れず『冷感やしびれ』が出ます．進行すると「少し歩いただけで歩けない……でも，少し休めばまた歩ける」という『間欠性跛行』が出てきます．もっと進行すると『安静時にも』症状が出て，最終的には酸素も栄養も届かなくなった細胞が『壊死』してしまいます．

　『　』で強調したところが，閉塞性動脈硬化症のフォンテイン分類にあたりますよ．

　根本的な解決策としては，バルーンカテーテルやステント留置，バイパス手術や血管新生手術をすることになります．

　でも，早いうちならそんな痛い思いをせずとも進行を抑えられます．血管拡張薬などの力を借りながら，「運動」することがよく効きます．「運動」といっても，激しすぎる運動は逆効果．脈拍数100～120回/分くらいのウォーキングを週に150分（1日約22分）が目安です．もちろん，下肢冷感・しびれに対する保温と保護はお忘れなく！

ATP：adenosine triphosphate，アデノシン三リン酸

❷塞栓

粥腫などがはじけてしまった後の，塞栓についておはなししましょう．
関係の深い肺循環障害のおはなしもここでしましょうね．

塞栓子

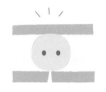

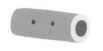

「つまった！」が
塞栓

「つまったもの」が
塞栓子だよ

「塞栓」というのは，血管内を流れてきた「塞栓子」が血管につまること．
🐾脂肪，細菌の固まり，空気等も塞栓子になりますが，多くは血栓（血液の固まり）です．血管がつまってしまうと，その先の細胞に血液が届きません．だから塞栓が起きてしまったら，何よりも細胞に血液（酸素と栄養）を届けることが第一だと覚えておいてくださいね．

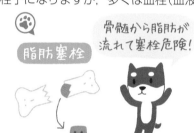

脂肪塞栓

骨髄から脂肪が
流れて塞栓危険！

塞栓子の大きさと血管の太さにもよりますが，塞栓が発生しても無症状なこともありますが，一方で，突然死も起こりえます．「何が起きても不思議じゃない！」という意識でいてください．

血栓の原因 📖第99回午前54

内皮障害

なんか変！

血流停滞

心不全

凝固能亢進

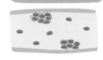

血栓の
3大原因

塞栓の最大の原因である血栓には，先天性，後天性含めこれまた多くの発生原因がありますが，三大原因は「①内皮障害」「②血流停滞」「③凝固能亢進」です．

①の内皮障害は，先ほど本態性高血圧のところで確認しましたね．また，カテーテル（検査・治療・留置）による静脈炎や，手術や妊娠，長期同一姿勢でも起こりえます．

長期同一姿勢の例としては，「飛行機等でずっと座っていて，立ちあがったら……！」という，いわゆるエコノミークラス症候群（肺血栓塞栓症）がありますね．

②の血流停滞で血栓ができやすい理由は，前回「膜（弁）の異常」のところでおはなししました．

①と②に関係してくるのが左総腸骨静脈．前を総腸骨動脈，後ろを脊椎に挟まれて，停滞を起こしやすく，かつ，カテーテルを入れることもありますからね．

③凝固能亢進は手術や妊娠，ピル（経口避妊薬）などで起こります．

これらの原因があったうえで，「安静解除後の初歩行」直後が最大の危険発生地点です．エコノミークラス症候群を起こさないために，飛行機の中でも足の筋肉のストレッチはお忘れなく！　長期臥床なら，弾性ストッキングやマッサージ（もしくは間欠的空気圧迫法）も活用してくださいね．いずれも主に下肢の，深部静脈血栓症予防に役立ちます．必要に応じて，抗凝固薬の力も借りましょう．

努力むなしく血栓ができてしまったら，血栓融解薬や血管内フィルターで血栓が「塞栓子」にならないようにしてあげましょう．

つなげて知ろう　挫滅症候群

　エコノミークラス症候群のように長時間経過後が怖いもの
に「挫滅症候群(もしくは圧挫症候群：クラッシュシンドロー
ム)」があります．事故や自然災害等でがれきの下敷きにな
り，救出後に急変が生じる症候群です．これは身体の一部が
長時間圧迫され，筋肉が損傷し，壊死してしまったことがス
タート．

　救出されて，圧迫から解放されると，血液中に壊死した筋
細胞からカリウムイオン，乳酸，ミオグロビンが流出します．

　乳酸はアシドーシスの原因．ミオグロビンは尿細管に詰
まって急性腎不全の原因．そしてカリウムイオンは，高カリ
ウム血症から心室細動を起こし，心停止の危険……．いずれ
も，死につながるものばかりです．

　「救出！息も意識もある！よかった！」……ここで終わっ
てはいけません．

　むしろここから先が，医療職としては正念場なのです．

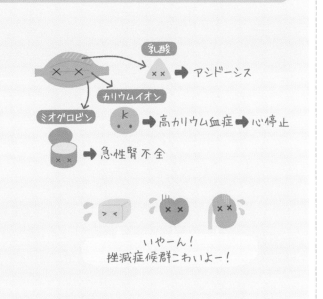

いやーん！
挫滅症候群こわいよー！

肺循環障害　📖第100回午前80

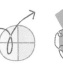

肺胞取り巻く
毛細血管でつまった！

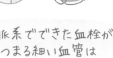

大静脈➡

静脈系でできた血栓が
つまる細い血管は
肺が多いよ…

　血栓はじめ，塞栓子がつまる先の多くは肺(肺塞栓)です．

　これは，血液の流れを思い出してみればわかりますよ．たとえば，エコ
ノミークラス症候群で血栓ができる可能性が高いのは下肢の血管．そして
動脈と比べて静脈では血液の流れに勢いがなく，遅くなりますから，血液
停滞は静脈で起こることになります．

　そこで血栓ができると，しばらくは太い静脈の中を流れます．大静脈か
ら右心房に入り，右心室についても太いところばかりです．でも，肺動脈
の先には肺胞に向かう毛細血管が待っています．この毛細血管は，肺胞を
取り巻いて酸素と二酸化炭素の交換をするために，とても細くなっていま
したね．

　かなりの確率で，静脈系でできた血栓(塞栓子)は肺で塞栓を起こします．

この肺塞栓が原因の1つとなっているものが「肺性心疾患(肺性心)」です．

肺性心疾患（肺性心）・肺高血圧症

うまく換気できてない？
それならちゃんと
できてるところに
血液が流れるように
この肺胞の血管抵抗
上げますか

え？
全体換気不良？！
もしかして肺全体の
血管抵抗
上がってるの？！

これ、肺高血圧症

肺性心疾患は，呼吸器系異常の結果生じた，主に右心室の拡大・肥大を伴う障害のこと．右心系の心不全で何が起こるかは，第1回で確認した通り．呼吸困難，浮腫でしたね．

では，肺性心疾患の誘因であった，「呼吸器系異常」についてもう少しみてみましょう．

つい先ほど出てきた肺血管系の塞栓は，呼吸器系異常の一例．呼吸器系の異常としてすぐにイメージできるのは「換気障害」ですね．うまく換気（酸素を体に取り入れ，二酸化炭素を体の外に出す）ができないと，肺胞のまわりの血管が収縮して，血管の抵抗が上がります．こうすることでその部分の血圧が上がり，流れてくる血液の量が減るためです．このように，うまく換気できない血管が局所的であれば，その部分の抵抗を上げて，換気できるところに血液を流せばいいのですが……全体が，うまく換気できなかったらどうなりますか？　肺の血圧が上がってしまいますね．これが「肺高血圧症」です．

肺高血圧症は，原因が換気障害なら，酸素療法の対象になります．原因が肺血栓（肺塞栓）なら，主に薬物療法となります．抗凝固薬でこれ以上の悪化を防ぎつつ，利尿薬で体内水分を減らし，血管拡張薬で血管を広げてあげましょう．

＊

血栓，塞栓がはじけた後のおはなしはこれで一段落．大動脈瘤と大動脈解離のおはなしに入りましょう．

❸瘤と解離

大動脈瘤

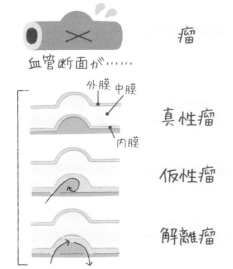

瘤

血管断面が……

外膜　中膜

内膜

真性瘤

仮性瘤

解離瘤

「瘤」というのは「こぶ」のこと．血管の太さが本来の1.5倍になってしまうと「瘤」です．

血管の3層全部が膨らんでいる（血管内腔が1.5倍以上）と真性瘤．血液の通り道が1つなのが仮性瘤．血液の通り道が2つあって，本来の内腔以外のところを血液が通っているのが解離瘤です．

血管が本来の太さ以上になっているので，周りは圧迫されてつらいですね．

上行大動脈に瘤があると上大静脈が圧迫され，大動脈弓に瘤があれば気管支が圧迫されます．下行大動脈に瘤があると，気管支や食道が圧迫されますよ．

これらの瘤は破裂すると激痛がはしります．動脈血が勢いよく血管外に出ていきますので，出血性ショックの原因です．

大動脈瘤のできやすいところは，腎動脈より下の腹部大動脈．横隔膜より上の胸部下行大動脈も，比較的発生しやすくなっています．

「血管が変に硬化して血液が通りにくいところが増えた！通そうとして圧力上げたら，他のところが膨らんじゃった！」……こうイメージすれば，瘤の原因として動脈硬化はすぐ浮かぶはず．実際，動脈硬化は瘤の原因として最多です．でも，炎症や外傷，特異性原因もあるので，原因を決めつけてはいけませんよ．

静脈瘤

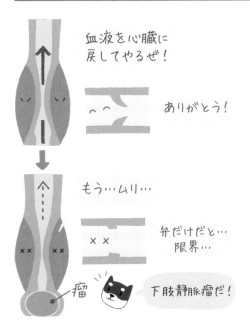

瘤は動脈の専売特許ではありません．静脈にだって，瘤はできます．

できる場所は主に下肢．静脈弁が働かなくなってしまったせいです．勢いの弱くなった血液を，体の下の方から心臓まで戻すのは大変ですね．そのため，静脈には逆流防止の弁があるのですが，それでも大変です．

だからふくらはぎの筋肉（ヒラメ筋，腓腹筋など）達が収縮することで，血液を上の方へとしぼり上げる「ミルキング作用」がお手伝い．筋肉がお手伝い不足になると，弁の力には限界があるので……弁が壊れると，下肢の静脈（伏在静脈）に瘤ができてきます．

ひどくなってしまうと伏在静脈を抜き取ってしまう手術（ストリッピング術）になってしまうので，弾性ストッキングが効くうちに対処したいところです．

大動脈解離

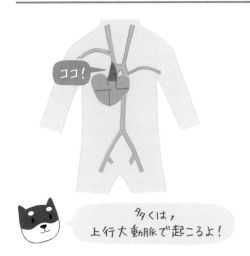

瘤の一種である解離．これが大動脈で起こったものを「大動脈解離」と呼んでいます．この解離は約70％が上行大動脈で起こります．

起きてしまうと，胸部，腹部，背部の激痛かつ即，死の危険です．胸の痛みでいえば，大動脈解離の合併症である心筋梗塞だけでも「すぐに病院！」ですが，こちらは「すぐに救急車！　どうか間に合って！」のレベルです．

高血圧や動脈硬化，脂質異常があると発生の危険性が高まりますので，これらの患者さんがいたら，常に頭の片隅に置いておくようにしてください．

奇脈

奇脈とは

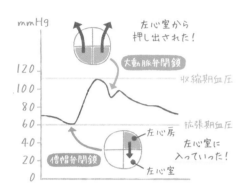

心臓の動きと血管にかかる圧力の関係は、「左心室が収縮して大動脈に勢いよく血液が流れ込むと、収縮期血圧(最大血圧)、左心室が元の大きさに戻って(拡張)、左心房が左心室に血液を送り込むと、拡張期血圧(最小血圧)」です。

「奇脈」というのは、息を吸ったときに血圧(収縮期血圧)が10mmHg以上下がること。心臓と、その周りの構造がわかればちゃんと理解できますよ。

奇脈の原因

ぼく胸郭。
呼吸のために隙間なく!
中は陰圧だよ!

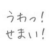

息を吸うと、
心臓や血管が圧迫される…
左心室が押し出す血液量も
減るから血圧が下がるんだね

うわっ!
せまい!

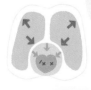
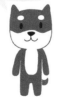

必要以上の圧迫だ!
10mmHg 以上
下がると「奇脈」!

ちょっ!!
狭すぎだって!

心臓のまわりには漿液と心外膜があり、さらにその外側には、太い血管や肺、気管があります。もっと外側は……胸郭と呼ばれる一定の大きさの閉鎖空間になります。気管と食道、神経や太い血管などの出入り口は筋肉で覆われ、内側が陰圧(外側より圧力が低い)になるように保たれています。これ、呼吸に必要な大事なこと。

筋肉の動きで胸郭の大きさを変えることで、内側の空間の圧力を変えて息を吐き、息を吸うのです。そのためには筋肉の動きが胸郭の大きさの変化に直結する必要がありますね。心臓まわりに余分なスペースなどない……とイメージできるはずです。

ここで息を吸うと、肺胞が膨らみ、肺の占める空間が広がります。血管や心臓は、ぎゅーっと押しつぶされます。その結果、心房に戻ってくる血液が減ってしまいますね。すると左心室から全身に押し出せる血液量も減りますから、血圧が下がることになるのです。

これ自体は、ごく自然な現象(生理現象)です。でも、この低下量が10mmHg以上になると異常のサイン。「心臓のまわりに水分や空気などがあるせいで、必要以上に吸気時に心臓が圧迫されている」かも……。これが「奇脈」です。

水分が多い例は心タンポナーデ。空気が多い例は気胸、喘息、慢性閉塞性肺疾患など。空気が多い例については、「呼吸」のところでおはなししますね。

脈拍測定中に「息を吸っているときに脈が消えた? 脈が飛んだ?」と思ったら、奇脈の存在を思い出してください。

ショック

ショックの分類

血流が来ない！
酸素も栄養分も足りなくて，
ATP作れない！

これがショックで出る
各症状のベースにあるもの

心臓と血管のおはなしの各所に「ショック」という言葉が出てきました．ショックは，意外と広い概念です．ここで整理しておくことにしましょう．

ショックは，急性の全身循環障害です．血液が届かなくなった細胞は，酸素と栄養が不足します．当然，ATP作り（代謝）が障害されますね．その結果が，四肢の冷感，尿減少，精神異常になって現れます．

原因は4つに大別できます．「1．循環血液量減少性ショック」，「2．心原性ショック」，「3．心外閉塞性ショック」，「4．血液分布異常性ショック」です．

循環血液量減少性ショック

循環血液量減少性ショック

血液が
足りなーい！

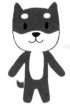

血漿や電解質（ミネラル）
喪失でも起こるよ！

「1．循環血液量減少性ショック」は，出血，火傷などの血漿喪失，脱水などの電解質喪失などによって，循環血液量が減ってしまったことで起きるショック．血液だけでなく，血漿や電解質（ミネラル）喪失でも起こることに注意です．

出血の場合，全身循環量の何％を失ったかで症状が変わってきます．約15％がなくなると，脈圧が下がってきます．その血圧では血液が届かない細胞が出始めて，四肢冷感や冷や汗スタート．「それはまずい！」と回数でカバーするべく，頻脈・呼吸数増加も始まります．

約20％がなくなると，本格的なショック状態に．対処が間に合わずに約30％がなくなってしまうと……！　もう中枢部にすら血液（酸素と栄養）が届きません．脳は意識障害，心臓は心拍微弱・収縮期血圧低下，腎臓は尿量減少です．明らかに「ヤバい！」ですね．

心原性ショック・心外閉塞性ショック

心原性ショック

動けない…
もうだめだ…

「2．心原性ショック」は，心臓のポンプ機能が低下したせいで起こるもの．心臓のところで確認した不整脈・心不全によるショックはここに入ります．

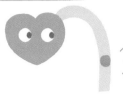

心外閉塞性ショック

うそっ?！
つまったー?！

「3. 心外閉塞性ショック」は，血管などの閉塞により起こるもの．血管がつまる塞栓だけでなく，呼吸不全から起こる肺高血圧症でも起きますね．

「2. 心原性ショック」と「3. 心外閉塞性ショック」の原因は結構重なります．実際，心臓の働きが悪くなる心タンポナーデは，どちらに区分されてもおかしくありません．

血液分布異常性ショック 第95回午後15

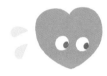
神経原性

なんで血流あるのに
届いてないのー?！

「4. 血液分布異常性ショック」は，慣れていないとイメージしにくいかもしれません．

ここは「①敗血症」「②神経原性」「③アナフィラキシー」に大別できます．

「②神経原性」は，神経の働きが原因で血液分布が偏ってしまったもの．神経の働きといっても，脊髄損傷のような重大かつわかりやすいものから，激痛・不安・恐怖といった「え？！」と思うものまで含まれます．血液分布が偏って血液が届かない細胞が出てきたらどうなるかは，大丈夫ですね．

「①敗血症」と「③アナフィラキシー」は，次回からの体温のおはなしともつながりますね．

敗血症は，感染（細菌など）に対して免疫が間に合わず，そこから生命危険レベルの臓器障害が起こってしまったこと．細菌やそこから出た毒素などにより，血管の内皮細胞が炎症を起こすことがスタート．すると白血球たちが「大変だ！」と集まり，各種化学物質で仲間を集めつつ，細菌や毒素を分解していきます．このとき，体は体温を上げて（手足も温かくなる）白血球たちを応援しています．でも，出た化学物質のせいで血管は広がり，白血球たちが血管から組織の方へ移動しやすいように血管透過性が上がる結果，水分は血管から外へ．血圧は下降一直線．ここから先は，先ほど確認したショックの基本通りの流れです．

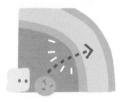
敗血症

このときに
「白血球だけ」じゃなくて，
水分も血管の外に
抜けるんだ．

もちろんこんなレベルの感染はそう簡単に起きるものではありません．とはいえ，盲腸（虫垂炎）放置からの穿孔性腹膜炎や，急性膵炎と胆道胆嚢感染症，さらには尿路感染症からも起こりえますので，お忘れなく！「腸内細菌の存在」と「消化管は体外であること」を考えてみれば，これらの炎症が敗血症原因になりうることが理解できるはずですよ．

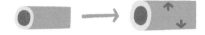
アナフィラキシー

アナフィラキシーでは
末梢血管が広がるよ！
だから血圧が
下がるんだね

アナフィラキシーは，薬や虫などによって起こる，末梢の血管拡張が原因．血管が広がれば血圧は下がり（末梢血管抵抗低下），血圧が下がれば循環障害につながりうることは，もうイメージできるはず．ここについては説明することが多いので，次回にまわしてしまいますよ．

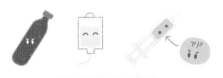

ぼくたちの出番だ！

以上，ショックの原因を分類して確認してきましたが．ショックの対処で忘れてはいけないのが，アナフィラキシーショックの存在です．

アナフィラキシーショックは発症したら，5分以内ですべてが決まると思ってください．死因の約70％は咽頭浮腫による気道閉塞です．声のかすれ，のどのかゆみが出たら，一刻も早くアドレナリン注射（エピペン®）．

あとは輸液（ステロイド療法含む）と酸素療法ですね．もし呼吸不全が出ていないなら，体を横にしてバイタルチェックです．重度出血性と確定なら仰臥位で頭の方を腰より低くしたトレンデレンブルグ体位，その他の循環減少性と確定なら両下肢挙上が有効ですが……まずは水平・仰臥位で対応してくださいね．

つなげて知ろう　ショックの基準　📖第103回追試午後12　📖第108回午後12

「ショック」にあたるとき

ここで，ショックの基準を確認しましょう．

「①血圧低下かつ②小項目のうち3つ」をみたすと「ショック」です．

①の血圧低下は，収縮期血圧が90mmHg以下になってしまうこと．普段が高血圧で150mmHg以上の人では，30mmHg以上血圧が下がったら「①血圧低下」にあたります．

②の小項目を書き出してみると，「皮膚の蒼白・冷感（もしくは39℃以上の熱）」，「爪先のリフィリングに2秒以上」，「100回／分以上の頻脈・微弱脈」，「意識障害・不穏・興奮」，「JCSが2桁以上かGCSが10点以下」，「体重1kg当たり，1時間に0.5mL以下の乏尿・無尿」です．

これらは先ほどまで見ていた出血量（全体循環に対する喪失割合）に当てはめていくと……よく理解できますね．

「39℃以上の熱」は，出血原因ではなく「4．血液分布異常性」の原因の1つ，感染に対する項目です．

爪先のリフィリングというのは，5秒間爪先を押さえた後，白（圧迫されて血流不足）から赤（血行再開）に変わること．これに2秒以上かかるようでは，末梢に血液が届きにくくなっている証拠です．

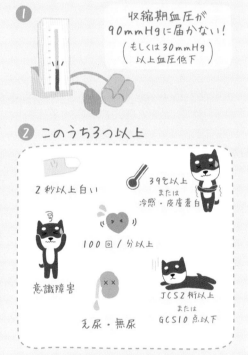

① 収縮期血圧が90mmHgに届かない！（もしくは30mmHg以上血圧低下）

② このうち3つ以上

2秒以上白い

39℃以上または冷感・皮膚蒼白

100回／分以上

意識障害

乏尿・無尿

JCS2桁以上またはGCS10点以下

JCS, GCS

JCS, GCSは意識覚醒レベルの指標ですね．JCS（Japan Coma Scale：3-3-9度方式）は，意識レベルを確認するときに「チェックして，3つ（3種類）に分かれるチェック」を2回繰り返します．3種類と3種類なので，チェック結果は9通りに分けられますね．

第1チェックは，覚醒している（目を開けている）かです．覚醒なら1桁，刺激すると覚醒する（目を開ける）なら2桁，刺激しても覚醒しないなら3桁です．だから「JCS2桁以上」だと，刺激しないと目をあけてくれない（または刺激しても目をあけてくれない）状態ですね．

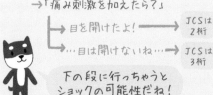

JCS（Japan Coma Scale）

「その人は，目を開けてる？」
- 目を開けてるよ！ → JCSは1桁
- 目を閉じてるよ…
　→「痛み刺激を加えたら？」
　- 目を開けたよ！ → JCSは2桁
　- …目は開けないね → JCSは3桁

下の段に行っちゃうとショックの可能性だね！

GCS（Glasgow Coma Scale）では開眼機能と言語反応と運動反応をみます.

こちらは15点満点のうち，点数が多いほど意識がはっきりしている状態です．目を開けていれば4点，会話成立で少なくとも4点，痛み刺激に何らかの反応があれば2点以上で，これなら10点を超えますね．だから「GCS10点以下」だと「変だ」とわかるはずです.

小項目を並べただけでは頭が痛くなりますが，ショックの症状と照らし合わせていけば「なるほど……」と思ってもらえるはずです.

GCS（Glasgow Coma Scale）
開眼と言語と運動の3つを見るよ！

目を開けてれば4点

会話（受け答え）が成立で4点

痛み刺激反応で2点以上

上の状態で10点．
10点いかないってことは「何か変…」って気付くはず！

ま と め

2回に分けて，脈拍と血圧に反映される病気についておはなししてきました.

「たかが脈拍と血圧」ではありませんよね.

バイタルチェックで「脈拍と血圧」を測る意味をわかってくれたはずです.

体の中で何か起こったときに，すぐに中を見ることができれば簡単ですが……機械ならまだしも，ヒトではそれは無理．そんなとき，体を傷つけることなく（非侵襲的に）中で起こっていることを反映してくれるのがバイタルサイン．もちろん測り方の手技や患者さんに対する各種配慮は大事ですよ．だけど，大前提にある「ここから，何がわかるのかな？これが変だと，何が起こっている可能性があるのかな？」という意識．この重要性は，忘れないでくださいね.

といてみよう！ 国試問題

第106回午前74 ➡p.18

起立性低血圧について正しいのはどれか.

1. 脱水との関連はない.
2. 高齢者には起こりにくい.
3. 塩分の過剰摂取によって起こる.
4. 脳血流の一時的な増加によって生じる.
5. 自律神経障害を起こす疾患で生じやすい.

第95回午前21 ➡p.18

成人で高血圧と判断するのはどれか.

1. 136/84mmHg
2. 134/86mmHg
3. 124/88mmHg
4. 122/92mmHg

第102回午前80 ➡p.21

下肢の閉塞性動脈硬化症〈ASO〉（arteriosclerosis obliterans）の症状はどれか.

1. 間欠性跛行
2. 線維束性収縮
3. 近位筋優位の萎縮
4. 足背動脈の拍動の亢進
5. 登攀性起立（Gowers〈ガワーズ〉徴候）

第99回午前54 ➡p.22

大地震後、自家用車内での生活を余儀なくされた避難住民への肺塞栓症予防の生活指導で適切なのはどれか.

1. 窓を常時開けて十分に換気する.
2. 上半身を高めにして睡眠をとる.
3. 座っている間も積極的に足の運動をする.
4. アルコール摂取などで熟眠できるようにする.

第100回午前80 ➡p.23

下肢静脈血栓によって塞栓が起こる可能性があるのはどれか.

1. 腎動脈
2. 肺動脈
3. 大腿動脈
4. 椎骨動脈
5. 中大脳動脈

第95回午後15 ➡p.28

末梢血管抵抗が低下するのはどれか.

1. 心筋梗塞に伴うショック
2. アナフィラキシーショック
3. 出血性ショック
4. 肺動脈塞栓症に伴うショック

第103回追試午後12 ➡p.29

ショックはどれか.

1. 顔面が蒼白になる.
2. 皮膚温が低下する.
3. 心拍数が増加する.
4. 血圧が維持されない.

第108回午後12 ➡p.29

ジャパン・コーマ・スケール〈JCS〉のⅢ（3桁）で表現される意識レベルはどれか.

1. 意識清明の状態
2. 刺激すると覚醒する状態
3. 刺激しても覚醒しない状態
4. 刺激しなくても覚醒している状態

国 試 問 題 の 答 え

第106回午前74	5	第100回午前80	2
第95回午前21	4	第95回午後15	2
第102回午前80	1	第103回追試午後12	4
第99回午前54	3	第108回午後12	3

MEMO

体温

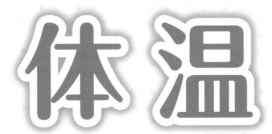

❓ 体温とは

今回からは，大きくいえば，体温を測る意味にまつわるおはなしです．
今回はとくに，血液を中心にして体温との関わりをみていきます．

keyword 1 　平熱

体温は身近な存在ですが，平熱（正常体温）は常に同じではありません．日内変動もあれば，年齢による違いもあります．大まかにいうと，代謝の高い10歳までは37℃以上，10～50歳は36℃台，代謝の低下する65歳以上では35℃台も珍しくありません．以前（1957年の研究報告）は，「成人は36.6～37.2℃」とされていましたが，現代はストレス，エアコン，運動不足なども相まって，平熱が低下傾向にあります．

keyword 2 　深部温

体の奥に体温計を入れることができれば，もっと高い深部温が出るはず．深部温は細胞にとって一番元気になれる環境で，37.5～38℃．こうして表面温と深部温の違いを見ると，いかに脂肪（と皮膚）が，体熱を逃がさないように苦労しているかがわかると思います．

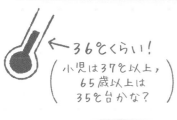

36℃くらい！
小児は37℃以上，
65歳以上は
35℃台かな？

深部温が
高いことも
忘れないでね

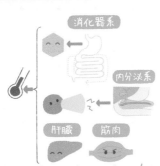

消化器系

内分泌系

肝臓　筋肉

体温の前提は
こんなにたくさん！

❓ なぜ変動

keyword 3 　感染

体温は，何があったら上下しますか？　たとえば，風邪やインフルエンザにかかったら，体温（熱）が上がりますね．これは血液の免疫系が働いたおかげであり，その結果，私たちの体の中は感染から守られています．そこで，感染と免疫系のおはなしを，「体温」と関連させて解説しましょう．

keyword 4 　熱産生

では，感染以外は？　それを考えるために，体温（熱）の作り方について確認してみましょう．体温のおおもとは，個々の細胞がATP（アデノシン三リン酸）を作ること（代謝）です．ATPを作るために必要なものは何でしたっけ？　グルコースがないといけませんね．グルコースは食べ物から取り入れないといけません．消化器系は，取り入れるだけの上部消化器系（～小腸）だけでは不十分．ちゃんと捨てないと新しく食べ物を入れることができませんから，排出担当の下部消化器系と泌尿器系も大事です．だから，消化器系と泌尿器系がちゃんと働かないと，体温に影響する可能性があるのです．泌尿器系と場所も関係も近い，生殖器系のおはなしも「体温」と関連させて解説しましょう．もちろん，ミトコンドリアと酸素があれば，もっと効率よくATPを取り出せます．むしろ，酸素なしでは生きるためにはATP量が足りません．でも，そういう呼吸系のおはなしは「呼吸数」のところに取っておきましょうね．血液に酸素とグルコースがあって，細胞にミトコンドリアがあれば，それでいいのか．ATPを作れるのか．……細胞に号令をかけるホルモンも必要ですね．だから，内分泌系がちゃんと働いてくれないと，ATPを作ることはできません．これは各種代謝異常や電解質異常にも関係してくるおはなしです．あと，体温産熱の2大地点は肝臓と，筋肉．であれば，筋肉のおはなしも，「体温」と一緒にしておく必要がありそうです．

ここからの内容

体温のおはなしを始める前に，体温上下の大前提から確認してみました．
「消化器系・泌尿器系（＋生殖器系）は大大大前提！ コントロールには内分泌系も必要！ 筋肉も忘れずに！」
ですね．
なお，コントロールのもう1か所，中枢については「呼吸数」のほうでおはなししようと思います．
こちらでは，体温に関する最小限度を説明するにとどめますよ．

体温 第3回 血液と免疫①（血小板と白血球）

血液と免疫について

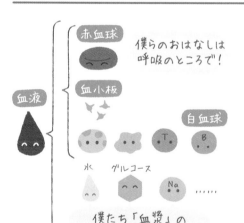

さて，それでは血液と免疫のおはなしスタートです．

血液は，血球成分（有形成分）の赤血球・白血球・血小板と，血漿成分（無形成分）からできています．血球成分より血漿成分のほうが多いんですね．

ここでは，白血球・血小板と，血漿タンパク質のグロブリンのおはなしをします．

赤血球については「呼吸数」のところで，血漿の残りの成分については下部消化器系（血漿タンパク質：アルブミン）と下部消化器系・電解質異常（ミネラル）でおはなししますね．

血小板の異常

第94回午前11

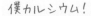

僕カルシウム！

血液凝固因子の
完成形フィブリンとは
僕のこと！

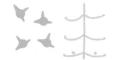
僕ら血小板！
僕らをからめとるには,
カルシウムと血液凝固因子完成形の
フィブリンが必要！

止血！　　線溶

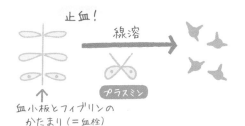

プラスミン

血小板とフィブリンの
かたまり（＝血栓）

働きが「止血」とシンプルでわかりやすい血小板．血液 1μL あたり約 20 〜 40 万個あるのが正常です．

止血のためには血液凝固因子，カルシウム，ビタミンK も必要でした．血液凝固因子が決まった順に組みあがると，フィブリノーゲンを経てフィブリンができます．フィブリンが血小板をからめとったものが血栓（かさぶた）．これで血管壁の傷をふさぎ，血液の流出（出血）を防ぎます．ちゃんと血管壁が治ったら，血栓はお役目終了．いらなくなった血栓はプラスミンという酵素で溶かします（線溶）．できた血栓を溶かすのが心筋梗塞直後に使われるウロキナーゼです．

……以上のような止血のしくみがおかしくなってしまう病気の代表が，血友病と播種性血管内凝固症候群（DIC）です．

つなげて知ろう　ヘパリンとアスピリンの違い　第95回午後22，第98回午後24

　血栓ができてから溶かすのがウロキナーゼなら，血栓を予防する薬の代表はヘパリンとアスピリンです．この2つ，よくみると働くところが違いますよ．

　ヘパリンは，「血液凝固因子の完成形一歩手前のフィブリノーゲン」を「完成形のフィブリン」にする，"トロンビン（酵素）"を邪魔する薬（抗凝固薬）．血栓（かさぶた）ができるまでの時間をみるのが「プロトロンビン時間」です．播種性血管内凝固症候群（DIC）や，ビタミンK欠乏（そしてビタミンKと拮抗するワーファリンを使用しているとき）では，プロトロンビン時間が伸びますよ．

　一方，アスピリンは，血小板が集まることを邪魔する薬（抗凝集薬）．「必須脂肪酸のアラキドン酸から白血球（や血小板）を集める炎症物質」を作る「シクロオキシゲナーゼ（酵素）」を邪魔します．

　なお，薬が濃すぎると逆に血小板を凝集させてしまう「アスピリンジレンマ」と，妊娠中には使えないことには注意してくださいね．

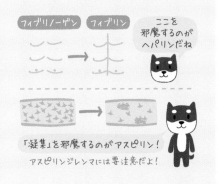

フィブリノーゲン　フィブリン

ここを
邪魔するのが
ヘパリンだね

「凝集」を邪魔するのがアスピリン！
アスピリンジレンマには要注意だよ！

DIC：disseminated intravascular coagulation，播種性血管内凝固症候群

❶血友病と播種性血管内凝固症候群（DIC）

血友病 📖 第100回午前5

血友病とは，X染色体上に記録されている血液凝固因子情報の一部が変になったために，血が止まりにくくなってしまったもの．女性は1つでも正常なX染色体があれば発症しない「伴性（性染色体に伴う）」「劣性（両方そろわないと発症しない）」遺伝．男性はXYですから，即発症してしまいますね．

血液凝固因子8番欠けは血友病A，血液凝固因子9番欠けは血友病Bとよばれます．大事なので，覚えてしまってくださいね．

軽度なら，止まりにくい口腔内出血や，血尿で済みます．ですが，中〜重度では，関節・筋肉をはじめとした深部出血が多発し，しかも出血が止まりにくい困った状態になります．

欠けてしまった血液凝固因子の（自己注射をはじめとする）補充療法が必要です．出血の可能性を考えると，残念ながら運動は制限する必要がありそうですね．

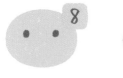

欠けると
血友病A！

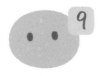

欠けると
血友病B！

播種性血管内凝固症候群（DIC）

血栓が詰まったら
ヤバい！
線溶しなくちゃ！

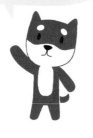

だから
播種性血管内凝固症候群では
血が止まりにくくなるんだよ

播種性血管内凝固症候群（DIC）は，血管内が血栓だらけ，かつ血が止まりにくくなるという凝固止血障害です．

その始まりは多様なきっかけから．いかにも嫌な予感がする悪性腫瘍や膠原病だけでなく，手術ややけどを含む外傷，敗血症を起こすような重度感染……，あるいは妊娠さえも，DICのきっかけの1つになりえます．これらのせいで，血管壁に傷がないにもかかわらず，なぜか血栓（血液凝固）モードが始まってしまいます．

「血栓が細い血管に詰まるとヤバい！」ということは，今まで（主に第2回の血管系）でおはなししてきた通り．

だから，体の中は線溶を活性化して，血栓（かさぶた）をどんどん溶かしていきます．そうやって不要な血栓で血小板は消費され……でも肝心の，止まってほしいところで血が止まらなくなります．ようやくかさぶたができてもすぐに線溶！

その結果，出てくるのが，各所の出血ですね．皮膚なら紫斑，粘膜なら下血・性器出血．ほかにも血尿，脳出血，血腫などなど．もっとひどくなると腎不全，意識障害，呼吸困難のショック状態へ！

対策として，主に抗凝固薬のヘパリンが使われますが，場合によっては

抗線溶薬(トラネキサム酸)なども使うことがあります．緊急時には，血小板輸血も必要になりそうです．
　……以上のように止血がおかしくなる病気は，関連して，なにかと腎臓に悪影響が出やすいもの．次は，溶血性尿毒症症候群と，紫斑病についておはなししましょう．

❷溶血性尿毒症症候群・紫斑病

溶血性尿毒症症候群(HUS)

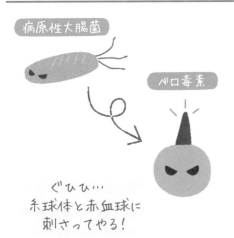

病原性大腸菌

ベロ毒素

ぐひひ…
糸球体と赤血球に
刺さってやる！

　溶血性尿毒症症候群(HUS)は，O-157で有名な病原性大腸菌の出すベロ毒素が，腎臓などをおかしくしてしまったもの．ベロ毒素を受け止めることのできる受容体が，こともあろうに腎臓の糸球体内皮細胞にあるのが問題です．徴候として，急性の腎障害が出てきます．

　毒素のショックで，赤血球は膜が破れて溶血性貧血．血小板は血栓を作り始めてしまいます．……やっぱり，血栓が詰まったら大変ですね．

　アスピリンで血小板が集まることを防いで，血栓を予防してください．腎臓の働きがおかしくなってしまっていますから，水分・電解質(ミネラル)にも注意してくださいね！

血栓性血小板減少性紫斑病(TTP)

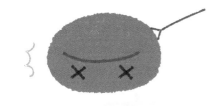

血栓性血小板減少性紫斑病

なんだこりゃ？！

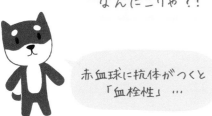

赤血球に抗体がつくと
「血栓性」…

　紫斑は，出血後の赤血球内色素であるヘモグロビンの色．「あざの色」といえばわかりますね．これが出ているということは「出血があったよ！」ということです．

　血栓性血小板減少性紫斑病(TTP)は，言うなれば，線溶がない播種性血管内凝固症候群(DIC)だと思うと理解しやすいでしょう．五徴候とされるのは，(紫斑などの)出血，溶血性貧血，発熱，精神・中枢症状，(多くは急性の)腎機能障害です．先ほどの溶血性尿毒症症候群とかなり重なりますね．

　これらの原因は，かなりの割合で自己抗体産生によるもの．自己抗体とは，自分の体に対して「異物だよ！」と印づけしてしまうことです．これはとても危険なので，血漿中の抗体を取り除く血漿交換療法がとられます．同時に，欠けてしまったもの(フォンビルブランド因子：vWF)を補充する補充療法も行われますね．

　こちらもアスピリンを使って，血栓予防です．

HUS：hemolytic uremic syndrome，溶血性尿毒症症候群
TTP：thrombotic thrombocytopenic purpura，血栓性血小板減少性紫斑病
vWF：von Willebrand factor，フォンビルブランド因子

特発性（免疫性）血小板減少性紫斑病（ITP）

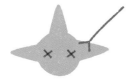

特発性（免疫性）血小板減少性紫斑病（ITP）の4大出血は，皮下，歯齦（歯肉），鼻内部，性器です．

ほかにも，各所で出血し，貧血（鉄欠乏性貧血）を引き起こします．ただ，これは血友病のような深部出血ではなく，主に表面付近の出血です．こちらも，血小板の細胞膜を異物と認識してしまった自己抗体が原因．なぜかできてしまった自己抗体のせいで，血小板も，そのおおもとの巨芽球も減ってしまいます．

出血傾向がなく，血小板が3万個/μL以上あれば経過観察でいいのですが，出血傾向が出た，もしくは血小板数が2万個/μLを下回ると，薬物療法（ステロイドを含む免疫抑制）や，脾臓を取り出す手術もありえます．

なお，胃にヘリコバクター・ピロリ菌がいる人の場合にヘリコバクター・ピロリ菌を退治すると，半数以上の患者さんで血小板数が増えるので，途中でヘリコバクター・ピロリ菌の検査が入ることもありますよ．

＊

『自己抗体』という言葉が出てきました．抗体は，白血球の仲間のB細胞（Bリンパ球）が作る，血漿タンパク質（グロブリン）です．

そこで今度は，白血球と血漿タンパク質（グロブリン）のおはなしに移りましょう．

白血球の異常 第103回午後30，第95回午後3

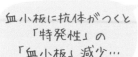
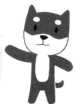

白血球は，貪食担当（好中球，単球[マクロファージ]）と，リンパ球に大別できました．

リンパ球にはTリンパ球とBリンパ球がいて，Bリンパ球は抗体を産生する液性免疫の担当．一方のTリンパ球には抗原提示を受け取るTh2リンパ球（ここからBリンパ球に命令）と，Th2リンパ球の命令を受けて，異物に侵入された細胞を壊すTh1リンパ球（細胞性免疫担当）がいました．

ほかにも，命令なくTh1リンパ球に近い働きができるNK細胞や，寄生虫に対応する好酸球などがありますが……．まずは好中球，単球（マクロファージ），リンパ球の3つを確認してくださいね．

ITP：idiopathic thrombocytopenic purpura，特発性（免疫性）血小板減少性紫斑病

❶白血球の異常

白血球たちについて簡単に復習できたところで，その数と働きの増減原因についても確認していきましょう．

白血球の数の異常

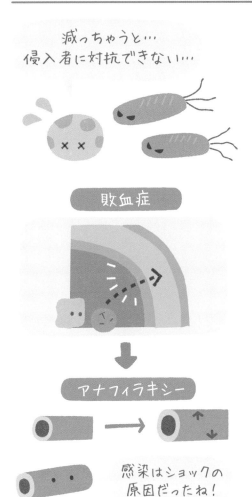

減っちゃうと…
侵入者に対抗できない…

敗血症

アナフィラキシー

感染はショックの
原因だったね！

白血球の正常値は4,000 ～ 8,000個/μL．白血球数が増えたとき，真っ先に疑うのは感染ですが，例として幼児期にリンパ球が増えるのは，獲得免疫真っ最中だからなので生理的なもの．そして好中球は出血・壊死発生のみならず，温度刺激や運動後，妊娠などでも増えてきますよ．

白血球数が減ると，外敵（異物）侵入に負けて病気になることが増えてきます．たとえば好中球が500個/μLを下回ると，無顆粒球症とよばれ，とても感染しやすくなります．これが100個/μLを下回ってしまうと，もはや「体に入ったら必ず発症！」くらいの状態です．減少の原因は，このあとでおはなしする血液疾患が大半を占めます．でも，薬や放射線治療による減少のことも忘れてはいけません．

また，感染も重度になると，白血球数が減る原因になりえますよ．それが敗血症．血管系（第2回）のショックのおはなしでは「感染ベースの急性循環不全」と紹介しましたね．これは言い方を変えれば，「感染症に対する制御不能な生体反応による，生命を脅かす臓器障害」になります．これを白血球の働きに注目して考えてみましょう．

まず，感染で白血球の働きが盛んになると，白血球は応援をよびます．現場の組織に早くたどりついてほしいので，たくさん血液が流れてくるように血管を広げ，組織に入り込みやすいように内皮の間を広げます（透過性上昇）．……これ，結果的には，末梢血管拡張と，循環血液量低下につながりますよね．

無計画（制御不能状態）に白血球が応援をよぶと，組織に向かう白血球は増えても，生じた結果は，血液中の白血球減少とショック状態です．

白血球の働きの異常

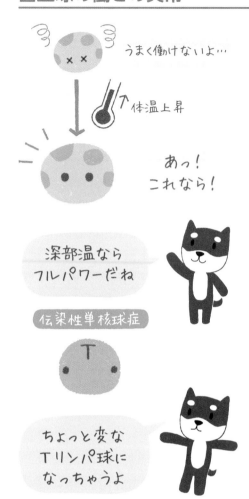

うまく働けないよ…

体温上昇

あっ！
これなら！

深部温なら
フルパワーだね

伝染性単核球症

ちょっと変な
Tリンパ球に
なっちゃうよ

白血球の数だけ多くても，働きが不十分では，思うように身体を守れません．だから私たちの身体は，感染時に体温を上げて，白血球（とその中の酵素）が元気に働けるように応援します．

細胞と酵素のフルパワー活動温度は体内深部温．つまり，身体の表面近くでもフルパワーで働けるようにするには，もう少し体温全体を上げて，表面温を深部温に近づける必要がありますね．これが発熱（熱が上がった！）です．

ただし，さすがに熱が上がりすぎると悪影響が出てくるので，体温中枢が適度にコントロールしてくれる，はずなのですが……．この体温中枢が狂ってしまうと，高温で働けないところが出てくることに注意です．

では，白血球の働きが不十分になるのは，具体的にどんなときか．いくつか挙げると，好中球は感染症ややけど，糖尿病に続く形で機能低下が起こります．糖尿病で怖い易感染性はここに入りますよ．リンパ球も感染症で働きがおかしくなり得ますね．Tリンパ球がヒト免疫不全ウイルス（HIV）に感染すると，後天性免疫不全症候群（AIDS）を引き起こします．

また，EBウイルスの初感染が伝染性単核球症．これは初回の感染で，Tリンパ球が少し変になったものが血液中に出てきます（これも「白血球の働きが不十分」の一例です）．三主徴は，発熱・リンパ節腫大・咽頭炎．かなり普通の「ちょっと体の調子が悪い」状態ですね．ちなみに，日本では幼年期に約半数がかかり，成人までにほぼ100％が初回感染終了です．知らず知らずのうちに体験済み，それが伝染性単核球症です．

HIV：human immunodeficiency virus，ヒト免疫不全ウイルス
AIDS：acquired immunodeficiency syndrome，後天性免疫不全症候群　　EBウイルス：epstein barr virus

少し細かくAIDS（後天性免疫不全症候群）を補足しておきます。

スタートはHIV（ヒト免疫不全ウイルス）が体内に入り、マクロファージに貪食されること。

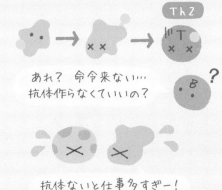

マクロファージ内で生き残ったHIVは、T細胞への抗原提示によってT細胞に侵入します。HIVに感染したT細胞は、B細胞に抗原産生命令を出せません。B細胞（Bリンパ球）に抗原産生命令を出せるのはT細胞（Th2リンパ球）のみ。B細胞が抗体を作らなくなった結果、侵入者を取り押さえるしくみも、侵入者を異物だと印づけするしくみもありません。現場は負担莫大……やがて侵入者の猛攻になすすべもなくなります。これが免疫不全状態です。

あれ？ 命令来ない……抗体作らなくていいの？

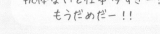

こうなってしまうと、その辺にいるカビですら、死に至る感染症の原因に。ニューモシスチス肺炎（カリニ肺炎）が代表ですね。

抗体ないと仕事多すぎー！
もうだめだー！！

AIDSは、以前は治療法のない「死の病」でしたが、現在ではAIDSを発症させずに無症候期をコントロールするような、「コントロール可能な病気」です。

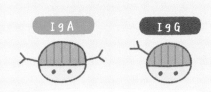

それがAIDSのしくみだね！

感染経路は、血液、性行為、母子の垂直感染。なお、一時期問題になりましたが、加熱によるウイルス不活性化の必要性と重要性が周知された現在では、「薬剤性（AIDS）」は出ないはずです。

ちなみに、「後天性免疫不全（状態）」は、ほかの病気からも、薬からも起こりえますよ。抗がん薬のように細胞分裂を邪魔したせいで血球が働かなくなったものもあれば、免疫抑制薬のように最初から免疫を抑制する目的で使うものもあります。免疫抑制は、移植のときに必要ですね。

ほかの病気によるものの例としては、重度感染症やがん、播種性血管内凝固症候群（DIC）、腎不全、全身性エリテマトーデス（SLE）など。もちろんこれらのときには各種感染には要注意ですよ！

＊

「後天性」がある以上、「先天性」もあります。

免疫不全になる理由にはいろいろあります。「抗体産生できない」、「貪食担当細胞が足りない・働かない」、「複合的にダメダメ」などなど。しかも、生後6か月ごろまでは、母子免疫のおかげで気づかれないこともしばしば。胎盤経由のIgG、母乳経由のIgAが切れたころに、赤ちゃんの体が大ピンチになります。

IgA　IgG

6か月ごろまでは僕らが守る！

対策として、正常な造血幹細胞の移植、抗体（免疫グロブリン）や白血球の情報伝達物質サイトカインの補充療法、感染症対策の薬物療法などがとられます。また、ADA欠損症では、ほぼ唯一の遺伝子治療が行われることもありますよ。

そこから後になって、免疫が働いていないことがわかるんだね…

注意しなくてはいけないことは、予防接種。生ワクチン（BCG、ポリオ）は、活性（感染力）のあるウイルスを体内に入れるもの。免疫が不十分な状態でこれらのウイルスが入ってきたら、即発症です。家族や学校などの理解が生命線になってきますよ！

SLE：systemic lupus erythematosus，全身性エリテマトーデス

❷造血幹細胞の異常

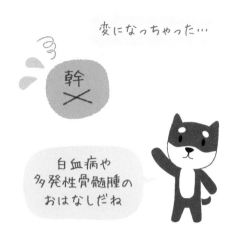

変になっちゃった…

幹 ✕

白血病や
多発性骨髄腫の
おはなしだね

個別の白血球だけが「働きが変！」になるのではなく，「そもそもが変なんだけど……」ということもありえますね．そんなとき，原因は，造血幹細胞かもしれません．

造血幹細胞は，骨髄にある，すべての血球になれる細胞．この造血幹細胞が，自分をうまくコピーできなくなったものが骨髄異形成症候群（MDS）です．70%以上は50代以降の発症ですが……原因はよくわかっていません．

経過は，血球が減って貧血で見つかり，必要に応じて輸血や造血幹細胞移植をしていくことになります．造血幹細胞が変になると，①ちゃんとした血球ができなくなった，②血球はちゃんとしているけど多すぎ！　が起こりえます．①の例が白血病，②の例が多発性骨髄腫ですね．

白血病　第98回午後24，第103回午後15

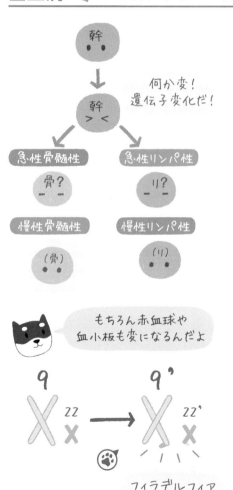

幹

何か変！
遺伝子変化だ！

急性骨髄性
骨？

急性リンパ性
リ？

慢性骨髄性
(骨)

慢性リンパ性
(リ)

もちろん赤血球や
血小板も変になるんだよ

9　9'
22　22'

フィラデルフィア
染色体

①の白血病は，造血幹細胞が変になったせいで，「正常な血球」ができなくなってしまったもの．赤血球も，白血球も，血小板も，残念ながら全部出来損ないばかり．

働いてくれる赤血球不足で，めまい，動悸，息切れなどの酸素不足症状．働いてくれる白血球不足で，感染症にかかりやすくなり，働いてくれる血小板不足で，出血傾向が出てしまいます．あとは，「変な血球」の白血病細胞がたくさんいるせいで，悪心（吐き気）・嘔吐，肝脾腫が出てしまいます．

ちなみに，白血病の区分に使われる用語には，ちょっと注意が必要です．「急性（A）」というのは，誰だかわからない状態の（幼若な）白血球ができること．「慢性（C）」というのは，一見正常だけど実は役に立たない白血球ができることです．そして「一応リンパ球に似てる？」ものができるのが「リンパ性」．それ以外の「好中球や単球に似てる？」ものができるのが「骨髄性」です．

それと，ちょっぴり細かい補足です．慢性骨髄性白血病（CML）では，おかしくなった細胞に染色体9番と22番の転座が起きた🐾フィラデルフィア染色体が出ます．慢性リンパ性白血病（CLL）は，さらにT細胞性とB細胞性に分けられます．

B細胞性は，原因不明で，治療法にも確立したものがありません．

T細胞性は，ヒトT細胞白血病ウイルスⅠ型（HTLV-1）が原因．これに感染すると，成人T細胞白血病や成人T細胞リンパ腫（ATL）になります．なぜか高齢者で南西日本出身者に多い傾向があります．こちらは原因がわかっており，感染経路も判明していますので（性行為・母乳など），一定程

MDS：myelodysplastic syndrome，骨髄異形成症候群　　CML：chronic myelogenous leukemia，慢性骨髄性白血病　　CLL：chronic lymphocytic leukemia，慢性リンパ性白血病　　HTLV-1：Human T-cell leukemia virus type I，ヒトT細胞白血病ウイルスI型　　ATL：adult T-cell lymphoma，成人T細胞リンパ腫

度で予防可能です．……残念ながら，キャリア状態からの発症予防や，治療法は確立していません．

白血病の治療

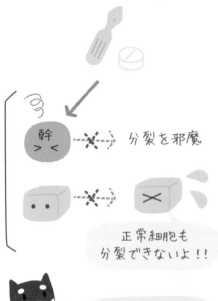

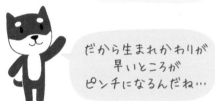

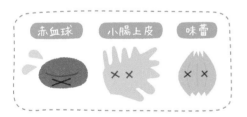

「治療」の言葉が出てきたので，白血病一般の治療に関するおはなしをします．

完全寛解を目指す場合，治療の目標は，白血病細胞の根絶です．完全寛解というのは，骨髄での白血病細胞が5%未満になることです．一般的な治療法としては，正常造血幹細胞の移植，化学療法がとられることになります．

化学療法は，複数の薬を使い，目安として約3年の入退院を繰り返す長丁場．使う薬の多くは，細胞分裂をDNAのレベルで邪魔するものです．だから，悪心(吐き気)，嘔吐，脱毛，粘膜障害の4症状は確実に出るとされています．患者さんの心のケア，とても大事ですね．

身体のケアに関して，とくに「どこの粘膜障害が出るか」，細胞分裂頻度からイメージできますか？　舌の味蕾，小腸上皮，赤血球がピンチですね．消化器系の大事なところに直撃しています．栄養状態も，しっかり確認する必要がありそうです．

もちろん，白血病本来の状態を思い出せば，出血予防と感染予防を忘れてはいけません．食べ物や歯ブラシ由来の出血に注意し，便性も硬くなりすぎないようにしなくてはいけませんね．

日常行動の「つい目をこすった」「鼻をかんだ」すら要注意です．女性では，生理(月経)も危険要因になることもありますよ．

慢性の白血病では，インターフェロンが効く可能性があります．また，慢性骨髄性白血病では特徴的なフィラデルフィア染色体由来のタンパク質を狙い撃ちする薬(イマチニブ)もありますよ．

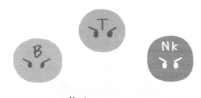

増えるぞー！

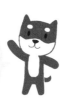

当然，栄養と酸素が
たくさん必要で，
応援のために熱も出て…

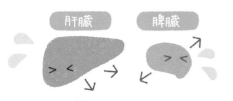

いやーん！
腫れちゃうー！

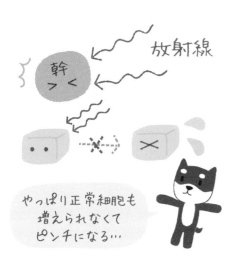

やっぱり正常細胞も
増えられなくて
ピンチになる…

さて，造血幹細胞が変になるパターンの②，「血球の増えまくり（腫瘍）」として，悪性リンパ腫のおはなし．

悪性リンパ腫は，リンパ球やその前段階（リンパ系前駆細胞）に基づく腫瘍です．B細胞（Bリンパ球）が増えるものと，T細胞（Tリンパ球）・ナチュラルキラー（NK）細胞が増えるものと，ホジキンリンパ腫に分けられます（ホジキンというのは病気を発見した人の名前で，増える変なリンパ球は「ホジキン病細胞（またはリード・シュテルンベルグ巨細胞）」といいますね）．

悪性リンパ腫では，リンパ球全般がひたすら増えるので，リンパ節が腫れてきます．また，栄養や酸素がリンパ球増殖に使われてしまうので，腫瘍の出発地点になったところの臓器に機能異常が出てきます．そして，リンパ球がたくさんいるから応援しようとばかりに熱が出て……．

熱にもリンパ球増殖にもATPが必要になりますので，体重減少（10%以上）が起きてきます．さらに，細胞分裂に必要なものの作成や，リンパ球処理のために，肝臓・脾臓が腫れてきますよ．

こちらの完全寛解は4週間以上，腫瘍関連異常が消えること．骨髄の中を直接知ることができる「骨髄穿刺」にあたるものが，リンパ節にはないからですね．一般的な治療法としては，正常な造血幹細胞の移植，変なリンパ球を抑える抗体療法，放射線治療などが使われます．放射線治療は，放射線を当てることでDNA合成を邪魔して，細胞分裂できないようにすることです．

化学療法としては，Bリンパ球性腫瘍に使われるCHOP療法があります．抗がん薬かつ免疫抑制薬のシクロホスファミド（C），抗がん薬のドキソリビシン（H）とオンコビン®（O），抗炎症のためのステロイド系代表・プレドニゾロン（P）の頭文字です．ちなみに，「オンコビン®」は商品名で，一般的な薬の名前としては「ビンクリスチン」なのですが……．「CHOP療法」のときには「オンコビン®のO」と覚えておいてくださいね．

これはよく効きますが……副作用も結構強烈．とくに神経細胞にも影響が出やすいオンコビン®．便秘ならまだ平和，末梢神経障害や腸閉塞，心筋障害すら起こりえます．

このように，腫瘍によく効く薬は，正常な細胞までどこかおかしくなる可能性が高くなります．おかしくなってしまったら，どんなことが起こりうるのか．何に気をつけておかないといけないのか．一度自分でまとめておくといいですよ．

ATP：adenosine　triphosphate，アデノシン三リン酸
シクロホスファミド（C）：**C**yclophosphamide hydrate
ドキソリビシン（H）：doxorubicin **H**ydrochloride
オンコビン®（O）：**O**ncovin
プレドニゾロン（P）：**P**rednisolone

44

多発性骨髄腫

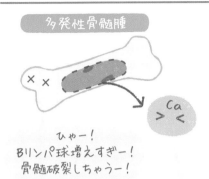

多発性骨髄腫

ひゃー！
Bリンパ球増えすぎー！
骨髄破裂しちゃうー！

溶けだしちゃうと骨が
折れやすくなっちゃう！

B細胞関係でもう1つ．多発性骨髄腫は，リンパ球B細胞（の最終分化形態：形質細胞）が腫瘍化したもの．イメージは「B細胞が言うこと聞かずに増えまくり！」でいいですよ．

Bリンパ球の成熟場所は骨髄．そこでBリンパ球が増えまくるせいで骨が壊れることが問題です．骨が壊れてカルシウムが溶けだし，病的骨折を起こして腰痛が出ます．ほかにも口渇や貧血が見られますよ．

そして，骨の強度維持を思い出すと，安静にしすぎるのは逆効果．装具をつけて鎮痛薬を飲みつつ，適度な運動が必要になります．カルシウム流出の負担を受けて腎不全を起こすと大変なことになるので，脱水は絶対に回避してくださいね！

真性多血症（PV）

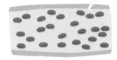
赤血球多すぎ！

いやーん！
力入れないと（血圧上げないと）
全身に届かないー！

ほかにも「②血球多すぎ！」にはいろいろなものがあります．「過ぎたるは及ばざるがごとし」と言うように，「多すぎ」はれっきとした問題点です．

たとえば，赤血球が多すぎる真性多血症（PV）で起こることは，皮膚粘膜紅潮，赤ら顔，めまいだけではありません．視覚障害を伴う中枢神経異常が出てきます．しかも血球が多すぎて血液の粘稠度が上がり，血が巡りにくくなります．心臓はそれでも頑張って血液を押し出そうとしますから，血圧が上がりますね．循環障害のスタートです．

今まで学習してきたみなさんは，頑張りすぎた心臓が虚血に陥りそうなところまでイメージできたと思います（できない場合は第1回を読み返してみましょう）．

個別の病名が出てくる機会は少ないと思いますが，「血球多すぎもつらいよね！」の意識はもっておいてください．

まとめ

ここまでで，血小板と白血球の数と働きについて確認してきました．じゃあ，それらが正常であれば血液の問題はないのか．……残念ながら，そうとも言えません．

それが次回の「過敏症」と「自己免疫疾患」です．

といてみよう！ 国試問題

第94回午前11 ➡p.35

血小板の機能はどれか．

1. 抗体産生
2. 浸透圧調節
3. 酸素の運搬
4. 血液凝固

第95回午後22 ➡p.35

少量投与によって血小板の機能を抑制し血栓形成を防ぐのはどれか．

1. アスピリン
2. クエン酸ナトリウム
3. ヘパリン
4. ウロキナーゼ

第100回午前5 ➡p.36

伴性劣性遺伝病(sex-linked recessive disease)〈X連鎖劣性遺伝病〉はどれか．

1. 血友病(hemophilia)
2. ダウン症候群(Down's syndrome)
3. 先天性風疹症候群(congenital rubella syndrome)
4. フェニルケトン尿症(phenylketonuria)

第103回午後30 ➡p.38

白血球について正しいのはどれか．

1. 酸素を運搬する．
2. 貪食作用がある．
3. 骨髄で破壊される．
4. 血液1μL中に10万〜20万個含まれる．

第95回午後3 ➡p.38

貪食能を有するのはどれか．

1. 巨核球
2. 好中球
3. 形質細胞
4. T細胞

第105回午前82 ➡p.41

ヒト免疫不全ウイルス〈HIV〉の感染経路で正しいのはどれか．**2つ選べ**．

1. 感染者の嘔吐物との接触
2. 感染者の咳による曝露
3. 感染者の糞便との接触
4. 感染者からの輸血
5. 感染者との性行為

第98回午後24 ➡p.35

疾患と所見の組合せで正しいのはどれか．

1. 悪性貧血 ———————————— ビタミンB_6低値
2. ホジキン病 ———————————— ラングハンス巨細胞
3. 慢性骨髄性白血病 ——— フィラデルフィア染色体
4. 播種性血管内凝固症候群(DIC)
　　　—————————— プロトロンビン時間短縮

第103回午後15 ➡p.42

ウイルスが原因で発症するのはどれか．

1. 血友病
2. 鉄欠乏性貧血
3. 再生不良性貧血
4. 成人T細胞白血病〈ATL〉

国試問題の答え

第94回午前11	4	第95回午後3	2
第100回午前5	1	第105回午前82	4, 5
第95回午後22	1	第98回午後24	3
第103回午後30	2	第103回午後15	4

第4回　血液と免疫②（過敏症と自己免疫疾患）

今回は，前回に引き続き，血液と免疫のおはなしです．
前回は主に，「血小板と白血球の数と働き」の正常・異常について確認しました．
今回は，血液と免疫のなかでも，「過敏症と自己免疫疾患」のおはなしに入ります．

過敏症（アレルギー）第95回午後18

過敏症（アレルギー）は，「異物を体の外に出そう！」という免疫系の自然な働きによって出た症状です．細胞レベルでみれば一見正常なのに，ヒト個体レベルでは「困った！」になります．

過敏症は4つに分けることができます．花粉症が代表のⅠ型（即時型），ツベルクリン反応が代表のⅣ型（遅延型）．あとは血管内壁が特徴的なⅢ型と，マクロファージ（単球）が特徴的なⅡ型です．

❶花粉症

第101回午後33

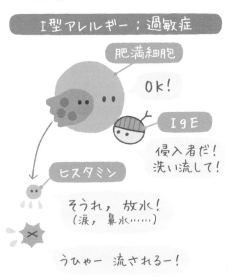

Ⅰ型アレルギー：過敏症
肥満細胞
OK!
IgE
侵入者だ！
洗い流して！
ヒスタミン
そうれ，放水！
（涙，鼻水……）
うひゃー　流されるー！

まずはⅠ型の，花粉症と食物アレルギーから始めましょう．花粉症のメカニズムが，Ⅰ型の過敏症の基本です．

異物に対して，ガードマンである抗体（IgE）が出て，抗体の応援要請を受けた肥満細胞から，放水車役のヒスタミンが出ます．ヒスタミンの働きで涙や鼻水が出ることによって，「異物よ，さようなら〜」というのが一連の流れです．

ただし，免疫が働きすぎると……日常生活に悪影響が出てきますね．対策としては，そもそもの異物の侵入を防ぐ（異物を避ける）ことが一番．避けられないのなら，抗ヒスタミン薬（ヒスタミンの邪魔）や，ステロイド薬（免疫全般の抑制）などの薬物療法で対処します．あるいは，「そもそも異物じゃないんだよ！」と教え込む減感作療法（アレルゲン特異的免疫療法）もありますね．

❷食物アレルギー

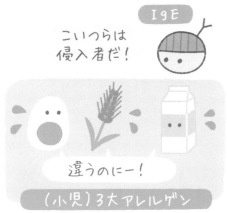

IgE

こいつらは
侵入者だ！

違うのにー！

（小児）3大アレルゲン

同じⅠ型で忘れてはいけないのが食物アレルギー．これまた食べ物を異物だと認識して抗体（IgE）が出てしまうことが問題です．

小児では，小学校入学前に80％は寛解するものの，卵・小麦・乳製品（3大アレルゲン）を異物対象にされてしまうと，とても困ります．ちなみに，ここでいう「寛解」とは，「食べ物を腸管から体内に取り込むときに，食べ物を異物と認識しないしくみ（経口免疫寛容）ができること」を指します．胃酸分泌や分泌型抗体（IgA）の発達によって，免疫寛容状態になるようです．

成人では，魚介類に反応する人が増えてきます．Ⅳ型過敏症が出る人もいますね．

また，食品衛生法上，表示義務があるのは，卵・小麦・乳製品の小児3大アレルゲンと，エビ，カニ，そば，ピーナッツです．そして，食物アレルギーの症状は，原則として30分以内に出ます．具体的には，目・皮膚のかゆみ・発赤が出るような部分性症状から，蕁麻疹，腹部疼痛だけでなく，「血圧低下・血管性浮腫」「喉頭浮腫・気管支痙攣」が生じる全身性症状もあります！

アナフィラキシーショック 📖 第103回午後62

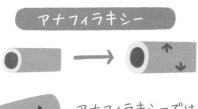

アナフィラキシー

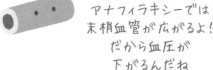

アナフィラキシーでは
末梢血管が広がるよ！
だから血圧が
下がるんだね

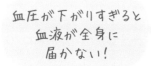

血圧が下がりすぎると
血液が全身に
届かない！

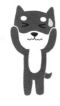

アドレナリン注射の
準備を忘れずに！

ここで，アナフィラキシーショックについて解説しましょう．アナフィラキシーショックとは，抗体産生によって，生体が保護されない状態になってしまうこと．

たとえば，IgEからの応援要請を受けて，肥満細胞（や好塩基球）は，異物を追い出して白血球たちが早く到着できるように，多くの化学物質を一気に放出します．その結果，早いと5分ほどで各種の症状が出てきます．蕁麻疹，消化器系症状，呼吸器系症状，循環器系症状……．とくに先ほど全身性症状としても紹介した「血圧低下・血管性浮腫（循環器系症状）」と「喉頭浮腫・気管支痙攣（呼吸器系症状→窒息原因）」は，生命に関わります．血管系（第2回）でおはなしした「血液分布異常性ショック」を復習しておきましょう．

あるいは，アレルギーの原因となる異物（アレルゲン）が体内に入っただけでは反応が出ず，運動が加わった瞬間に反応が出る「食物依存性運動誘発アナフィラキシー」もあります．昼休みや体育の時間は，要注意ですね．

アナフィラキシーも「アレルギー（過敏症）」である以上，基本は，異物の侵入を防ぐこと．何に反応してしまうのかをパッチテスト（プリックテスト）で確認して，除去食療法で対応します．ショック状態回避のために，アドレナリン自己注射の準備もお忘れなく！

❸気管支喘息

IgE

侵入者だ!!

死骸や糞が体に入ると
喘息のもとに……

気管支を広げるのが
β₂刺激薬だよ!

いやーん!
気管支狭い!
呼吸できない!

ふう……
一安心……

IgEに関連して，呼吸器系の気管支喘息を少し先取り．

気管支喘息というのは，気管が細く枝分かれした気管支の粘膜に，慢性的な炎症が起こったもの．

たとえば，「ダニに対するIgE」を原因とするのがアトピー型喘息です．体内にダニの死骸や糞が入ると15分くらいで反応がはじまり，落ち着いても数時間経つと，ちょっとしたことで反応を繰り返す過敏性経緯をとります．これは，IgEからの応援要請を受けて，遅れて到着したTリンパ球が，白血球たちをよぶために出した化学物質によって起こるものです．その化学物質に内皮細胞が障害されて……悪い循環，完成です．

こちらも，アレルゲンを避けましょう．カーペットもペットもおさらばです．長期戦になりますが，減感作療法（アレルゲン特異的免疫療法）が効けば，それに越したことはありません．また，薬物療法の指導も大事．日々のステロイドも，発作時の🐾β₂刺激薬も，自分や家族がちゃんと吸入使用できるようにしておきましょう．とくにβ₂刺激薬は「苦しいなら早めに！　だから持ち歩いてね！　でも使い過ぎはダメ！」なので注意ですよ．なお，β₂刺激薬そのものについては，呼吸（第13回）の「通り道」のところでおはなししますね．

❹薬物アレルギー，職業起因性過敏症

花粉

胞子

ゴム手袋

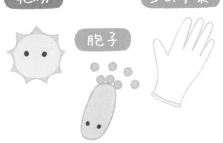

原因になるもの……
けっこう多い……

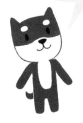

薬物アレルギーや職業起因性過敏症は，過敏症の全ての型で出る可能性があります．

職業起因性過敏症の傾向として，目・鼻・喘息症状はⅠ型メイン．たとえば，花粉・胞子を扱う生花業・きのこ栽培業や，塗装・皮革系の揮発性刺激，動物相手の獣医師などに出やすいですね．一方，皮膚症状はⅣ型メインです．ゴム手袋中のラテックスが結構危険．医療関係者全員が対象になり得ますからね．あとは，各種粉塵（木くず，そば粉，米粉末……）や，香料（理容師・美容師……）なども，アレルギーのもと（アレルゲン）に．

アレルギーの基本は予防ですから，原因を探し出して，早くそれから離れてください．抗アレルギー薬やステロイド薬などの薬物療法は，あくまで二次的な対処．原因を体の中に入れない（原因に触れない）ことが一番です．

次に，薬物アレルギーは，皮膚・粘膜にとどまらず，40℃超えの高熱やリンパ節腫脹，血圧低下や呼吸困難といった重篤な全身症状につながりかねません．「薬物アレルギー?!」と疑われたら，可能性のあるものを全

部即時停止です．さらに緊急時はアドレナリン注射．あとはステロイド薬や抗ヒスタミンなどの対症療法になります．忘れてはいけないことは，ゴム手袋や消毒薬の存在．これらもアレルギーの原因になり得ますからね！

❺蕁麻疹，接触性皮膚炎，アトピー性皮膚炎

皮膚症状とアレルギー……とくれば，蕁麻疹，接触性皮膚炎，アトピー性皮膚炎のおはなしもほしいところ．

蕁麻疹

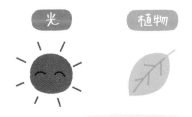

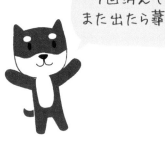

1回消えてから
また出たら蕁麻疹！

蕁麻疹は，かゆみを伴う紅斑(赤み)と膨疹(ふくらみ)が一過性に出るもの．原因は，薬・食べ物・植物・昆虫の刺し傷などの抗原によるⅠ型過敏症が多いのですが，そのほかにも「こすった！」「冷えた！」「光だ！」といった物理的刺激やストレスによるものなど，多種多様です．

原因が多様なので，症状も，蚊に刺されたレベル(皮疹ごく一部)から，全身の皮膚に大小紅斑・膨疹レベルまで，多様にありえます．でも，数十分から数時間で一度消えるはずです．消えて，その後に繰り返し出たら，それは蕁麻疹のサイン．

理由は，白血球たちが応援をよんだせいで，繰り返しが起きているのです．Ⅰ型過敏症と確定はできませんが……とりあえずはアナフィラキシーショックが怖いⅠ型と疑いましょう．毎度おなじみ原因回避が一番．抗ヒスタミン薬などの薬はその後のおはなしです．

接触性皮膚炎 📖 第96回午後27

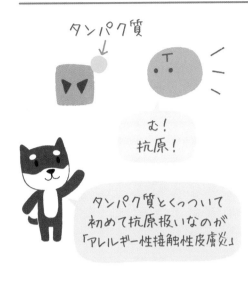

タンパク質

む！
抗原！

タンパク質とくっついて
初めて抗原扱いなのが
「アレルギー性接触性皮膚炎」

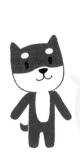

香水（香料）は
けっこう危険だよ……

接触性皮膚炎は、「かぶれ」のことですね．物質が付着した部位の炎症で、その防御反応が過剰なものです．「アレルギー性接触性皮膚炎」と「刺激性接触性皮膚炎」の2つに大別できます．

まず、アレルギー性接触性皮膚炎は、先ほどの薬物アレルギーや職業起因性過敏症とかなり重なります．違いは、「異物そのものではなく、表皮のタンパク質とくっついたものが抗原」ということ．言い換えると、「表皮が"接触"して、初めて抗原化したもの」がアレルギー性接触性皮膚炎です．この場合、初回の抗原抗体反応は1〜2週間かかるIV型ですが、2回目以降は、かゆみ・浮腫・水疱・紅斑などが、半日ほどで出てきます．早めに原因を特定して異物を避けましょう．パッチを貼りつけて48時間後に反応が出るかをみるパッチテストが行われますよ．金属は汗（水分）に反応して刺激になりますから、夏に強い炎症が起こります．

次に、刺激性接触性皮膚炎は、皮膚の防御機能が十分かどうかで、出現可能性が変わります．たとえ防御は満点でも、皮膚炎が出現しうる漆などの植物・化学薬品がある一方、防御が下がったときに初めて問題になる手湿疹（いわゆる主婦性湿疹）もあります．

なお、光も、皮膚炎の原因になりますよ．香料などでそれ自体が光で毒性を示すものや、光が当たって変化した香料などが毒性を示すものもあります．化粧品などに、「つけたら日光に当たらないでください」と書いてあったら、光接触性皮膚炎注意報です．

アトピー性皮膚炎 📖 第95回午前94

IgEが関係することが多いけど
僕だけが原因じゃ
ないんだよね……

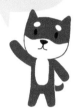

IgE

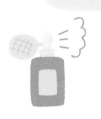

炎症のせいで
汗が出にくくなって
かゆみが増幅！
とにかく清潔に！

アトピー性皮膚炎は、皮膚炎です、が……．

「アトピー」の名の通り（「不思議な・とらえどころのない」という意味のギリシャ語に由来）、かなり複雑です．一応、「増悪・寛解を繰り返し、かゆみのある湿疹を主病変とする疾患で、患者の多くはアトピー素因をもつ」と定義されてはいます．

アトピー素因とは、「①気管支喘息・アレルギー性鼻炎・アレルギー性結膜炎・アレルギー性皮膚炎の、少なくとも1つをもつ家族歴または既往歴」または「②IgEを産生しやすい素因」のこと．1つの用語のなかに、遺伝的なものとアレルギー的なものが詰め込まれていますね．

アトピー性皮膚炎の定義に示されている「かゆみのある湿疹」自体は、左右対側性（左右ほぼ同じところに出る）や、皮膚の乾燥・防御機能の異常といった、アレルギー以外の側面も示します．炎症のせいで汗が止まってし

石けんはしっかりと流す！
弱酸性石けんなら
なおよし！

薬も「正しく」使ってね！
うまくコントロールしていこう！

まい，皮膚が乾燥してさらにかゆくなってしまうのです．年代によって症状の出やすいところが変わり（乳児は顔，幼児は首・肘・膝の内側，成人は上半身），合併症が多いため，ここでは最低限の対処方法をおはなししておきますね．

　大前提はスキンケアです．皮膚に不要な刺激を与えず，正常な細胞の働きを応援する36〜40℃のお湯で，清潔にしてください．皮膚のpHを考えると，石けんの多用はダメですよ．どうしても使いたいなら，「しっかり洗い落とし，弱酸性石けんを使う」ことです．さらに薬も追加．保湿剤やステロイド薬の外用，かゆみ止めの内服などになると思います．アトピー性皮膚炎で大事なのは，本人および家族の理解です．「キュア（治す）ではなくコントロール（つきあっていく）」だと，わかってもらってくださいね．

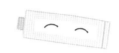

自己免疫疾患

　ここまでが主に「正常免疫の働きすぎ」のおはなし．ここからは「自分を異物認定しちゃった！」という自己免疫疾患のおはなしです．かなりの部分が膠原病ともよばれます．「膠原」は，タンパク質のコラーゲンのこと．結合組織が変になってしまうので（フィブリノイド変性），「膠原病」です．まとめると，免疫のシステムに注目するか，組織変化に注目するかの違いが，「自己免疫疾患」と「膠原病」の違いです．

　自己免疫疾患の多くは，「自己抗体」が悪さをします．ここでは，「自己抗体が関係するもの」をおはなしした後で，「自己抗体が関係しないもの」をおはなししますね．

❶自己抗体が関係する自己免疫疾患

　自己抗体が悪さをする自己免疫疾患は，さらに，「全身がおかしくなるもの」と「部分がおかしくなるもの」に分かれます．

全身がおかしくなるもの 📖第104回午後54

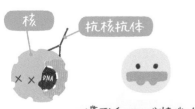

核　　抗核抗体

蝶形紅斑が特徴！

　全身がおかしくなるものの例は，全身性エリテマトーデス（SLE）です．Sが全身，LEが「発疹が紅斑」という意味を表しています．

　原因は，自分の核に反応してしまう抗核抗体．なぜ自分の核を異物認定してしまうのかについては，まだわかっていないことが多いのですが，遺伝的・環境的・免疫異常などの，多因子の重なりが多いようです．できてしまった抗核抗体のせいで，免疫複合体（Ⅲ型）ができ，組織が障害されていきます．

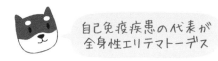

自己免疫疾患の代表が
全身性エリテマトーデス

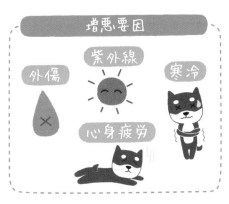

増悪要因

外傷　紫外線　寒冷

心身疲労

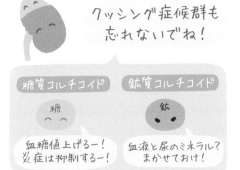

クッシング症候群も
忘れないでね！

糖質コルチコイド
糖
血糖値上げるー！
炎症は抑制するー！

鉱質コルチコイド
鉱
血液と尿のミネラル？
まかせておけ！

ただ,「この症状が必ず出る！」といったものはありません. 出やすい(典型的)とされているものは, 顔に蝶が羽を広げたように出る赤い斑(蝶形紅斑)ですね. 細い血管が輪っか(ループ)をつくり, そこに血液が流れ込んで赤く浮き上がったものです.

また, レイノー現象が出ることもありますね. これは, 寒冷刺激によって, 手の指が一過性に白(虚血)→紫(チアノーゼ)→赤(血流回復)と, 色を変えるもの. 自己免疫疾患のせいや閉塞性疾患で出る「二次性」もありますが, 低温業務や振動による「原発性」もありますよ. レイノー現象に対しては, 保温が大事. だから手洗い, 洗顔時も温水を使いたいところです. 喫煙は毛細血管を収縮させますから, 直接的にも間接的にもダメですよ！もし原因疾患があるならそちらもちゃんと治療です.

全身性エリテマトーデス(SLE)の治療は, 主にステロイドなどの抗炎症薬と免疫抑制薬. ひどい急性期には, 抗体を取り除くために, 血漿交換療法や免疫吸着療法をすることもあります. どうしても長期コントロールが必要になるので, 増悪因子をうまく避けていきましょう. 外傷, 寒冷, 心身疲労, 紫外線などが増悪因子になります. 妊娠自体は可能ですが, 増悪可能性があるのでお医者さんと相談ですね. もちろん, 各種合併症にも注意. ステロイドを使う以上, クッシング症候群の存在を忘れてはいけませんね. クッシング症候群は副腎皮質ホルモンの過剰症です. ここについては, 内分泌系①(第8回)でおはなししますよ.

部分がおかしくなるもの

引き続き,「部分がおかしくなるもの」のおはなしに入ります. これは, どこがおかしくなるかが, 病名に出ているものが多いですね.

部分がおかしくなるもの1：関節リウマチ 📖 第103回午後34

破骨細胞は元気！

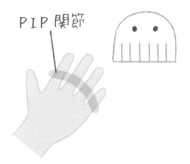

PIP関節

関節リウマチ(RA)は, 中年以降の女性に多く, 関節炎によって関節変形や関節破壊につながる病気です. 主に悪さをするのはリウマトイド因子(RF). できる抗体は, IgMのことも, IgGのこともあり, さらに20～50％には抗核抗体も出ています. これらのせいで, 破骨細胞が活性上昇. 骨破壊がどんどん進み, 滑膜が炎症を起こすと, ついには炎症物質(プロスタグランジン)が軟骨まで壊し始めます.

はじまりは朝の手のこわばり. 主に, 手の指の中央部にある関節(近位指節間[PIP]関節)の動きが鈍くなります. あとは, 皮膚に出る直径1cmほどの腫れ(リウマトイド結節)が特徴です.

重症なら手術が必要ですが, メインの治療法は, 白血球たちの出す化学

RA：rheumatoid arthritis, 関節リウマチ
RF：rheumatoid factor, リウマトイド因子
PIP：proximal interphalangeal, 近位指節間

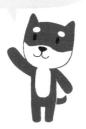

スタート（で主症状）は滑膜炎！ひどくなるとプロスタグランジンのせいで軟骨が壊れちゃう！

物質を邪魔する抗リウマチ薬療法です．うまく薬でコントロールできないと，水に溶けない繊維状のタンパク質（アミロイド）が全身臓器にたまる，アミロイドーシスになってしまう可能性があります．これは甲状腺機能低下や腎障害を引き起こす，厄介な状態ですよ．また，関節周辺に及んだ組織変化で，可動域の狭まる拘縮が起こることもあります．薬でコントロールをして，痛みの出ない状態になったなら，なるべく早く，動かせる範囲で動かすようにしてくださいね．なお，リウマトイド因子がない関節炎もあるので，お忘れなく．

部分がおかしくなるもの2：強皮症

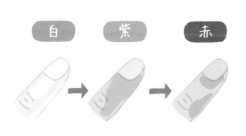

レイノー現象だ！強皮症をはじめ，皮膚に悪さされちゃったんだね！

　強皮症は，顔を含む末梢の皮膚が硬くなってしまう病気．「皮膚」という部分が特徴ですが，全身に出ることもあるので「全身性強皮症（SSc）」とよばれることもあります．

　悪さをするのは抗核抗体です．皮膚が硬くなる前にむくみ（浮腫）が出て，板のように硬くなり，その後，一見よくなったようにみえる組織萎縮へと変化します．皮膚で悪さといえば，レイノー現象もお忘れなく．

　ほかにも，約半数には肺（肺線維症，間質性肺炎）や消化器系（とくに舌の下中央部の舌小帯の萎縮）の症状が出ます．一見よくなったようにみえた萎縮のせいで，実は組織が本来の機能を失ってしまっていますね．心臓や腎臓に症状が出たら，生命が危険な状態です．薬は症状に対するものであって，根本的な解決にはなりません．寒冷刺激を避けて，皮膚を清潔に保ちましょう．

部分がおかしくなるもの3：多発性筋炎と皮膚筋炎

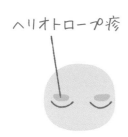

ヘリオトロープ疹

　筋肉に出るものが，多発性筋炎と皮膚筋炎．約50〜80％に抗核抗体ができ，そのほかの自己抗体ができることもあります．

　どちらも骨格筋が障害されて，筋肉痛が出現．立ち上がる・飲み込むといった日常生活動作が苦痛・困難になってきます．約半数は間質性肺炎を併発しますよ．

　皮膚筋炎で特徴的な皮膚症状が，ゴットロン丘疹とヘリオトロープ疹です．ゴットロン丘疹は，ごく小さいピンク〜暗紫色の紅斑隆起が，手・肘・膝の伸ばす側の皮膚に出るもの．ヘリオトロープ疹は，両まぶたの上に出る暗紫色の皮疹のこと．ヘリオトロープというのは，香水にも使われる暗紫色の花．日本人では，もっと明るい色（ピンク〜暗紫色）で出ることもありますよ．

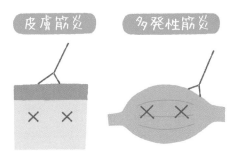

皮膚筋炎　多発性筋炎

どちらの筋炎でも，薬はステロイドなどの免疫抑制薬を使うことになります．ニューモシスチス肺炎(カリニ肺炎)をはじめとする日和見感染や，クッシング症候群を用心しておいてくださいね．

部分がおかしくなるもの4：シェーグレン症候群 📖第107回午後30

目がごろつく……
口が乾く……

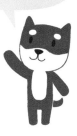

いろいろ乾くのが
シェーグレン症候群だね

粘膜に特徴的なものもあります．粘膜の，とくに分泌腺がやられてしまうのがシェーグレン症候群です．これは，涙腺・唾液腺に代表される外分泌腺の慢性炎症に基づく，乾燥症候群です．女性に多く，50代が発症ピーク．3主徴は「目がゴロゴロする眼球乾燥症(ドライアイ)」，「声かすれ，口渇，痛みの出る口腔乾燥症」，「関節リウマチ(様症状)」です．約80％に出る抗核抗体をはじめ，とにかくいろいろな自己抗体ができるため，高ガンマグロブリン血症になることが特徴．腺症状に対しては，点眼薬や人工唾液などの対症療法が主になります．

ただ，これらは生活の質(QOL)に深く関わってきます．重篤化すると視力障害・経口摂取障害のもとですから，生活指導をおろそかにしないでくださいね．

*

以上，たくさんある「自己免疫抗体が悪さをする病気」の代表例についてのおはなしでした．これらが混ざったような，混合型もあります．でも，まずはそれぞれの病気の基本スタイルを理解してくださいね．

❷自己抗体以外の自己免疫疾患

自己抗体は関係しないけど，自分の体を攻撃してしまう自己免疫疾患もあります．

ベーチェット病 📝 第101回午前55

アフタや外陰部潰瘍

……あとは皮膚と眼に出るベーチェット病

僕らが変になる特殊型もあるよー

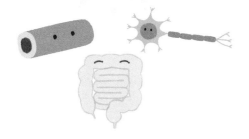

代表格はベーチェット病．原因不明の炎症性疾患で，①再発を繰り返す口腔内アフタ，②皮膚症状，③アフタに似た外陰部潰瘍，④眼症状，以上を主症状とする病気です．

②の皮膚症状としては，硬くて痛みのある結節性紅斑と，毛のもとにある袋（毛嚢）の炎症皮疹が出ます．④の眼症状は，虹彩毛様体炎とブドウ膜炎で，どちらも視力低下を引き起こす重大症状です．

あとは，特別なところが悪くなる特殊型として，腸管ベーチェット病，血管ベーチェット病，神経ベーチェット病もあります．腸管ベーチェット病は，腹痛・下痢・下血だけでなく，穴の開いてしまう状態（穿孔）を起こしうるほど危険です．血管ベーチェット病は，静脈に多く起こり，閉塞を起こすことが問題で，肺塞栓症が怖いですね．神経ベーチェット病は，頭痛・発熱からはじまり，麻痺や運動障害を起こします．認知症や人格変化までも生じうる，とくに難治性の病気です．

いずれも，基本的に慢性経過をたどります．できるだけ増悪因子（ストレス，虫歯などの感染）を避け，規則正しい生活を送ることが大事です．眼の症状に対しては，免疫抑制薬の内服とステロイドなどの外用になるはずですよ．

血管炎症候群

いやーん！変になっちゃったー！

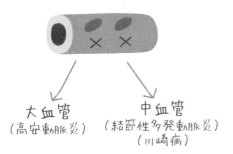

大血管
（高安動脈炎）

中血管
（結節性多発動脈炎）
（川崎病）

血管に特徴的なものが，血管炎症候群．あまりに多種多様ですが，共通するのは血管壁の炎症と損傷．

太い血管で起きる代表が，大動脈炎（高安動脈炎）．各所で狭窄・閉塞・拡張が起こり，至るところで虚血が！　そして，頭部乏血症状ともよばれる頭痛・めまい・失神が起こることもあります．

中ぐらいの血管で起こる代表は，結節性多発動脈炎と川崎病です．結節性多発動脈炎は，フィブリノイド壊死性血管炎ともよばれます．血管炎が起きたところの虚血から梗塞を起こし，壊死が起きます．一方の川崎病は，発見者の名前がついた，4歳以下の子どもで発症が多い病気です．原因不明の40℃近い高熱が5日ほど続き，リンパ節が腫れます．唇や舌が赤くなり，白目も充血して赤く，手足も赤く腫れてきます．

右冠動脈　左冠動脈

左回旋枝

左前下行枝

心臓の動脈には
吻合がないから……

瘤(冠動脈瘤)が
できちゃったら
大変だ！

血管炎症候群では，ステロイドや免疫抑制薬などの薬物療法が主な対処法になります．ストレスと寒冷，血管への負担をできるだけ避けることが必要です．生活習慣の改善で，血管負担を軽くすることができますよ！川崎病では，血漿交換と免疫グロブリン療法が行われます．血栓防止と抗炎症作用のアスピリンや，ステロイドなども使われますね．

怖いのは，🐾冠動脈瘤ができてしまうこと．一刻も早く血管の炎症を抑える必要性があることは，血管系(第2回)で学習しましたね．

＊

以上，自己抗体はなくとも自分の体を攻撃してしまう自己免疫疾患のおはなしでした．

自己免疫疾患の多くが難病指定されている理由もわかったと思います．各種の重い症状，原因不明ゆえに根本的対策がない……しかも慢性疾患．だからこそ，本人や家族に対する長期介入の必要性がわかりますね．

まとめ

ここまでで，体温に関わる1ブロック目(血液と免疫)．感染に対する免疫の働きをおはなししてきました．血球データの必要性，もうわかるはずです．

次回からは，体温に関わる2ブロック目．消化器系のおはなしに入ります．とくに，栄養を吸収するまでの上部消化器系のおはなしですね．消化と関係の深い，肝臓・胆嚢・膵臓についても説明していきますよ．

といてみよう！ 国試問題

第95回午後18 ➡p.47

ツベルクリン反応の機序はどれか.
1. Ⅰ型アレルギー
2. Ⅱ型アレルギー
3. Ⅲ型アレルギー
4. Ⅳ型アレルギー

第101回午後33 ➡p.47

花粉症(pollinosis)について正しいのはどれか.
1. ブタクサによる症状は春に多い.
2. Ⅱ型アレルギー性疾患である.
3. ヒスタミンが放出される.
4. 好塩基球が増加する.

第103回午後62 ➡p.48

食物アレルギーのある8歳の児童がアナフィラキシーショックを発症した場合の対応として適切なのはどれか.
1. 水分の補給
2. 抗ヒスタミン薬の内服
3. 副腎皮質ステロイドの吸入
4. アドレナリンの筋肉内注射

第96回午後27 ➡p.51

アレルギー性接触皮膚炎で正しいのはどれか.
1. 水疱はできない.
2. 金属によるものは冬に症状が強い.
3. スクラッチテストで原因を検索する.
4. 原因物質に接触した部位に限局して起こる.

第95回午前94 ➡p.51

アトピー性皮膚炎で正しいのはどれか.
1. IgE抗体が関与する.
2. 抗核抗体が陽性になる.
3. 四肢の伸側に好発する.
4. 患部の発汗が増加する.

第104回午後54 ➡p.52

Raynaud〈レイノー〉現象のある患者への指導で正しいのはどれか.
1. 頻繁に含嗽をする.
2. 日傘で紫外線を防止する.
3. 洗顔のときは温水を使用する.
4. 筋力を維持するトレーニングを行う.

第103回午後34 ➡p.53

関節リウマチで起こる主な炎症はどれか.
1. 滑膜炎
2. 骨髄炎
3. 骨軟骨炎
4. 関節周囲炎

第107回午後30 ➡p.55

Sjögren〈シェーグレン〉症候群について正しいのはどれか.
1. 網膜炎を合併する.
2. 男女比は1対1である.
3. 主症状は乾燥症状である.
4. 抗核抗体の陽性率は30％程度である.

第101回午前55 ➡p.56

Behçet〈ベーチェット〉病(Behçet's disease)に特徴的なのはどれか.
1. 真珠腫(cholesteatoma)
2. 粘液水腫(myxedema)
3. 紫紅色紅斑
4. 外陰部潰瘍(vulvar ulcer)

国試問題の答え

第95回午後18	4	第104回午後54	3
第101回午後33	3	第103回午後34	1
第103回午後62	4	第107回午後30	3
第96回午後27	4	第101回午前55	4
第95回午前94	1		

前回まで，体温に関係する1ブロック目，血液と免疫のおはなしをしました．
今回からは，体温に関係する2ブロック目，上部消化器系のおはなしです．
大まかな流れは，「口」，「のど・食道」，「胃・十二指腸」，「小腸」ですね．
「小腸」の後に，消化に欠かすことのできない「肝臓・胆嚢・膵臓」のおはなしもしましょう．
今回は，まずは上部消化器系の1回目，「口とのど」をみていきますよ．

消化器系と体温の関係

糖質は
ATPのもと！

脂質やタンパク質からは
ATPをつくらないほうが
いいんだよ！

まずはおさらいです．消化器系が体温に関係する理由は大丈夫ですか？アデノシン三リン酸（ATP）がつくられるもとになる，グルコース（糖質）を吸収するためです．

なぜタンパク質や脂質からATPをつくらないほうがいいのか．それを思い出せない人は，タンパク質からつくりたいものの多さと，脂質が代謝されたときに出るアセチルCoAの行き先を確認してみましょう．酵素やポルフィリンの存在，アシドーシスの危険に気づけたら，オーケーですよ．

では，上部消化器系を，上のほうから確認していきます．

口腔内の異常

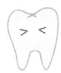

ちゃんと噛めないと
細かくできないよ！

まずはここからだね！

口は消化器系の入り口．しかもただの入り口ではなく，食べ物を噛んで物理的に細かくし，そして消化酵素で化学的にも細かくするところです．食べ物の味を感じるところでもありますね．

ここがおかしくなると，食べ物を「分解」できません．口で十分に食べ物を小さくしておかないと，その先で働きたい酵素がうまく作用できないのです．だから，口の働きはかなり大役です．

❶口腔障害・顎関節症

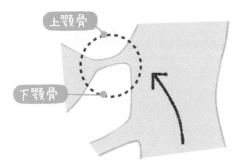

上顎骨

下顎骨

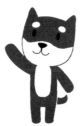

ここが顎関節！
噛み合わせに
影響が出るよ！

まずは，「噛む」ための大前提がおかしくなってしまった，口腔障害と顎関節症についておはなししますね．

口腔まわりは先天異常の多いところです．口唇口蓋裂は，とくにお目にかかりやすい先天異常の1つ．これを放置すると，栄養面に影響する「哺乳」にも，話すための「構音」にも悪影響が出ます．だから高校卒業くらいまでは，骨の成長にあわせて数年ごとに手術をすることになります．もちろん，スポーツや事故などの外傷も，口腔異常の原因になりえます．

「噛む」ためには顎関節が必要です．先天的な顎の変形があると，噛み合わせ（咬合）に関係します．あるいは顎関節の変形はなくとも，脱臼や「噛んだら痛い！」でも困ってしまいます．顎関節の脱臼は，いわゆる「あごが外れた！」状態ですね．

顎の脱臼とは，咬筋などが発作的に筋収縮してしまう「スパズム」が，こともあろうに口を思いきり開けたときに起こってしまうものです．口を閉じられなくなるので，話せない・飲み込めない……．初めて起こるときには痛みも出ますから，パニックになってしまうかもしれません．予防のためには，口を大きく開けすぎないことですよ．

また，顎関節症には「音が出る」「噛むと痛い」「うまく開けられない」などの症状が出ます．いろいろなことが原因になりえますが……各種の「くせ（歯ぎしり・頬づえなど）」や精神状態から起こることもありますよ！

そして，口の中は，炎症が起きやすいところ．刺激の多さに対抗するため，扁平上皮を幾重にも重ねた上皮細胞を準備していても，それでもなお，トラブルは起きてしまうものです．当然，口の中が痛くて不快だと，食べ物をうまく食べられませんね．次に，粘膜の炎症と，歯のまわりの炎症（歯周病）・虫歯についておはなししましょう．

❷粘膜炎症，虫歯と歯周病

📖第97回午前107

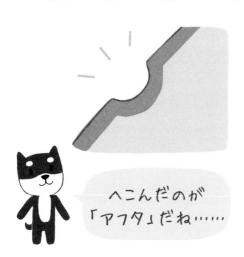

へこんだのが
「アフタ」だね……

粘膜の炎症で，身近かつ影響が大きいものが「アフタ」ですね．円形（または楕円形）の，痛みのある，浅い潰瘍がアフタです．1〜3か月周期で治癒と再発を繰り返す「再発性アフタ」は，若年女性に多いのですが……原因はよくわかっていません．再発性アフタが4大症状に含まれるものが，血液と免疫②（第4回）の自己免疫疾患でおはなししたベーチェット病でしたね．ベーチェット病は，小腸のところでも「腸管ベーチェット病」として出てきますよ．

歯周病とは，歯肉炎と歯周炎の代表格「歯槽膿漏」をまとめたもの．歯槽膿漏自体が歯肉炎を引き起こすので，歯槽膿漏を学ぶと全体をカバーできます．そして歯槽膿漏と虫歯（う蝕）の原因は，どちらも微生物のつくる酸です．ここでは，身近(？)な虫歯のおはなしから始めますよ．

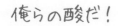
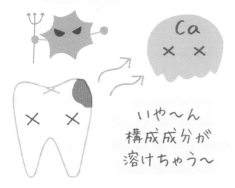

俺らの酸だ！

Ca

いや～ん
構成成分が
溶けちゃう～

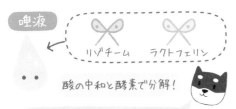

唾液

リゾチーム　ラクトフェリン

酸の中和と酵素で分解！

だから唾液の出にくい病気や
加齢などで虫歯になりやすいんだ！

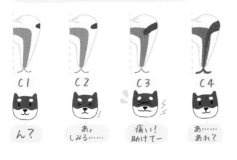

C1	C2	C3	C4
ん？	あ、しみる……	痛い！助けて―	あ……あれ？

虫歯は，微生物のつくった酸が，歯（歯質）を脱灰する（カルシウムを溶かしだす）ことで生じます．微生物は，ミュータンス菌（いわゆる「虫歯菌」）などのこと．人がお母さんのお腹の中にいた頃にはまだいない菌で，主に乳幼児期に，スプーンなどを経由して親から口腔内に感染する菌です．食べ物のかすを栄養にして，酸を出し，微生物が増えた固まりが歯垢（プラーク）．

一方，その歯垢から出てくる酸を中和し，リゾチームやラクトフェリンなどの酵素で菌を分解しようとするのが，唾液です．だから，唾液が出ないと虫歯になりやすくなってしまいます．

唾液が出ない例として自己免疫疾患のシェーグレン症候群は代表的ですが，ほかにも加齢や薬，放射線治療などの各種原因で唾液が減ってしまった状態が「ドライマウス」．口腔内乾燥だけでなく，痛みや味覚異常も引き起こしますよ．その結果，虫歯や歯肉炎が起きやすくなり，どんどん口の役目（物理的化学的分解）を果たしにくい状態になっていきます．これは，咀しゃく減少，口呼吸，糖尿病，喫煙でも起きやすくなります．日々の生活習慣の改善が必要ですね！

虫歯の変化の始まりは，歯の変色や欠け．定期健診を受けていないと，もう少し進んだ「痛み」で虫歯に気づくことになります．痛みを放置すると，歯髄まで炎症を起こした歯髄炎に．それでもさらに激しい痛みを放置すると……根尖性歯周炎として，歯の根から顎の骨・血管へと炎症が進みます．歯の根の治療（処置）は，痛いだけでなく時間もお金もかかります．いくら義歯（入れ歯や人工歯根［インプラント］）があるとはいえ，自分の歯に勝るものはありませんよ．

歯周病

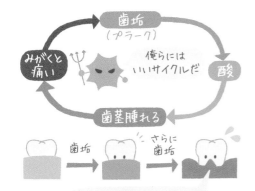

歯垢
（プラーク）

みがくと痛い

俺らには
いいサイクルだ

酸

歯茎腫れる

歯垢　→　さらに歯垢

歯肉も骨もなくなって
ぐらぐらに！

歯槽膿漏に代表される歯周病は，慢性炎症からポケットができることが問題です．

始まりは，虫歯同様に歯垢（プラーク）．微生物の出す酸によって，歯肉（歯茎）が炎症を起こします（歯肉炎）．刺激を嫌った歯肉は歯から離れ，食べ物などがはまり込む仮性ポケットができます．ここに食べ物のかすがはまると，さらに微生物が増えて，酸が出て……やがて歯肉や顎の骨といった組織が破壊されてしまい，歯のまわりに真性ポケットが完成してしまいます．そうなるともう，支えを失って歯はぐらぐらです．これではちゃんと噛むことなんてできません．歯が抜けずに済んでいるうちに，手術でポケットを切り取って，微生物の繁殖の場をなくすことになります．でも，そんなことになる前に歯みがきで食べ物のかすを取り除きましょう！

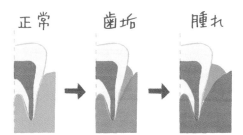

正常　　歯垢　　腫れ

虫歯・歯周病と全身状態の関係性

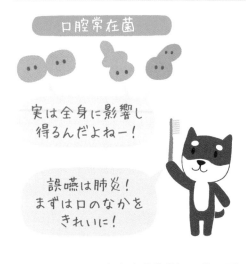

口腔常在菌

実は全身に影響し
得るんだよねー！

誤嚥は肺炎！
まずは口のなかを
きれいに！

　虫歯や歯周病は，口のなかだけの問題ではありません．全身状態と深く関係しています．糖尿病などで口腔乾燥が起こりやすくなるから虫歯や歯周病になりやすい，ということは先ほどおはなししましたね．誤嚥性肺炎の原因は，うっかり気管（空気ルート）に入ってしまった口腔常在菌です．そのため，口のなかをきれいにしておけば，誤嚥性肺炎の発症リスクを下げることができます．そこについては呼吸器系全般②（第14回）でまたおはなししましょう．

　実は，動脈硬化や妊婦の早産（同時に低出生体重児も）にも関係があります．虫歯や歯周病は，慢性炎症の側面もあるからです．炎症ということは，白血球たちが仲間をよぶための信号（サイトカイン）をたくさん出しています．これらの信号が，血管内皮細胞の状態変化をさせるおはなしは，血液と免疫①②（第3，第4回）でしましたね．子宮の早期収縮にも，これらの信号は関係しているのですよ．

　たかが口の中，されど口の中．常にきれいにしておく必要があります．だからこそ，「80歳でも20本以上の自分の歯を保とう」と8020運動が推進されているのです．

義歯と口腔ケア

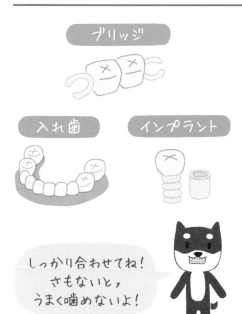

ブリッジ

入れ歯　　インプラント

しっかり合わせてね！
さもないと，
うまく噛めないよ！

　自分の歯がなくなったときに，代わりをしてくれるのが入れ歯（義歯）．以前は，全部外せる全部床義歯と部分床義歯（いわゆる「入れ歯」），それと，歯に固定するので外せないブリッジしかありませんでした．しかし近年は，歯の根を人工的につくって顎の骨に埋め込む人工歯根（インプラント）もあります．義歯があっていないと，「噛む」に直結しますから，しっかりと調整する必要がありますね．

　義歯は，口腔ケアにもかなり影響を与えます．多少下手でも，自分でうがい・歯みがき・手入れをできているうちはまだいいのです．しかし，意識レベルが低下してしまったときなどは，ほかの人が代わりにそれをする必要があります．とくに手術後，放射線治療後，経管栄養や気管切開をしている人の口腔衛生には，気をつける必要があります．今までの説明を読み直せば，口腔ケアの必要性と重要性はわかりますね．普段，何げなく唾液と歯みがきできれいにしているからこそ，「何もしないと菌だらけになる！」という意識を忘れずに！

❸唾液腺，舌

第103回午前31

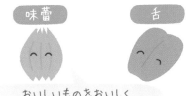

おいしいものをおいしく
感じるためには亜鉛も忘れずにね！

　口のなかで食べ物と唾液をかき混ぜる舌．「おいしさ（味覚）」情報を感じとるところでもありますね．味覚を担当する味蕾は，舌表面の粘膜にいます．生まれ変わりが早く，ミネラルの亜鉛（Zn）が必要になるため，亜鉛不足では味覚異常の危険が！　インスタント食品の連続では，おいしいものもおいしく感じられなくなりますよ．

唾液腺

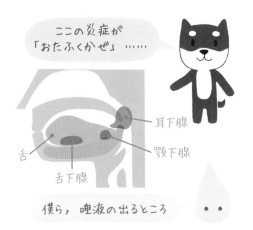

ここの炎症が
「おたふくかぜ」……

耳下腺
舌
顎下腺
舌下腺

僕ら，唾液の出るところ

　唾液をつくり，分泌する唾液腺は，舌の下（舌下腺）と，顎の下（顎下腺），耳の下（耳下腺）にありますね．そして耳下腺は，途中で顔面神経（第7脳神経）と合流しています．顔面神経の担当は表情筋を動かすことですね．

　ここに炎症が起こったものが「流行性耳下腺炎（おたふくかぜ）」．また，唾液腺は，個別の炎症のほかに，腫瘍ができることもあります．それがたとえ良性であっても時間経過で悪性化することがありますので，外科的に切り取ることが多いですね．

　あとは，全身疾患の一症状として，唾液分泌障害が起こることがあります．口や眼の分泌腺障害が起こるシェーグレン症候群を思い出してくださいね．

舌 第103回午後29

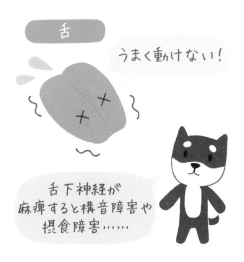

うまく動けない！

舌下神経が
麻痺すると構音障害や
摂食障害……

　舌や口腔底（舌の下）まわりにできる腫瘍が，舌がんや口腔底がん．これは原因も発生機序もわかっていません．痛みや出血があることが多く，粘膜の下に広がっていくタイプでは，摂食障害や構音障害が出ることもあります．これは舌下神経（第12脳神経）が麻痺して，舌をうまく動かせなくなったせいですね．

　治療としては，放射線療法や外科的に切り取ることになります．手術のときには気管切開をして，しばらくは経鼻栄養となることがあります．気管切開をすると痰がたくさん出ますので吸痰が必要．ネブライザーなどで痰をやわらかくすることも重要ですね．さらに，口腔ケアの重要性もお忘れなく．怖い合併症は創部感染．頸部の発赤，発熱，疼痛の有無は要チェックです．

咽頭の異常

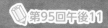 第95回午後11

続いて，食べ物を胃に送るための咽頭のおはなし．咽頭は，ただの通過地点ではありません．「筋肉の協同作業によって，食べ物を（食道を経て）胃へと運ぶ」ところです．だから，筋肉や神経がうまく働かなくなると，「飲み込む」ことができなくなります．さらに，飲み込んだ後

も，食道の蠕動運動によって食べ物は胃へと運ばれます．これまた筋肉や神経がおかしくなると大変そうですね．

食べ物の移動順に従い，今回は咽頭のおはなし．食道については，第6回でおはなししますからね．

①扁桃

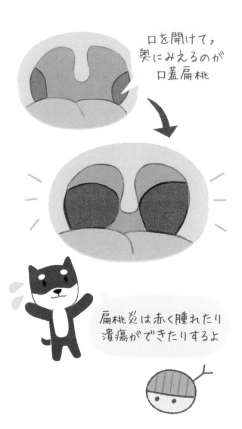

口を開けて，奥にみえるのが口蓋扁桃

扁桃炎は赤く腫れたり潰瘍ができたりするよ

慢性だと自己免疫疾患と関係してくることも……

口を開けると，「のど」の奥にみえるのが咽頭で，そのまわりを囲むのが扁桃です．扁桃には，口蓋扁桃，（舌根にある）舌扁桃，（咽頭部にある）咽頭扁桃があります．口を開けたときに口蓋垂の両端にみえるのは，口蓋扁桃だけですね．

扁桃の役目は，異物の免疫反応をいち早くスタートさせること．ここは，リンパ球の集合場所となる，リンパ節がたくさんあります．だから，炎症が起きやすいところでもありますね．

急性扁桃炎は，細菌などの感染によって扁桃が赤く腫れるもの（発赤・腫脹）．ときに，白苔や膿栓，潰瘍ができ，潰瘍ができると激しく痛みます．ひどくても数日でよくなりますので，安静を保ち，十分に水分をとり，うがい（含嗽）で口腔衛生を保ってください．重症化したときには消炎鎮痛薬として抗菌薬の出番．主原因が，細菌だからですね．

慢性扁桃炎も，急性増悪時は急性扁桃炎とほぼ同じです．ただ，慢性期に異常感（咽頭周辺の刺激感）が出るときもあれば，患者さんの自覚的には無症状のこともあります．急性増悪時の対応は，急性扁桃炎と同じ．慢性期にはうがい（含嗽）ですね．

どうしても根治させたいなら手術ですが，対象になるものは限られます．たとえば，「急性増悪を頻繁に繰り返す」，「肥大によって気道狭窄を起こした」，「病巣感染症により扁桃外に症状が現れた」なら手術対象です．病巣感染症というのは，扁桃炎などの慢性感染症が免疫系をおかしく（攪乱）して，IgA腎症のような自己免疫疾患を起こすもの．IgA腎症については，下部消化器系①（第10回）でおはなししますね．

❷がん

咽頭のがんは，場所によって上・中・下に分かれています．症状や発生原因の関係から，ここでは「上咽頭がん」と「中・下咽頭がん」に分けますよ．

上咽頭がん

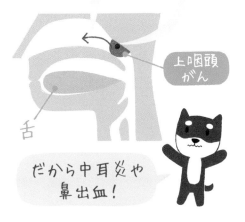

いやーん！
耳からの管ふさがった！

うわっ！
腫瘍から出血で鼻血！

上咽頭がん

舌

だから中耳炎や
鼻出血！

上咽頭がんで多いのは悪性リンパ腫と扁平上皮腫．腫瘍が大きくなると，上気道と耳管の狭窄が起こるとともに，早くから頸部リンパ節転移が起こることが特徴です．

上気道狭窄によって鼻閉や鼻漏が起き，口呼吸やいびきが出ます．また，この腫瘍が出血しやすいものであるため，鼻出血や咽頭出血もみられますね．鼻出血はじめ鼻症状については，呼吸器系全般①（第13回）でおはなししますよ．一方，耳管狭窄（や閉塞）は，滲出性の中耳炎を起こし，耳閉感や伝音性難聴のもとになります．こちらも末梢神経系のところでおはなしします．

上咽頭がんの治療は，外科的に切り取るのが困難な場所にあることと，放射線治療がよく効くため，主に放射線療法が実施されます．そこに化学療法も追加されますね．放射線治療では，放射野（放射線を当てるところ）がかなり広いため，各種の細胞障害が広範囲に出ます．とくに，口腔内粘膜はすべてダメージを受けてしまうので，痛みによる食事摂取障害，味覚障害，唾液分泌障害などが出てきます．食事摂取障害は誤嚥性肺炎にもつながるものですから，これまた注意ですね．

粘膜ダメージは一定程度までは不可避です．だから，それ以上のダメージを受けないよう，そしてできるだけ早く回復できるようにしましょう．照射エリアの皮膚の保護，鎮痛薬の適切使用，食べ物を小さく切るなどの食事の工夫と栄養管理，含嗽などで口腔衛生……ですね．

中・下咽頭がん

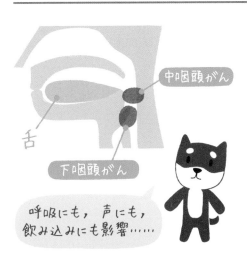

中咽頭がん

舌

下咽頭がん

呼吸にも，声にも，
飲み込みにも影響……

中・下咽頭がんは，扁平上皮がんが大部分を占めます．アルコールやタバコの影響を受けやすく，男性に多いですね．咽頭の違和感，つかえ感から始まり，開口障害，嚥下障害，嗄声（かすれ声），呼吸困難へとつながります．頸部リンパ節へも転移しやすいですね．

主に，放射線療法と化学療法の併用になります．外科的に切り取ることもありますが，場所の関係上，「声」が出なくなるかもしれません．放射線療法の後は粘膜炎がひどく，経口摂取は不可能になると思ってください．栄養管理に，要注意ですね．

発声・構音・嚥下に対してはリハビリテーションです．なお，予後が頭頸部の腫瘍のなかでは最悪で，下咽頭がんでは5年生存率が30～40%程度しかないことも覚えておきましょう．

❸声帯

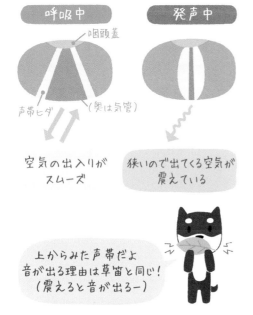

呼吸中　発声中

咽頭蓋

声帯ヒダ　（奥は気管）

空気の出入りが
スムーズ

狭いので出てくる空気が
震えている

上からみた声帯だよ
音が出る理由は草笛と同じ！
（震えると音が出るー）

先ほど，「声が出なくなるかも」というフレーズが登場しました．声を出すところが声帯ですね．本来は呼吸器系と関係が深いところですが，せっかくです，ここでおはなししてしまいましょう．

咽頭から喉頭に変わる境界部にある，筋肉のカーテンが声帯です．私たちが声を出すには，声帯で音を出す「発声」と，咽頭と口腔のなかで音を共鳴させて音をつくる「構音」が必要です．

そして，発声の基本は，空気の流れを震わせること．通常呼吸時は，声帯が左右に分かれ，空気の流れを妨げません．空気が震えないので，音（声）は出ないのです．しかし，声を出すときには，声帯が左右からカーテンを閉めるように動き，空気の通るところが狭くなります．狭いところを勢いよく空気が流れると，空気の流れが震えますね．隙間風（ヒュー，フィー）や草笛（ピー，ブー），電線に風が当たる（ヒューン）などは，全部空気の流れが震えている音です．これが，「発声」の原理．

「発声」で出た音をもとに，50音（や，それ以上）を組み立てるのが「構音」．ヒトは口腔だけでなく広い咽頭をもっているので，ほかの動物にはない複雑な音を組み立てて，会話することができるのです．だから，舌・口腔・咽頭がんでは，共鳴空間が腫瘍のせいで狭くなってしまうので，「構音障害」が出るのですね．

引き続き，この声帯まわりの「変！」として，声帯ポリープ，声帯麻痺，喉頭がんについておはなしします．

声帯ポリープ

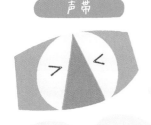

声帯

むくんじゃったり（浮腫），
分厚くなったりすると（肥厚），
うまく声を出せない！

声帯ポリープは，声の濫用・多用によって声帯粘膜の刺激が持続し，粘膜浮腫や上皮の肥厚が起こったもの．結果として，嗄声（かすれ声）や，高音が出ずに音域が狭くなります．カラオケの歌い過ぎや，各種応援で声を出し過ぎた後の，あの状態ですね．「声帯結節」も，ほぼ同じ状態です．

治療は，基本的には「使い過ぎを防ぐこと（濫用防止：声の衛生）」や，「胃・食道逆流を防ぐ生活指導」といった保存療法です．次回登場する逆流性食道炎の原因になる胃酸は，声帯にも負担になりますよ．あと，忘れられがちですが，「せき」は意外と声帯粘膜に負担をかけますよ．

声帯ポリープは，手術になることもありますが，同じような声の出し方をしているとすぐに再発してしまいます．手術創に痛みを感じなくとも術後1週間は沈黙を守ってもらい，ネブライザーで保護．あとは感染予防の抗菌薬も欠かせません．

また，手術の合併症として，術中圧迫による舌の腫脹や，喉頭鏡を入れ

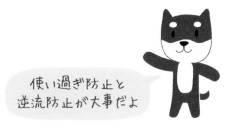

たせいで喉頭浮腫が出ることがあります．呼吸苦や喘鳴(呼吸時の「ゼイゼイ」「ヒューヒュー」音)が急に出現しますので，ちゃんと注意していてくださいね．

使い過ぎ防止と逆流防止が大事だよ

声帯麻痺

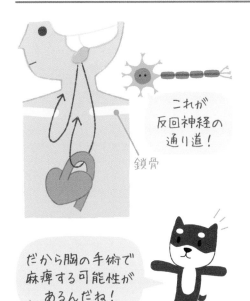

これが反回神経の通り道！

鎖骨

だから胸の手術で麻痺する可能性があるんだね！

声帯麻痺(喉頭麻痺)にはいろいろな種類がありますが，一番多く，重要なのが「反回神経麻痺」です．簡単に場所を確認しましょう．

迷走神経(第10脳神経)から出た神経の枝の1つが，反回神経．喉頭付近が守備範囲ですが，まっすぐのどには向かいません．左は大動脈弓，右は鎖骨下動脈付近まで下に向かい，そこでくるりとUターン．その後で喉頭まで戻ってくる(反転して回ってくる)ので，「反回神経」です．変に下のほうまで範囲を伸ばすせいで，胸部手術の副作用で反回神経麻痺が出ることがあるのです．

片側の反回神経麻痺では，嗄声や水分誤嚥が起こりえます．両側が麻痺すると，どこで声帯のカーテンが動かなくなったかにもよりますが，高度の声かすれで済むこともあれば，呼吸困難を起こすこともあります．片側の麻痺なら，胸部手術の原因疾患の治療をしつつ，半年ほどリハビリテーションで様子をみることもあります．両側の麻痺では緊急事態もありえますので，すぐにレーザー切除などの外科手術になることが多いですよ．

喉頭がん 第95回午前73

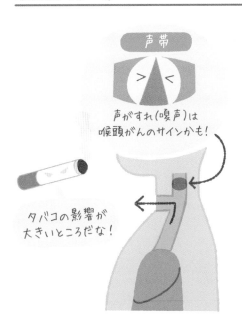

声帯

声がすれ(嗄声)は喉頭がんのサインかも！

タバコの影響が大きいところだな！

喉頭がんの多くは扁平上皮がん．しかも声門(声帯とその間の空間)がんで，タバコの影響が多いところです．多くは50～60代の男性で，声のかすれからみつかることが多いですね．声のかすれを放置すると，場所によっては呼吸困難を起こして気管切開が必要になることも．

治療は，主に放射線療法ですが，外科的に切り取ることもあります．「切り取る」にもいろいろありますが，場合によっては気管に穴をあける(気管孔呼吸)かもしれません．これでは空気が気管孔から出ていくので，空気が声帯を通らず，声が出せません．

このときの，声の復帰方法にもいろいろあります．自分の身体だけを用いて食道で発声させる「食道発声」は，コツをつかむまでに少々時間がかかるかも．すぐに使える便利な「電気咽頭」は，音質に少々難がありますね．気管と食道をつなぐ「気管食道シャント」は一見いいとこどりにみえますが，誤嚥がかなり心配な構造です．

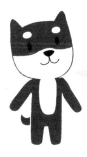

加湿と嗅覚障害，
便秘に注意ね！

あと，気管孔呼吸では「加湿」「嗅覚障害」「便秘」に気をつけて！　空気が鼻腔を通りませんので，匂い（嗅覚）がわかりません．そして空気は加湿・加温されずに気管や肺に流れ込んでしまっていますね．これでは困ってしまうわけですが，その理由は呼吸器系全般①（第13回）で．

さらに「息を止める」ことができないため，腹圧をかけることもできません．腹圧がないと便を出しにくいことは（下部消化器系②［第11回］でもおはなししますが），自分の体験からもイメージできますよね．

というわけで，声に関係するおはなし，一段落．食べ物ルートにおはなしを戻しましょう．

❹嚥下障害

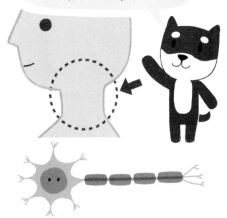

嚥下（飲み込み）は
このあたりの筋肉全部の
協同作業！

迷走神経のカバー範囲が
広いことを覚えておこう！

嚥下（飲み込み）は，口腔と咽頭の協同作業です．随意運動でも不随意運動でもあります．

「うまく飲み込めない！」というとき，まず疑ってほしいのが物理的原因．「形がそもそも変！（奇形）」，「痛い！（炎症など）」，「狭すぎだ！（内腔狭小化・圧迫など）」といったことが考えられますね．狭くなる原因には腫瘍も含まれますね．口腔から咽頭にかけての腫瘍はそこまで多くありません．主に，粘膜由来の扁平上皮がんになります．タバコとお酒，どちらも嗜む人は相乗的に発生しやすくなりますよ！

物理的には問題ないぞ，というときには筋肉と神経を疑いましょう．自己免疫疾患の多発性筋炎や，重症筋無力症などで，咽頭筋が害されることがわかっています．神経系では，中枢神経系③（第18回）でおはなしする筋萎縮性側索硬化症（ALS）によって，迷走神経が害されて飲み込みに影響が出ます．迷走神経とは，自律神経の副交感神経系で，胴部器官ほぼすべてをコントロールしている神経です．副交感神経系優位は，消化器系にとってフルパワー状態．迷走神経は，消化器系で常にお世話になる大事な神経ですよ！

窒息や誤嚥については，呼吸器系のところでおはなししますね．

筋肉について

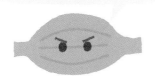

「動く」だけじゃないぞ！
体温の維持もしてるんだ！

嚥下障害のところで少し触れましたので，ここで筋肉について確認しましょう．

筋肉は，体温をつくる産熱器官であり，心臓や血管その他，身体の各所が「動く」ために必要不可欠なところでもあります．「動く」ためにATPが必要なのは，解剖生理学や生化学で学習してきた通り．なお，一緒に出てくることが多い骨や関節については，「呼吸（骨格）」のところでおはなししますね．

筋肉の基本 📖 第105回午後11

アクチンだよ！

ミオシンだよ〜

「いっせーのせ！」で
ねじり込むよー！

いっせーのせ！

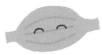

これが
筋収縮だね！

「動く」イコール
「ATPを使ってる！
（もちろん命令も必要）」だよ！

筋肉は主にタンパク質からできています．筋肉の役目は「動く（収縮して弛緩する）」こと．動くためにはアクチンタンパクとミオシンタンパクの滑り込み構造が必要です．しめ縄状のアクチンタンパクの溝に，曲がるストローの先端に球が2つついたミオシンタンパクの球がはまり，ストローの首が動くために，ATPが必要になるのです．ミオシンの束が一斉に首を動かしてアクチンの間にねじり込んでいき，両端にある1対のアクチンの距離（1対のアクチンの端から端までの長さ）が短くなる……これが筋収縮．そして，ミオシンの首が動くきっかけは，神経細胞からの電気（「動け！」という中枢からの命令）です．これが，筋肉の基本．

筋肉の種類はいろいろな見方で分類できますが，たとえば随意筋と不随意筋に分けることができます．随意筋は，意図的に動かせるもので，人体内では骨格筋として働きます．一方の不随意筋は，意識しなくても動くもので，人体内では主に内臓筋として働きます．そして，不随意筋の中でも特殊なものが心筋．動き続ける必要性が高いので，筋肉細胞だけど電気をつくれる刺激伝導系がありますね．

これらの筋肉は，骨と一緒に骨格をつくり，器官の「動き」を担当するため，筋肉のみが「変！」になることはそこまで多くはありません．多くはないものの……重大な病気はありますので，大事なところだけをおはなししますね．

多発性筋炎・皮膚筋炎，重症筋無力症　第103回午後35

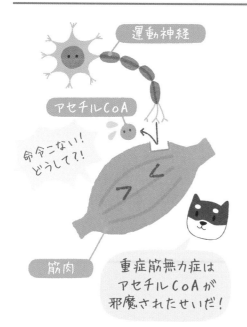

運動神経

アセチルCoA

命令こない！
どうして？！

筋肉

重症筋無力症は
アセチルCoAが
邪魔されたせいだ！

自己免疫疾患の多発性筋炎・皮膚筋炎は，筋肉が「変！」になるもの．亜急性に，四肢骨格筋の筋力低下が起こります．筋組織内の炎症で，筋線維が破壊されることが原因です．

また，自己免疫疾患（第4回）ではあまりおはなしできなかったのが重症筋無力症．神経と筋肉の接合部にあるアセチルコリン受容体に対する自己免疫ができてしまい，そこの電気（刺激：筋収縮命令）が障害されてしまうものです．主に外眼筋と眼輪筋がおかしくなります．具体的には，「車の運転中に（複視が起こって）センターラインが2本みえる」のが外眼筋障害，「洗髪時に（まぶたを全部閉じられずに）目にしみる」のは眼輪筋障害のせい．まぶたがしっかり開かない（眼瞼下垂）も眼輪筋障害ですよ．ほかにも構音障害，嚥下障害，四肢脱力が起こります．急性増悪（クリーゼ）を起こしてしまうと，嚥下困難や呼吸困難が出ることも．

目の周囲のみの障害なら，自然寛解の可能性もあります．薬を使うなら，副腎皮質ステロイド薬などが使われますね．クリーゼをはじめ，重症化してしまったなら，血漿交換や免疫グロブリン大量療法が必要です．増悪因子としては感染やストレスをはじめ，月経・妊娠（と分娩）も含まれます．女性ではとくに十分な注意と管理が必要ですね．

自己免疫疾患全般の注意事項などについては，血液と免疫②（第4回）を見直しておいてください．

筋ジストロフィー

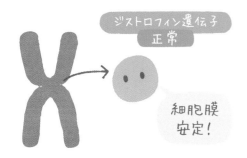

ジストロフィン遺伝子
正常

細胞膜
安定！

同じく骨格筋がおかしくなっていくものが筋ジストロフィー．何らかの遺伝子異常により骨格筋細胞が変性し，壊死と再生を繰り返しながら筋組織が徐々に崩壊していく病気です．多くの型がありますが，とくにデュシェンヌ型筋ジストロフィーを覚えておいてください．

X染色体上にあるジストロフィン遺伝子がおかしくなってしまった，伴性劣性遺伝がその原因．この遺伝子は細胞膜を安定させる働きがありますが，おかしくなってしまうと筋収縮のたびに細胞膜がダメージを受け，やがて細胞膜破壊から壊死へとつながっていきます．2/3は保因者である母親からの遺伝ですが，1/3は突然生じた遺伝子の異常．だいたい新生児男子の4,000〜5,000人に1人発症するとされています．

歩けるくらいまで成長した後，「転びやすい」「走れない」「階段を上がれない」などで発見されます．10歳くらいで車椅子生活になると，膝や股関節から拘縮が始まってしまいます．呼吸筋にも影響が出る20歳前後で夭折……が多かったのですが，人工呼吸器などの医療が発達し，30歳前後まで生存可能になってきました．根本的治療はみつかっていないため，適切な装具を用い，可動範囲内で適切な運動を行うことが生活の質（QOL）およ

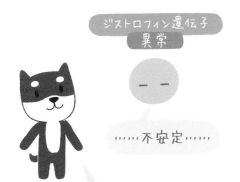

ジストロフィン遺伝子
異常

……不安定……

細胞膜が不安定になるせいで
筋肉がだめになっていっちゃうのが，
〈デュシェンヌ型〉筋ジストロフィー

び日常生活動作（ADL）維持の側面からも有用です．歩行可能期間が少しでも長くなるように，副腎皮質ステロイドを用いることもありますね．遺伝的側面に加えて予後の側面からも，本人や家族に十分なケアが必要です．

周期性四肢性麻痺

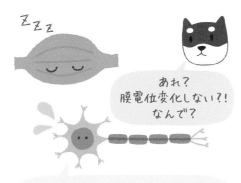

あれ？
膜電位変化しない?!
なんで？

もしかして，カリウムイオン不足？
（正常や多くても起こるけどね……）

　周期性四肢性麻痺は，筋肉とミネラルの関係性理解のためにも重要．筋線維細胞の表面膜（形質膜）の電位変化が変になり（細胞の活動電位が起きず），一時的に筋収縮ができなくなって麻痺が生じる病気です．

　血液中のカリウムイオン濃度が低くて起こるものと，それ以外（正常もしくは高カリウム血症）で起こるものに分けられます．低カリウム血症で起こるものは先天性と後天性があります．先天性の例は家族性低カリウム血性周期性四肢麻痺，後天性の原因には甲状腺機能亢進症や甘草摂取，カリウムイオン喪失性疾患などがあります．甘草はほとんどの漢方に含まれている成分です．また，カリウムイオン喪失性疾患には腎臓疾患や消化管液喪失（下痢や嘔吐），低栄養状態やインスリンなどのホルモン分泌異常などが含まれます．運動や炭水化物の大量摂取を誘因として，下肢から麻痺が起こり，上に向かいます．

　麻痺は夜間や早朝に起きやすく，2〜3日ほどで回復します．カリウム製剤の経口内服治療になることが多いですね．原因疾患をしっかり治療してください．もちろん，誘因になる炭水化物の食べ過ぎはだめですよ．

　正常もしくは高カリウム血症で起こるものの例としては，先天性のナトリウムチャネルサブユニット遺伝子異常によるものがあります．こちらのときには，疲労や寒冷刺激を避けてくださいね．

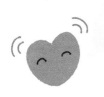

イオン（ミネラル）の
おはなしでは
必ず思い出してねー！

ミネラル濃度が変だと，
心臓止まっちゃう
もんね！

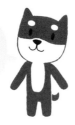

*

　あっさりと「カリウムイオンの濃度異常で筋肉に麻痺」としましたが，ここで，心筋の収縮とイオンについて思い出してください．心臓（第1回）の脈拍・血圧のおはなしですね．「高カリウム血症は心停止の危険」でしたが，カリウムイオンの影響を受けるのは，心筋に限定したおはなしではありません．筋肉細胞が電気刺激を受けて，筋肉の膜電位がマイナスからプラスに変わり，またマイナスに戻っていくのはどの筋肉でも同じ．そして膜電位が変わるためには，細胞内外のイオンの濃度差とチャネルやポンプの働きが必要不可欠です．そのときに出てきたナトリウムイオン，カリウムイオン，カルシウムイオンの血中濃度（正確には細胞内外濃度差）は，筋肉が動くためにとても大事なのです．各種イオン濃度は高すぎも低すぎも問題．次回は，ミネラルについて補足していきますね．

まとめ

今回は，上部消化器系①，「口とのど」でした．
次回は，食べ物の移動する順番に従って，「食道から小腸」です．

といてみよう！　国試問題

第97回午前107　➡p.60

ベーチェット病にみられる症状はどれか.
1. 真珠腫
2. 粘液水腫
3. はばたき振戦
4. 口腔内アフタ性潰瘍

第106回午後41　➡p.61

Aさん（59歳、女性）は，半年前に下咽頭癌で放射線治療を受けた.口腔内が乾燥し，水を飲まないと話すことも不自由なことがある.Aさんに起こりやすいのはどれか.
1. う歯
2. 顎骨壊死
3. 嗅覚障害
4. 甲状腺機能亢進症

第103回午前31　➡p.63

味覚障害の原因となるのはどれか.
1. 亜鉛欠乏
2. リン欠乏
3. カリウム欠乏
4. マグネシウム欠乏

第103回午後29　➡p.63

脳神経とその機能の組合せで正しいのはどれか.
1. 顔面神経――――――――顔の感覚
2. 舌下神経――――――――舌の運動
3. 動眼神経――――――――眼球の外転
4. 三叉神経――――――――額のしわ寄せ

第95回午後11　➡p.64

嚥下で正しいのはどれか.
1. 嚥下運動は不随意運動である.
2. 食塊は口腔→喉頭→食道と移動する.
3. 軟口蓋は気管と食道との交通を遮断する.
4. 食塊は蠕動運動によって食道内を移送される.

第95回午前73　➡p.67

喉頭癌の危険因子はどれか.
1. 声帯ポリープ
2. 窒素酸化物
3. 喫煙
4. 炭酸飲料

第105回午後11　➡p.69

不随意筋はどれか.
1. 心筋
2. 僧帽筋
3. 大殿筋
4. ヒラメ筋

第103回午後35　➡p.70

重症筋無力症について正しいのはどれか.
1. 筋肉の障害に起因する.
2. 手術療法は甲状腺摘出である.
3. 特徴的な症状は眼瞼下垂である.
4. クリーゼが発症した時は抗コリンエステラーゼ薬を投与する.

国 試 問 題 の 答 え			
第97回午前107	4	第95回午後11	4
第106回午後41	1	第95回午前73	3
第103回午前31	1	第105回午後11	1
第103回午後29	2	第103回午後35	3

第6回　上部消化器系②（食道から小腸）

前回に引き続き，今回も体温に関係する2ブロック目，上部消化器系のおはなしです．
前回の「口とのど」から，さらに進んで，「食道，胃・十二指腸，小腸」をみていきます．
次回は「肝臓・胆嚢・膵臓」のおはなしをする予定です．

食道の異常

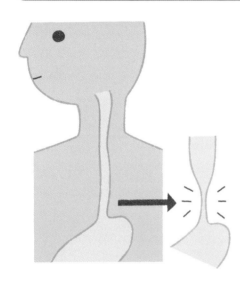

「食べ物がうまく胃に届かない！」というときには，まず物理的原因から考えてみましょう．奇形，炎症，狭窄・圧迫……これらがあったらうまく届きませんね．

その次は筋肉と神経原因．筋肉の一時的な問題として，食道痙攣が起こることもありますね．口腔同様の筋肉原因も，もちろんありえます．神経系に糖尿病性・アルコール性の神経障害，心因性問題も含まれます．

神経系問題に「食道アカラシア」を追加しておきましょう．これは，食道の蠕動をコントロールする「アウエルバッハ神経叢」が変になって起こる，「下部」食道括約筋が広がらなくなった，食べ物の通過障害です．上は広がったまま，下がぎゅうぎゅうで通れない……ですね．これによって，嘔吐・胸やけ・胸痛・嚥下障害が起こります．

原因はよくわかっておらず，患者さんは10万人に1人くらいの，比較的まれな病気ではあります．でも，「固形物よりも流動食が飲み込みにくい（一般的には逆）」ことと，おかしくなる神経の役目の重大性から，意外と国試で問われやすい病気です．

「アウエルバッハ神経叢の名前と働き」，「一般的な飲み込みやすさと逆！」という2点を意識してくださいね．

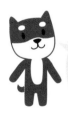

食道アカラシアはアウエルバッハ神経叢が変になっちゃったんだね

❶食道の物理的圧迫

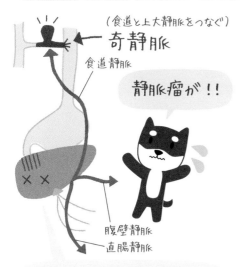

（食道と上大静脈をつなぐ）
奇静脈
食道静脈
静脈瘤が！！
腹壁静脈
直腸静脈

迂回ルートに血液が増えたら
肝臓の調子が悪い証拠……

物理的圧迫の例として，食道静脈瘤と食道がんについておはなしします．

食道静脈瘤が「どこのどんな血管で，何が起こっているのか」は名前通り．そして原因は，肝不全です．上部消化器系③（第7回）の肝臓のところでおはなししますので，ここでは簡単に．

肝臓には，小腸で栄養を吸収した後の静脈血が，最初に運び込まれます．ところが肝臓の働きが悪くなってしまうと，血液が肝臓を通りにくくなってしまいます．そこで，本来であれば肝臓に向かうはずだった血液が，迂回ルートの食道静脈，腹壁静脈，直腸静脈へと向かいます．

これが長く続いてしまうと……本来のルートではないところにたくさんの血液が流れ続けた結果，静脈に瘤ができてしまいます．具体的には，食道と上大静脈をつなぐ「奇静脈」あたりがピンチです．ここが破裂してしまうと，吐血です．そんなことを避けるためには，熱いものや香辛料，お酒を避けてください．

食道がん自体，がんのなかでそこまで多くありません．口腔・咽頭がん同様，全体の約3％ほどです．これまた飲酒とタバコの関連性が高く，男性に多く（女性の約4倍）なっています．

始まりは，「飲み込みにくい」，「つかえる」，「しみるような胸やけ」．やがて，「声のかすれ」や「胸の奥や背中の痛み」に変わって，それでも放置すると食事困難になってきます．こうなると手術や化学療法の対象ですね．

❷食道裂孔ヘルニア・逆流性食道炎

食道裂孔ヘルニア

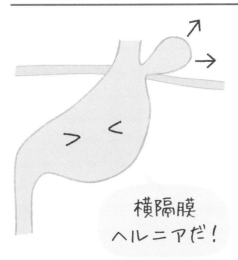

横隔膜
ヘルニアだ！

「食道」を塞ぐ物理的原因ではありませんが，胃が飛び出てきたせいで食道に問題が起こることもあります．それが食道裂孔ヘルニア．横隔膜の胸郭と腹腔の境界の穴が緩んだせいで，胃の一部が胸腔内にはみ出てくることで，「横隔膜ヘルニア」ともよばれます．横隔膜ヘルニアは肺を圧迫してしまうため，先天性でも，事故などによる後天性でも，緊急手術になることが多くなります．

一般的に「ヘルニア」というのは，身体の組織が正しい状態からはみ出したもの．たとえば，「椎間板ヘルニア」のような形で耳にすることが多いと思います（椎間板ヘルニアについては，呼吸器系（骨格）のところでおはなししますね）．

また，足の付け根に出る鼠径ヘルニアは，乳幼児で起こることも，成人

で起こることもあります．足の付け根にある鼠径管から，腹膜や腸の一部が皮膚の下(筋膜の間)に出てきてしまうものです．このルートは，精巣脱出のときに使うところ．筋肉や各所組織が弱ってきた中高年の男性に起きやすいようです．最初は違和感や「押すと引っ込むふくらみ」ぐらいですが，次第に痛みが出てきます．

腸の一部が出たままになり，戻らないものが嵌頓（かんとん）．腸の壊死警報ですから，もう手術で治すしかありません．腹圧をかけてはダメですよ！　便性状にも，運動にも，荷物重量にも注意です．この「嵌頓」という言葉は，小腸のところでまた出てきますからね．

逆流性食道炎

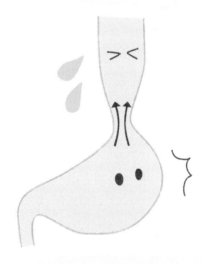

いやーん！
粘液ないのにー！

あっ！
胃酸が逆流しちゃった！

胃のはみ出し方によっては，逆流性食道炎も怖いですね．まず，「食道炎」は，食道の炎症全般を指します．

薬や誤嚥，全身疾患の影響など，いろいろなことで起きますが……一番多いのは，胃酸による逆流性食道炎です．粘液があった胃のなかとは違い，ノーガードの食道に胃酸が逆流して，その刺激で炎症が起こってしまったものです．

原因は，入り口の閉まり（胃の働き）の悪化に加えて，腹圧上昇，食道下部の筋力低下などで起こります．胸やけや食物停滞感，下咽頭違和感，嚥下時痛や嚥下障害が主症状です．とくに食後と夜間就寝時に出現し，ひどくなると誤嚥性肺炎にもつながりかねません．

対策としては，とにかく腹圧を上げないこと．先ほどの鼠径ヘルニアの注意点と同じく，ベルトや重いものをもたずに避けること．それと，「食後すぐ（1～2時間以内）に横になること」と「寝る前の飲食」は避けてくださいね．上半身をやや高くして寝ると，楽になるはずです．あとは，食事も刺激を避けて，脂肪を減らして，少しずつ．胃切除の手術後では，胆汁すらも逆流してくる可能性があるので，薬に頼る部分が大きくなります．

なお，精神のおはなしで出てくる摂食障害では，食べたものを自発的に吐き戻してしまう自己誘発嘔吐が多くみられます．胃酸たっぷりの食べ物を頻繁に逆流させるわけですから，食道にとっては，たまったものではありませんね．

潰瘍は食道でも起きますが，そこまで多くはありません．ただし，薬が貼りついたために潰瘍になることがあります．薬の停滞防止のために，ちゃんと水分と一緒に薬を飲みましょう．

食べ物が胃・十二指腸に到着しました．胃は，タンパク質消化酵素のペプシンが出るところ．十二指腸は，膵臓の糖・タンパク質・脂質消化酵素（アミラーゼ，トリプシン，リパーゼ）が出るところ．

どちらも刺激から炎症や潰瘍を起こしやすいところです．

❶急性胃炎

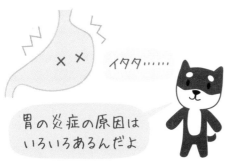

胃の炎症の原因はいろいろあるんだよ

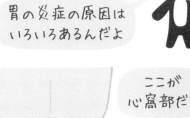

ここが心窩部だ！

まずは胃の急性炎症から．急性胃炎は，食事でも，薬でも，ストレスでも，細菌でも，寄生虫でも起こります．

食事の例は，アルコールや香辛料などの刺激物．薬の例は，痛み止めのNSAIDs（非ステロイド性抗炎症薬）．これは，脂肪酸のアラキドン酸からできるプロスタグランジン（炎症物質）をつくらせないための薬です．寄生虫の例は，アニサキスが有名ですが，梅毒トレポネーマのスピロヘータなども含まれますよ．ストレスによる急性胃炎は，胃の血管が攣縮して，胃の細胞が酸素不足になって起こります．

症状は，腹部不快・膨満感くらいのものから，心窩部痛，悪心（吐き気）から嘔吐，吐血，下血が起きるものまで差があります．「心窩部」の場所は，へその上のややくぼんだ所．いわゆる「みぞおち」ですね．「この辺か……」と胃の場所を意識です．

原因を早く取り除き，安静にして．必要に応じて胃酸分泌を薬で抑えるのが基本になります．

❷胃がん

ヘリコバクター・ピロリ菌

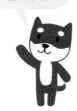

ピロリ菌

胃炎も潰瘍もポリープも……

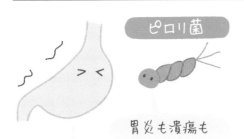

がんもリンパ腫も！

ここで，細菌のなかでも「ヘリコバクター・ピロリ菌」に注目．ヘリコバクター・ピロリ菌は，胃炎にも潰瘍にもポリープにも，さらに，がんやリンパ腫にまで，たくさん関係してきます．だから，「見つけたら除菌！」が基本です．

胃がんの多くは腺がんです．胃がんは，肺がんに次いで死亡者数2位の座を長く守ってきましたが，大腸がんに抜かれて死亡者数は3位になりました．罹患数でみると，大腸がんに次いで2位が胃がんです．

NSAIDs：non-steroidal anti-inflammatory drugs，非ステロイド性抗炎症薬

早期には症状が出ないため，早期発見は内視鏡検診を受けたときですね．胃がんは放置するとどんどん転移していくので，基本は切除です．

胃がんの転移について

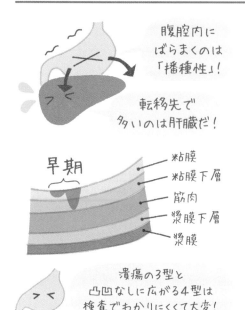

腹腔内にばらまくのは「播種性」！

転移先でタいのは肝臓だ！

早期

粘膜
粘膜下層
筋肉
漿膜下層
漿膜

潰瘍の3型と凸凹なしに広がる4型は検査でわかりにくくて大変！

転移方法は，血液経由（血行性），リンパ経由（リンパ性），腹腔内ばらまき（播種性）などなど．すぐ隣の臓器に転移する「直接侵襲」もありますよ．

転移先の一番人気は肝臓．黄疸が出たら危険サインですが……その理由はのちほど．また，肺や骨にも転移しますよ．肺では低酸素血症，骨では低カルシウム血症と下肢麻痺が出てきます．

転移し始めてしまうと大変なので，「胃の組織のうち，どこまでにがん細胞がありますか？」で，早期がんと進行がんを分けています．

胃は，内側から粘膜・粘膜下層・筋肉・漿膜下層・漿膜，と分かれています．粘膜と粘膜下層で止まっていてくれれば「早期がん」．もっと下（胃の外側のほう）まで進んでいれば「進行がん」です．とくに，まわりに浸み込んでいく（浸潤する）のでわかりにくいのが，潰瘍をつくる3型と，凸凹なく一様に広がる（びまん性）4型（スキルス）です．

進行や転移が出ると，がん（腫瘍）マーカーとよばれるCEAやCA19-9が出てきます．CEAは，胎児のように急に増殖している細胞で出る糖タンパク．CA19-9は，粘膜などの上皮細胞が増殖すると出る糖の一種です．

胃がん切除の後遺症——ダンピング症候群

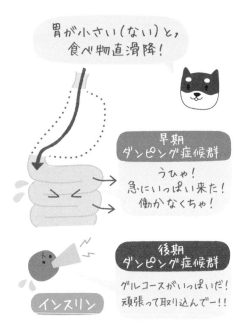

胃が小さい（ない）と，食べ物直滑降！

早期ダンピング症候群

うひゃ！急にいっぱい来た！働かなくちゃ！

後期ダンピング症候群

グルコースがいっぱいだ！頑張って取り込んでー！！

インスリン

このような胃がんなどに対処して，胃を切除したときの後遺症が「ダンピング症候群」です．

胃が小さくなる（もしくは胃がなくなる）と，胃の「とっておく役目（貯留能）」を果たせません．そのせいで，消化が終わっていない食べ物が，急にたくさん小腸へと流れ込んでいくことになります．これによって，食後5～30分で悪心（吐き気）・嘔吐・腹痛や下痢，腸運動亢進が起こります．あわてて消化しようと，あまりに消化器系に血液が集中しすぎて，全身に向かう循環血液量が減り……その結果，血圧が低下するのが「早期ダンピング症候群」．

また，そこを過ぎても，食後2～3時間で急に上がった血糖値に反応して出されたインスリンのせいで，動悸・発汗・手の震えが起きてきます．低血糖性のこういった症状が「後期ダンピング症候群」ですね．

少しでも症状を軽くするために，食事に注意しましょう．糖質は少なめに，脂質とタンパク質は多めに．できるだけ固形物を選ぶのが，後期ダンピング症候群を軽くするポイントです．

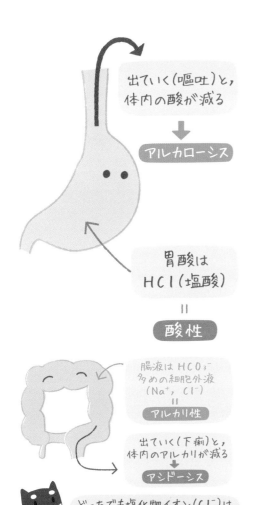

出ていく(嘔吐)と，
体内の酸が減る
↓
アルカローシス

胃酸は
HCl(塩酸)
=
酸性

腸液はHCO₃⁻
多めの細胞外液
(Na⁺，Cl⁻)
=
アルカリ性

出ていく(下痢)と，
体内のアルカリが減る
↓
アシドーシス

どっちでも塩化物イオン(Cl⁻)は
出ていくんだね！

　急性胃炎などで起こる嘔吐は，身体のなかのミネラル(電解質：イオン)の量を大きく変動させます．

　イオンとは，水に溶けてプラスやマイナスの電気を帯びたもののこと．たとえば，食塩(NaCl)は水のなかではNa⁺とCl⁻に分かれます．プラスの電気を帯びたナトリウムイオンと，マイナスの電気を帯びた塩化物イオン(クロール)ですね．

　水も，一部は水素イオン(H^+)と水酸化イオン(OH^-)に分かれますよ．水素イオン濃度が，体内のpHに反映されることになります．体内pHについては，下部消化器系①(第10回)でおはなしします．でも今のうちに，「嘔吐はアルカローシス」と，「下痢はアシドーシス」を理解してしまいましょう．

　嘔吐は，胃酸を身体の外に出してしまうこと．身体のなかから急に酸が外へ出ていくと，身体全体はアルカリ性に傾きます．胃酸の主成分は，理科の実験でも出てくる強い酸性の塩酸(HCl)．これが身体の外に出ていくので，血液をはじめとした身体全体がアルカリ性に傾くアルカローシスになるのです．同時に，水素イオン(H^+)と塩化物イオン(Cl⁻)が身体のなかから減ることもイメージできるようにしておきましょうね．

　下痢は，腸液が身体の外に出ていってしまうこと．腸液は，細胞外液に近い成分ですが，重炭酸イオン(HCO_3^-)が多く含まれるため，アルカリ性です．アルカリ性の腸液が身体の外に出てしまうと，身体全体は酸性に傾いてアシドーシスです．下痢のときに，主に身体のなかから減るイオンはナトリウムイオン(Na^+)と塩化物イオン(Cl⁻)，そして重炭酸イオン(HCO_3^-)．ナトリウムイオンと塩化物イオンは，細胞外液に多いミネラルですね．

　下痢でも嘔吐でも，塩化物イオンが体外に出ていってしまうことは，頭の片隅に置いておいてくださいね．

つなげて知ろう　ミネラルの働きと異常　📖 第103回午後31，第108回午前50，第103回追試午前51

ここで，ミネラル全体について確認しておきましょう。

ナトリウムイオンとカリウムイオンは，水と仲良し。ナトリウムイオンは細胞外の，カリウムイオンは細胞内の，浸透圧維持でしたね。

浸透圧というのは，濃い液体と薄い液体を半透膜の両側に置いたときに，薄いほうから濃いほうへと水が移動していく力(圧力)のことです。細胞膜の外側と内側で浸透圧がつり合っていないと，細胞がしぼんだり，水が入りすぎて破裂したりしてしまいます。そして，細胞膜電位に深く関係していますね。

高ナトリウム血症とは，血液中にナトリウムイオンがたくさんあるということ。ナトリウムイオンは水と仲良しですから，血管内の水分が多すぎる(高血圧)ということになります。しかも，身体はナトリウムイオンを薄めようと水を飲むので(飲水行動をとるので)，さらに体内水分量が増えて，尿で排泄されるまではさらなる高血圧モード！　これが解消される前にさらに塩分の多いものを食べたりしたら，悪循環が止まりません。錯乱，痙攣から昏睡に至ることもあります。腎臓障害はもちろん，飲水量不足や，レニン-アンギオテンシン-アルドステロン系の異常も，高ナトリウム血症の原因です。

低ナトリウム血症では，細胞膜電位変化をうまく起こせません。頭痛，錯乱，痙攣や昏睡など，重大な症状が出てきます。口渇を副作用とする薬はいろいろありますが，そのせいでただの水(水分のみ)をとりすぎると，体内のナトリウム濃度が下がって(薄まりすぎて)細胞がうまく働けなくなりますよ。ひどいときには，心臓が止まってしまいますからね！　利尿薬や重度の下痢，腎不全でも起こりうることに注意です。

高カリウム血症は，もうおなじみのテント状T波。心筋がうまく動けずに，心停止の危険がある心電図でした

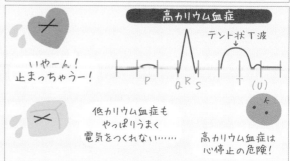

ね。この原因も，心筋がうまく膜電位変動を起こせないからですよ。腎不全，副腎機能不全が原因になりえます。

低カリウム血症も，やっぱり細胞膜電位変化がうまくいきません。消化管内液の喪失(嘔吐や下痢)，副腎機能亢進(アルドステロン作用亢進)が主な原因です。低カリウム血症は，いきなり心停止を引き起こすものではありませんが，やっぱり細胞内外のナトリウム・カリウムイオンの濃度は正常に保ちたいところですね。

骨と歯に多く貯蔵されるのが，カルシウムイオンとリン酸。カルシウムイオンも，細胞の膜電位変化に参加しているイオンです。

高カルシウム血症では, 多飲多尿がみられます. これは, 濃すぎるから薄めようとする行動そのもの. それでもうまく薄められないと, 神経の働きが変になってきます. 神経細胞の細胞内情報伝達は電気で行われていますが, 電気をつくるときに細胞外カルシウムイオンが濃すぎて, 変なことが起こっている状態です. 悪心(吐き気)・嘔吐, せん妄などが出てきてしまいますよ. 副甲状腺機能亢進症が主原因です.

低カルシウム血症でも, 神経・筋肉細胞に変な動きが出てきます. テタニー(しびれ, ひどくなると関節が固まったように動かない)が代表的な症状です. 副腎機能低下が主原因ですが, 腎不全やビタミンD欠乏症でも起こることをお忘れなく! ここは, ビタミンDとカルシウム, 腎臓の関係の復習にはもってこいですからね.

リンは, リン酸の形で身体のなかにいることが多く, ATPのPであることからもわかる, 大事なミネラルの1つです. 副甲状腺機能の状態などによって, 血液中のリンがコントロールできないと, 「多すぎ」や「少なすぎ」が生じてきます.

高リン血症の多くは, とくに症状が出ません. 低リン血症も無症状が多いのですが, 重症化すると筋力低下, 食欲不振がみられます. さらには溶血性貧血, 血球機能障害, 痙攣, 昏睡などの重大障害も出てきます. 急性原因は, 急性アルコール中毒, 重度の熱傷, 飢餓状態からの回復など. 飢餓状態からの回復については, 精神の「摂食障害」のところでまた出てきますからね. 慢性原因は, 甲状腺機能低下, 副甲状腺機能亢進, クッシング症候群といった内分泌系異常のほかに, 利尿薬の慢性使用も含まれてくるので注意です.

あとのミネラルは, 「イオンの血中濃度」というよりも, 「イオンとしてどれくらい体内にあるか」の側面が問題になってきます.

ヨウ素は甲状腺ホルモンのもと. ここは甲状腺機能に直接関係してきますね.

鉄と銅はヘモグロビンに深く関係します. 銅は, ヘモグロビンを「つくるとき」に必要で, 鉄はポルフィリンのなかにはまり込んでヘモグロビンになります. 鉄については, 呼吸の赤血球のところでおはなしします. 銅の過剰症にはウィルソン病があります. これは, 銅を捨てる酵素の遺伝子異常で, 身体のなかに銅がたまってしまう先天性疾患です. 肝臓と脳に蓄積して重い障害を引き起こすので, 角膜のカイザー-フライシャー角膜輪(輪状に

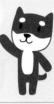

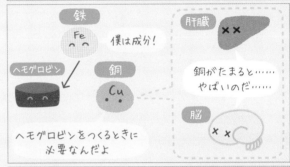

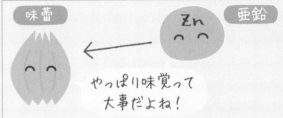

色素沈着)ですぐにみつけてあげてください. 銅の欠乏症だと貧血と骨異常が出てきます. 骨のコラーゲンがうまく働くためにも, 銅が必要になるからですね.

亜鉛は, 舌で味覚担当をする味蕾の材料. 欠乏すると味覚異常になることは, 上部消化器系①(第5回)でおはなし済みです.

＊

ほかにもマグネシウム, マンガン, セレン, クロム, モリブデンなどのミネラルがあります. 大事な働きはあるのですが, 補酵素なので表に出なかったり, 欠乏しにくかったりで, 学習の機会は少なくなりがち. もしみかけたら, 「もしかして, どこかの補酵素なのかな?」と思ってあげてください.

ATP：adenosine triphosphate, アデノシン三リン酸

がん細胞と正常細胞と放射線治療

内因子がないと
ビタミンB12を
吸収できないよ!

がん細胞の細胞分裂は
確かに止まるが……

放射線

小腸上皮細胞

味蕾

赤血球

正常細胞も
細胞分裂できないよー!

「なんだかずっと痛い」慢性胃炎の原因の代表は，先ほど出てきたヘリコバクター・ピロリ菌．さらに，自己免疫性，原因不明の慢性胃炎もありますね．自己免疫性慢性胃炎では，内因子をつくる組織が萎縮してしまい，ビタミンB12の吸収不全が起こることがあります．萎縮は胃がんのリスクも高めますので，内視鏡で定期的に様子をみる必要がありそうです．

内因子は，胃でつくられるビタミンB12吸収に不可欠な糖タンパク質．ビタミンB12は，細胞分裂（の前提として必要なDNA合成）に深く関係しています．ここで，細胞分裂の必要性と，がんの放射線治療について確認しておきましょう．

放射線治療というのは，放射線を当てることによって細胞のDNAに傷をつけ，細胞分裂できないようにする治療方法．

DNAが多少傷ついてもお直しサービス（酵素による補修）がありますが，直すところが多いと，次の細胞分裂までに直し終わりません．DNAの変なところ（DNAが傷ついたところ）がたくさんあると，DNAの複製自体ができずに細胞分裂できなくなってしまいます．これは，がん細胞の増殖が止まった状態ですね．

また，DNAが傷ついたことで，記録してあるタンパク質の情報を（転写・翻訳を経て）発現できなくなります．つまり，がん細胞が，酵素をはじめとするタンパク質をつくれなくなるのです．そして，そもそもあったタンパク質も放射線で変性して使い物にならなくなっていますから，がん細胞はATPをつくることができません．やがてATPをつくれずに兵糧攻めに負けたがん細胞が死んでいく……これが放射線治療です．

でも，放射線はがん細胞だけに届くわけではありません．周りにいる正常細胞にも同じことが起こります．

正常細胞は，細胞分裂までに十分なDNAお直し時間があるはずですから，がん細胞と比べれば影響は少なくて済むはずです．ただ，比較的生まれ変わりの早い細胞（寿命の短い細胞）では，DNAお直しが間にあわないことが多くなります．それが舌（味蕾），小腸上皮細胞，赤血球です．

これらの細胞が役目を果たせないと，味覚異常，疼痛による食欲不振，吸収不良による栄養不良，貧血……全身に悪影響ですね．口腔内の影響については，第5回の上咽頭がんの放射線治療で先におはなしした通り．

だから，放射線治療は当たる場所をできるだけ限定して，がん細胞に効果がありつつ正常細胞に悪影響が出ないよう繊細な調節が必要！　それでも放射線が当たってしまうところでは，どんなことが起こり，何に気をつければいいのか，ちゃんとイメージできるようになってくださいね．細胞分裂に必要なビタミンなどが欠けたときについても，同じことですよ．

　DNA：deoxyribonucleic acid，デオキシリボ核酸

❸胃・十二指腸潰瘍

第97回午前15

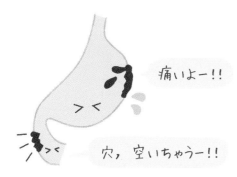

痛いよー!!

穴，空いちゃうー!!

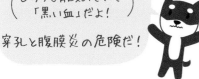

出血が上からなら吐血
下からなら下血
（どちらも胃酸のせいで
「黒い血」だよ！）

穿孔と腹膜炎の危険だ！

胃・十二指腸潰瘍とは，粘膜下層にまで及ぶ，上皮での深い欠損状態が生じてしまったこと．胃潰瘍の70％，十二指腸潰瘍の90％が，ヘリコバクター・ピロリ菌のせいと考えられています．あとはNSAIDs（非ステロイド性抗炎症薬）に代表される薬や，クローン病によるものなどがあります．クローン病については，下部消化器系のところでおはなししますね．

症状としては，胃で起こると「心窩部から上腹部にかけての繰り返す鈍痛や圧痛」が典型とされています．痛みがなく，いきなり吐血や下血することもありますよ．吐血は「コーヒー残渣色」とされますね．これは，血液中のヘモグロビンが胃酸で黒色化したせいです．下血は「タール便」．これも黒くなる理由は同じですよ．十二指腸潰瘍は，腸に穴が空いてしまうのと（穿孔），腹膜炎が危険ですね．吐血・下血があったら，手術の必要性が出てきます．

あとは，ヘリコバクター・ピロリ菌を除菌して，薬もうまく使いつつ，身体を休めてあげましょう．タバコはやめて，刺激物もやめて．消化のよい食べ物を食べつつ，できるだけストレスのない生活を心がけてください．

小腸の異常

小腸は，栄養を吸収するところ．食べ物がここに至るまでに，しっかり消化器系が働いてくれていれば，栄養を吸収できる大きさになっているはずです．

でも，栄養が小腸上皮に届かないと「吸収」できませんね．というわけで，ここでは「届かない！」の一因，腸閉塞（イレウス）のおはなしです．

腸閉塞（イレウス）第100回午後56，第97回午前107

その名の通り，腸が閉塞してしまったものが「腸閉塞（イレウス）」．物理的に詰まった「機械性腸閉塞」と，動きが悪くて内容物が前に進まなくなってしまった「機能性腸閉塞」に分けられます．

機械性腸閉塞はさらに，腸への血流が障害されてしまった「絞扼性腸閉塞」と，血流は問題ない「単純性腸閉塞」に分けられます．たとえば，腸が重なり合った腸重積，ねじれてしまった腸軸捻転，ヘルニア嵌頓が，絞扼性腸閉塞の例．鼠径ヘルニアのところで出てきた「嵌頓」ですね．この絞扼

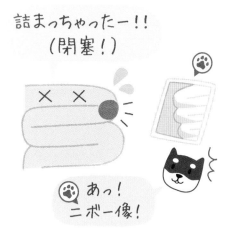

詰まっちゃったー！！
（閉塞！）

あっ！
ニボー像！

性腸閉塞は腸の生死がかかっていますので，緊急手術になります．一方，単純性腸閉塞は，異物や腸管外圧迫，腫瘍や炎症などで起こります．手術後の癒着で起こることもありますね．小腸だけでなく大腸（結腸）の術後合併症としても注意ですからね．

　機能性腸閉塞もさらに，腸管運動が低下した「麻痺性腸閉塞」と，腸管の運動が激しすぎた「痙攣性腸閉塞」に分けられます．麻痺性腸閉塞は，急性虚血性病変や腹膜炎で起こることがあり，痙攣性腸閉塞は中毒（鉛中毒など）やヒステリーなどの精神的要素で起こることもあります．

　機械性単純性腸閉塞と機能性の双方は，たまってしまったものをチューブ（吸引チューブ：イレウス管）で吸い出し，絶飲食．１週間くらいでもとに戻るはずです．でも，繰り返すのならば手術の対象になります．「これ！」という症状がないので気づきにくいかもしれませんが……．繰り返す嘔吐，腹痛，腹部膨満感，排便停止があったら，Ｘ線検査をしてもらいましょう． ⊛ニボー像（腸管内のガスと腸管内容物の境界が水平になること）が出たら，イレウスの可能性が高いですね．

　あと，機能性麻痺性腸閉塞では，抗コリン薬は禁忌ですからね．消化器系の運動は，副交感神経系がコントロールしています．副交感神経系の神経伝達物質はアセチルコリン．そこを邪魔してしまっては，動かなくて困っているものが「完全停止！」になってしまいますよ．

　炎症からも生じる腸閉塞でしたが，炎症の一因として思い出してほしいのがベーチェット病．自己免疫疾患のベーチェット病といえば，口腔粘膜アフタですが……「腸管ベーチェット病」という特殊型もあります．小腸の大腸寄り（回腸）と，大腸の始まり（盲腸）の，「つなぎ目（回盲部）付近」に潰瘍が出やすい特徴があります．発熱，腹部腫瘤，腹痛，下痢だけでなく，下血や穿孔もありえます．しかも，再発が多すぎて手術しても「すっきり治った！」にはなりません．薬と栄養コントロールで長くお付き合いしていくことになります．

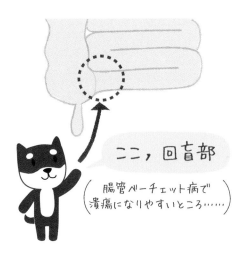

ここ，回盲部

（腸管ベーチェット病で
潰瘍になりやすいところ……）

腹膜炎

　ところどころで出てきた「穿孔」という言葉．これは，消化管に穴が空いて，なかのものが腹腔内に出てしまうことです．そうすると……腹膜炎が怖いですね．腹膜の炎症が，腹膜炎です．

　「腹膜」とひと言で言っても，とても広いので説明しにくいところでもあります．ここで炎症が起こる原因も，これまたたくさんあります．急性炎症は，胃・腸・胆嚢・膵臓・虫垂などの炎症から穿孔してしまうのが大原因．慢性炎症は，腸に病巣ができる「腸結核」などでみられます．

　腹膜炎の症状は疼痛です．発熱，悪寒，嘔吐，頻脈が出てから，その対

応が遅れると，意識を失って生命の危険すら引き起こします．特徴的な「筋性防御」と「ブルンベルグ徴候」が出たら，危険サインです．「筋性防御」というのは，腹筋が板のように固くなってしまうこと．「ブルンベルグ徴候」というのは，腹部を圧迫した手を急に離すと，周囲に痛みが響くことです．腹部のアセスメント中にこれらがみられたら，即，報告！　すぐに手術の準備が始まるはずです．必要に応じて輸血や補液，酸素療法に抗菌薬などの薬物療法も追加ですよ．

腹筋が板みたいに固い！
↓
筋性防御

急に離すと響く！
↓
ブルンベルグ徴候

つなげて知ろう　嘔吐の仕組みと原因

　嘔吐の原因を簡単にまとめます．最初に用語確認．「吐きそうで気持ち悪い！」は悪心．実際に「吐く（胃内容物が食道を逆行して，口から噴出）」が嘔吐です．「悪心のない嘔吐（いきなり吐いた）」や「嘔吐のない悪心（吐き気はするけど吐けない）」もありますよ．

　嘔吐は意識外で起こる「反射」．各種受容器から，延髄にある嘔吐中枢に情報が届き，複数の効果器（胃の噴門・幽門，食道など）に筋収縮（筋弛緩）命令が届いて嘔吐が生じます．嘔吐中枢の近くには呼吸をはじめとする各種中枢（唾液腺，血管運動，消化管運動など）があり，嘔吐時には呼吸不正や流唾（りゅうだ）（唾液分泌過多状態），血圧変動などの随伴症状が出ることもあります．

　受容器の刺激による嘔吐が「末梢性嘔吐」．食中毒のような一般的な消化器系疾患が代表です．

　ほかにも狭心症や心筋梗塞（心疾患）や強膜炎（肺疾患），腎盂炎や尿管結石（泌尿器系疾患），卵巣腫瘍（生殖器系疾患）も嘔吐原因．耳の疾患（メニエール病や中耳炎，乗り物酔い）は立派な嘔吐原因です．

　刺激が心因性だと「心因性嘔吐」．ストレスや神経性食思不振症，視覚・嗅覚・味覚の不快な刺激による嘔吐です．

　（受容器を介さない）嘔吐中枢への刺激が「中枢性嘔吐」．脳・脊髄（及び膜）の炎症，脳腫瘍や脳梗塞による圧迫が代表です．ここには抗がん薬などの薬，毒素を出す細菌感染症や各種代謝異常（糖尿病性アシドーシスや尿毒症）

なども含まれますよ．酸素不足や妊娠悪阻も嘔吐原因になりますからね！

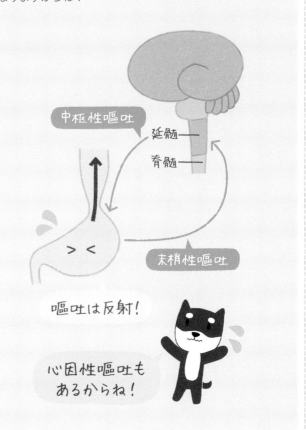

中枢性嘔吐

延髄
脊髄

末梢性嘔吐

嘔吐は反射！

心因性嘔吐もあるからね！

といてみよう！ 国試問題

第108回午後75 ➡p.77

胃底腺の主細胞の分泌物に由来するタンパク分解酵素はどれか.
1. アミラーゼ
2. キモトリプシン
3. トリプシン
4. ペプシン
5. リパーゼ

第107回午前12 ➡p.79

頻回の嘔吐で生じやすいのはどれか.
1. 血尿
2. 低体温
3. 体重増加
4. アルカローシス

第103回午後31 ➡p.80

降圧利尿薬により血中濃度が低下するのはどれか.
1. ナトリウム
2. 中性脂肪
3. 尿酸
4. 血糖

第108回午前50 ➡p.80

高カリウム血症(hyperkalemia)の患者でみられるのはどれか.
1. Trousseau〈トルソー〉徴候
2. 心電図でのT波の増高
3. 腸蠕動音の低下
4. 四肢の麻痺

第103回追試午前51 ➡p.80

テタニーと関連するのはどれか.
1. 低カリウム血症
2. 低アルブミン血症
3. 低ナトリウム血症
4. 低カルシウム血症

第97回午前15 ➡p.83

胃潰瘍の患者にみられる少量の吐血の特徴はどれか.
1. 泡沫状
2. アルカリ性
3. アンモニア臭
4. コーヒー残渣様

第100回午後56 ➡p.83

上行結腸癌(ascending colon cancer)の術後に考えられる合併症はどれか.
1. 便失禁
2. 腸閉塞
3. 排尿障害
4. 勃起不全

第97回午前107 ➡p.83

ベーチェット病にみられる症状はどれか.
1. 真珠腫
2. 粘液水腫
3. はばたき振戦
4. 口腔内アフタ性潰瘍

国 試 問 題 の 答 え

第108回午後75	4	第103回追試午前51	4
第107回午前12	4	第97回午前15	4
第103回午後31	1	第100回午後56	2
第108回午前50	2	第97回午前107	4

前回までの第5，第6回と，食べ物の流れに従って上部消化器系のおはなしをしてきましたが，大事
なのに，すっぽり抜けたところがありますね．
消化酵素とそれを助けるものが出るところ，肝臓・胆嚢・膵臓です．
ここがうまく働かないと，食べ物を吸収できる大きさにすることができません．
まずは消化酵素の宝庫「膵臓」，次に消化酵素を助けるものの中継地点「胆嚢」，
最後に人体最大の合成・分解工場「肝臓」といきますよ．

膵臓の異常

膵臓について本格的に始める前にひと言．

このブロックでは消化器系の一部としておはなししますが，膵臓はホルモン産生地点でもあります．次回（第8回）の内分泌系にも影響が出うるということを，頭の隅に入れておいてくださいね．

❶急性膵炎

第99回午後27，第100回午前9，第109回午後13

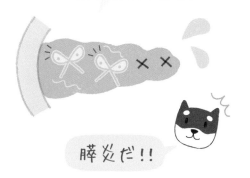

いやーん！
自分が消化されてるー！！

膵炎だ！！

膵臓は，糖質消化酵素のアミラーゼ，タンパク質消化酵素のトリプシン，脂質消化酵素のリパーゼが出るところです．だから，おかしくなるとかなり大変です．

急性膵炎は，多くは6か月以内に正常化しますが……多臓器不全（MOF）を起こして命を奪うこともあります．原因としては約40％がアルコール性．あとは胆石性，原因不明と続きます．

始まりはトリプシンが活性化され，それにつられる形で，ほかの消化酵素も活性化．消化管内以外で消化酵素が働くと，自分の身体が消化されて（自家消化し始めて），膵炎スタートです．

上腹部に腹痛が出始め，数時間でピークをむかえます．膵炎を起こしているのに，痛みのないこと（無痛性）があるのも怖いところ．そのまま進行すると，48時間経過後から多臓器不全となって危険です．冷や汗，頻脈，血圧低下のショックと，乏尿・無尿の腎障害がほぼ同時にスタート．呼吸不全，意識障害，出血傾向から播種性血管内凝固症候群（DIC）……．こ

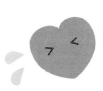

れらがどれほど危険な状態か，もう説明はいりませんね．

場所と産生消化酵素などの関係上，合併症は「もうなんでもあり！」な状態です．とにかく，発症後48時間で急変の可能性があります．バイタルサインをみつつ，尿量も，サチュレーションも確認して……．重症化してしまったら，すぐに緊急手術ができる病院に搬送する必要が出てきます．

純粋な「急性膵炎」でとどまってくれるなら，絶飲食で膵臓を安静に保ちつつ輸液．あとは，痛み止めや，消化酵素阻害薬などの薬物療法です．場合によっては感染症対策も必要になってくることは，腹膜炎の可能性を思い出せばわかりますね．

膵炎によって（第2回の）ショックや

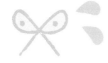

（第3回の）播種性血管内凝固症候群が出ちゃうかも！

❷慢性膵炎

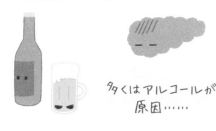

タタくはアルコールが原因……

膵炎には慢性化するものもあります．痛みのある炎症を繰り返すうちに，膵臓の組織が線維化していく代償期．その後，移行期を経て，非代償期に入ってしまうと痛みは消えますが，消化吸収障害が出てきます．非代償期は，膵臓組織が本来の役目を果たせなくなってしまった状態ですね．60％以上は，アルコールが原因です．

❸膵腫瘍とインスリノーマ

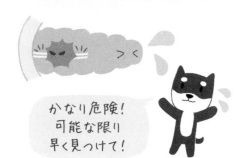

腫瘍で詰まった！！酵素もホルモンも出せない！

かなり危険！可能な限り早く見つけて！

膵臓の細胞が，いうことを聞かずに増えだす膵腫瘍．いろいろと種類がありますが……「浸潤性膵臓がん」はとても危険．腹痛・背部痛・黄疸・体重減少にとどまりません．膵臓の中心を通る主膵管が閉塞されると，糖代謝に異常が出て，そこからみつかることも少なくありません．

がんの大きさが直径20mm未満なら，すぐに手術・化学療法・放射線療法などの治療を始めれば，5年生存率は50％近くです．

「半分しか，5年生きられないのか」ではありません．膵臓がんとしては「半分も，5年も生きられるのか！」です．だから，病気がみつかったら，いきなり終末期ということもありえます．なお，糖代謝異常を伴いやすいので，糖尿病の看護も必要になりそうです．

かたや，良性の膵臓の腫瘍が，インスリノーマ．ランゲルハンス島β細胞由来の腫瘍です．インスリンをつくる細胞が増えすぎて，インスリンが出すぎます．そのせいで，低血糖による意識・記憶障害，傾眠傾向や痙攣

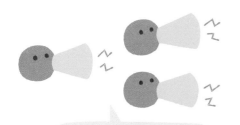

が出てしまいます．自律神経症状の発汗がみられることもあります．

　手術をして，取り除くことができれば90％は良性（転移なし）．注意すべきなのは，薬です．低血糖症状や自律神経症状のせいで，インスリノーマとわかる前に，精神科に通院していることがあります．薬の飲みあわせには意外な禁止・禁忌がありますから，しっかり確認してくださいね．

胆嚢の異常

　続いて胆嚢．脂質消化酵素リパーゼの働きを助ける胆汁酸の待機・濃縮場所です．胆汁酸の産生地点は肝臓ですから，間違えないようにしましょうね．胆道は，胆汁が肝臓でできてから十二指腸に出るまでに通る道．胆管は，肝臓外に出てから胆汁が通る管です．意外と問題が起きやすいところですよ．

❶先天性の異常

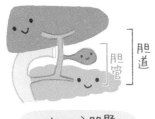

　胆道が先天的におかしくなってしまうことがあります．胆道低形成や胆管閉塞があると，閉塞性黄疸と灰白色便が出ます．

　赤ちゃんの生理的黄疸は，ヘモグロビンのつくりかえなので溶血性黄疸の一種．

　閉塞性黄疸は色素が詰まった（流れにくい）から，血液中の色素が多すぎて黄疸，便に色素が出ないから灰白色便です．このときは手術（場合によっては肝移植）になります．

❷腫瘍

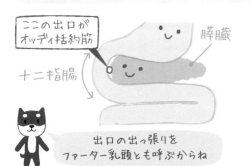

　胆嚢周辺の腫瘍は，胆嚢本体にも胆道にも生じます．どちらも主に腺がんです．

　初期には痛みがありませんが……黄疸・体重減少・食欲低下によってみつかる頃には，進行していることも多いですね．

　がん（腫瘍）マーカーのCEA，CA19-9が出るのが基本ですが，出口付近（十二指腸のファーター乳頭付近）に腫瘍ができると，マーカーが出ないことも．これも手術してしまうのが一番です．

❸胆石

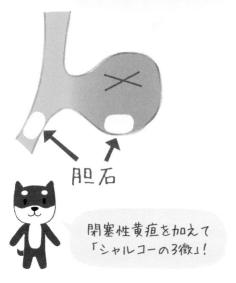

胆汁を腸に
出せずに熱＋痛み！

胆石

閉塞性黄疸を加えて
「シャルコーの3徴」！

胆石ができるのが，胆石症．胆石は，胆嚢や胆道にできた固形物のこと．「石」といっても，砂状や泥状など，形はいろいろ．原料も，コレステロールが約60％ですが，ビリルビン由来のものもあります．

胆石症の3徴は，「上腹部痛・背部痛」「発熱」「黄疸」．脂質異常と重なるところが多いので，生活習慣病のなかに含まれることもあります．日本ではあまり男女差はありませんが，アメリカでは5Fという好発条件のなかに「女性（Female）」が入ります．5Fの残りは，色白（Fair），肥満（Fatty），40歳代（Forty），多産（Fertile）です．

人間ドックなどでみつかった症状のない胆石は，原則として経過観察になります．石がはまり込む疝痛発作は，過食・過労・ストレスで誘発されやすくなります．いったん痛みが治まる寛解状態になったなら，ストレスを避けて，脂肪を制限したほうがよさそうですね．

もちろん，発作を防ぐためには石を取ってしまうのが一番．胆嚢ごと手術で取るほかにも，薬や衝撃波で，石だけをなくす方法（ESWL）もありますよ．

❹胆汁のうっ滞と炎症

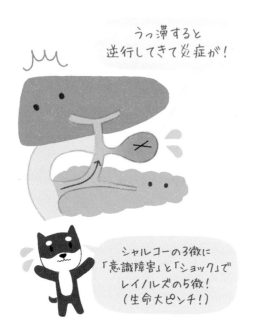

うっ滞すると
逆行してきて炎症が！

シャルコーの3徴に
「意識障害」と「ショック」で
レイノルズの5徴！
（生命大ピンチ！）

胆道は，胆汁が，肝臓から腸管へと，流れるようにできています．石や腫瘍などで胆汁がうっ滞すると，そこに大腸菌などの腸内細菌が逆行してきて，炎症を起こすことがあります．これが，胆嚢炎・胆管炎に代表される胆道感染症です．胆石から胆嚢炎を起こすと，腹膜刺激徴候が出ますよ．

石がなくても，胆嚢炎は起きます．たとえば中心静脈栄養（TPN）では，胆嚢機能不全を起こしやすく，胆汁がうっ滞しやすくなります．

胆嚢炎は，重症なら即時に，さもなくばドレナージをしつつ炎症を一段落させてから，胆嚢を取ってしまいます．胆石ができたときに，胆嚢ごと取ってしまう手術が選ばれやすいのは，胆嚢炎予防でもあるからです．

胆管炎では，「発熱」「右上腹部痛」「黄疸」が出ることが多いですね．これは，シャルコーの3徴ともよばれます．もし重症化して急性閉塞性化膿性胆管炎になってしまうと，ここに「意識障害」「ショック」が加わったレイノルズの5徴になってしまいます．これでは多臓器不全一直線ですから，生命大ピンチ．そうなる前に，気づいてくださいね．

ESWL：extracorporeal shock wave lithotripsy，体外衝撃波結石破砕術
TPN：total parenteral nutrition，中心静脈栄養（従来のIVH［高カロリー輸液］）

肝臓の異常

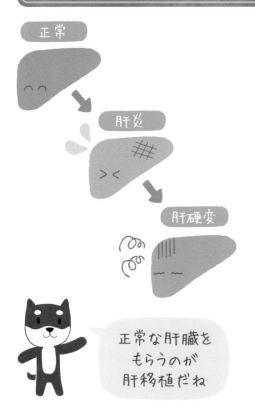

正常

肝炎

肝硬変

正常な肝臓を
もらうのが
肝移植だね

膵臓・胆嚢のおはなしと，肝臓は無関係ではありません．膵臓や胆嚢がおかしくなると，かなりの割合で肝臓もおかしくなってしまいます．身体の中の位置関係と関係性を思い出せば，イメージは難しくありませんね．

肝臓は最大の合成・分解工場．取り入れた栄養を，今一番必要とされている形にするために，小腸から門脈経由で吸収したての栄養物たっぷりの血液が，最初に流れ込むところです．合成・分解のどちらにもATPを使うため，消費の場でもあります．

肝臓がおかしくなる理由は，実にたくさんあります．個別のおはなしを始める前に，全体の流れを確認しておきましょう．

肝臓がおかしくなるスタートは，炎症です．炎症が治らないと，肝臓の組織が機能を果たせない「肝硬変」とよばれる状態になります．ほかの器官では「～不全」とよばれる状態ですね（例：呼吸不全，心不全など）．

こうなってしまうと，ヒトは長く生きることができません．それは困るので，ほかの人から肝臓の一部をもらうのが「肝移植」．肝臓には自己修復能力（再生能力）があるので，一部を切り取ってほかの人に渡しても，渡したほう（ドナー）も受け取ったほう（レシピエント）も生きていけます．これが生体肝移植ですね．

❶炎症

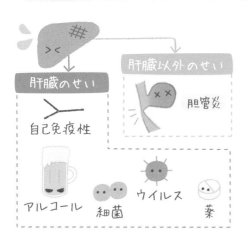

肝臓以外のせい

胆管炎

肝臓のせい

自己免疫性

アルコール　細菌　ウイルス　薬

では，個別のおはなしスタート．始まりは「炎症」でした．

大きく分けて，肝臓原因と肝臓以外原因があります．肝臓原因はさらに「自己免疫性」，「アルコール性」，「薬剤性」，「細菌・寄生虫性」，「ウイルス性」と分けられますよ．

炎症の肝臓以外原因の代表は「原発性硬化性胆管炎」．胆嚢に胆汁を送る胆管が，進行性の慢性炎症を起こして，硬く狭くなったもの（線維性狭窄）です．抗核抗体がみつかるため，自己免疫疾患ではないかと考えられています．黄疸とかゆみ（瘙痒感）が出て，進行性が多いため，肝移植も考える必要があります．もちろん，胆管を広げるためにカテーテルを入れてバルーンやステント留置，ドレナージで対処することもありますよ．

自己免疫性肝炎

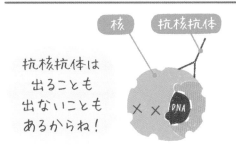

抗核抗体は
出ることも
出ないことも
あるからね！

炎症の肝臓原因として、「自己免疫性肝炎」というものがあります。これ、抗核抗体が出るタイプと出ないタイプがある困りものです。しかも無症状が多く、ほかの自己免疫疾患と合併していることが多いため、さらに困ってしまいます。免疫抑制薬のコルチコステロイド（ステロイド薬）が効きますが……効かないと、先ほど確認した流れ通りに、肝硬変に到達してしまいますよ。

アルコール性肝炎

これを1日量として
5年以上だと飲酒過多……

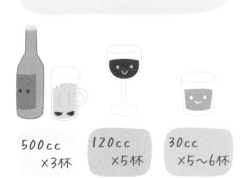

500cc
×3杯

120cc
×5杯

30cc
×5〜6杯

「アルコール性肝炎」は、原因がわかりやすいですね。多くは、放置すると肝炎から脂肪肝を経て、肝硬変になってしまいます。原因の「飲酒過多」には、量も時間も関係します。

一般的には「1日エタノール75g以上を5年以上」といいますが、なんだかわかりにくいですね。「日本酒三合相当」でも、まだわかりにくい。たとえば、アルコール度数4〜5％のビールなら、500ccを1日3杯。アルコール度数12〜15％のワインなら、グラス（120cc）を1日5杯。アルコール度数40〜50％のウイスキーをシングル（30cc）なら、1日5〜6杯です。女性のほうが、少ない量で、より早く肝硬変に達してしまう傾向があります。

肝炎を過ぎて機能喪失が始まる線維化が始まると、圧痛と肝腫大、易疲労性や食欲低下が出てきます。対策としては、何はなくとも断酒しましょう。しっかりお酒とさよならできれば、肝硬変からでも85％以上は5年生存が可能です。逆にさよならできないと、5年生存率は35％を切ります。本人だけではなく、家族・医療・自助会をはじめとする地域の連携が必要ですね。

本人の断酒をお手伝いする禁酒薬もありますよ。「酒を飲んだら気持ち悪くなる（不快）」ように、アルコール分解系の途中を邪魔する薬です。断酒して2〜3日で「アルコール性離脱症候群」が出てきます。手の振戦（手が震える……）をはじめ、発汗・発熱などの自律神経の興奮状態と、幻覚せん妄状態です。これらを予防するために、精神領域の薬「マイナートランキライザー」が出されることもあります。アルコールと精神との関係については、精神②（第20回）のところでもう少しおはなししますね。

薬物性肝障害

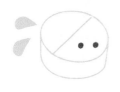

えっ！？
痛み止めって
肝臓に悪いの？

注意しておかないと
いけないね……

「薬物性肝障害」とは，薬によって肝細胞の障害や，肝内胆汁うっ滞が起こること．予測可能なものも，予測不能なものもあります．

予測不能なもののほうが多いのですが……．予測可能な薬「アセトアミノフェン」を覚えておいてください．一般によく使われる，解熱鎮痛薬ですね．ちゃんと添付文書に「重篤な肝障害」と注意書きされています．

急性肝障害として食欲不振・全身倦怠感が出ることと，肝内胆汁うっ滞として黄疸とかゆみが出ますが，無症状のこともあります．とにかく，そうとわかったら薬を全部やめてください．処方薬だけではなく，漢方などの民間薬やサプリメントなどの健康食品も全部です．

普通なら，薬を止めて安静にしていれば治るはず．ただし，劇症化（急に進行！）してしまったら，血漿交換・血液濾過透析の対象です．それでもだめなら，肝移植を待つことになります．

細菌・寄生虫性肝炎

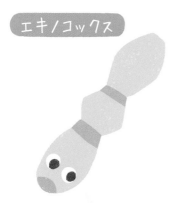

エキノコックス

肝臓寄生虫としては
要注意だぞ！！

寄生虫によって，肝臓が炎症を起こすこともあります．それが肝寄生虫性感染症．

肝吸虫（ジストマ），肝蛭症，日本住血吸虫などの感染症は減ってきました．でも，予後がよろしくない肝エキノコックスは増加しています．全身腫瘍のように肺や脳にも感染する怖い寄生虫ですから，どんなにかわいくてもキツネに触ってはいけません．

急性症状は，発熱，出血，腹部不快感ですが，無症状のことも多いですね．慢性化すると，肝硬変のような胆汁うっ滞（血行遮断），浮腫，腹水が出てきます．

野生動物の生食は，自ら寄生虫を体内に取り込んでいるようなものです．国内のみではなく，海外の食事・食材にも気をつけて！　主に，寄生虫にあった薬で対処することになります．

＊

また，細菌や寄生虫によって膿がたまってしまうものが「肝膿瘍」です．大腸菌などが胆道ルートを逆流する細菌性が約90％．胆管炎から起こることが多いですね．

ほかにも，赤痢アメーバによるアメーバ性肝膿瘍もあります．赤痢アメーバは，血液に乗って肺や脳にも感染し，膿をためることがありますよ．

怖いところは，症状が出ないことがある点．病巣が，近くのほかの臓器に移り，胸膜炎や心嚢炎を起こすことも！　さらに対応が遅れると，敗血

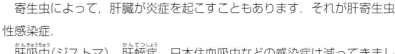

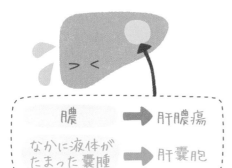

膿　➡　肝膿瘍

なかに液体が
たまった嚢腫　➡　肝嚢胞

症になって，失明性の眼内炎を起こすこともあります．判明したら，膿をドレナージしつつ，抗菌薬などの相手にあわせた薬を使うことになります．

＊

膿に限らず，肝臓に発生した「なかに液体がたまった袋状の腫瘍」が「肝嚢胞」．寄生虫原因（膿など）以外にもありますよ．

非寄生虫原因は，先天性と後天性に分かれます．先天性の例が，胆道障害でもおはなしした胆道低形成．後天性の例が，外傷による血腫や腫瘍，細菌による感染などですね．

多くは症状が出ませんが，細菌や寄生虫による感染症では，熱と腹痛が出ることがあります．嚢胞による周囲組織への圧迫と，破裂にだけは気をつけてくださいね．

ウイルス性肝炎 🖊 第101回午後15，第97回午前20

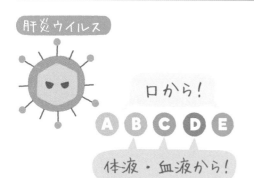

ウイルスも，肝炎を引き起こします．最初に注意．

名前に「〜肝炎」とついていないウイルスも，肝炎の原因になります．たとえば，ヘルペスウイルス，サイトメガロウイルスも肝炎の原因です．とくに小児で注意してほしいのはEBウイルス．Bリンパ球からTリンパ球に感染していくウイルスです．小児では，劇症肝炎を起こす可能性がありますからね！

名前に「肝炎」がついているウイルスは，A〜Eまで5種類あります．AとEが経口感染，B・C・Dは血液・体液感染です．

ウイルス性肝炎：HAVとHEV

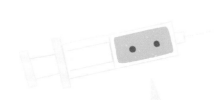

A型肝炎ウイルス（HAV），E型肝炎ウイルス（HEV）は，どちらもRNAウイルス．慢性化せず，がん化しないのが基本です．旅行（や輸入品など），生水，食品，獣類で感染し，2週間から6週間の潜伏期を経て発症します．発熱や軽い黄疸が出ますが……症状の出ない不顕性も，それなりにあります．

A型肝炎ウイルスの成人発症では，38℃以上の熱と頭痛，食欲不振，嘔吐が出ますよ．A型肝炎ウイルスにはワクチンがありますので，海外旅行前には接種しておきましょうね．原則として，安静にしていれば治ります．ただし便中にウイルスが出ますので，旅行に行っていなくとも家族は感染している可能性がありますね．

一応，E型肝炎ウイルスは数％レベルで劇症化する可能性があります．そうなってしまったら，血漿交換・人工肝補助……最悪，肝移植の特殊治療が必要です．

HAV：hepatitis A virus，A型肝炎ウイルス
HEV：hepatitis E virus，E型肝炎ウイルス
RNA：ribonucleic acid，リボ核酸

　「劇症肝炎(劇症化)」という言葉は何回か出てきましたね．これは，肝機能が短時間に低下してしまうこと．肝性脳症，黄疸，腹水，出血傾向といった急性肝不全症候の出る代表例です．

　「黄疸」というのは，血液中のビリルビンが多くなりすぎて，皮膚や粘膜に沈着したもの．先天性の「ビリルビン代謝異常症」では，肝細胞がおかしいせいで出る体質的黄疸が出てきます．先天性だけでなく後天性もあるポルフィリン症は，ポルフィリン・ヘムの代謝異常．後天性のポルフィリン症は「晩発性皮膚ポルフィリン症」ですね．慢性の肝障害と，色素沈着・日光過敏症を示す皮膚症状が出てきます．慢性肝障害では，後でおはなしするHCVや肝がんを合併することが多くなります．外的要因になり得るのは，薬，アルコール，感染，ストレス，妊娠など．休息をちゃんと取り，水分をしっかり摂るようにしてください．

　「腹水」は，腹腔内の液体貯留．身体の向きを変えると，水分のたまっている位置が変わりますよ．

　「肝性脳症」は，肝臓の分解工場としての機能が低下し，アンモニアなどの毒物が血液中に増えたせいで，神経細胞の情報伝達が邪魔された状態です．キーワードは「羽ばたき振戦」ですね．これは，手のひらを下にして，腕を伸ばしてもらい，そこから手のひらを(背屈させて)みせてもらうように指示すると……手のひらがばたんと倒れ，またすぐにもとに戻ります．この「急に掌屈，すぐに背屈！」の繰り返しが，バサバサと羽ばたいているようにみえるので「羽ばたき振戦」といわれます．神経の「収縮！」命令が邪魔されて，ときどき命令が途絶えてしまってい

るのですね．肝性脳症を放置すると，脳まで浮腫を起こし，脳圧上昇，痙攣，異常呼吸や瞳孔不同がみられます．瞳孔不同は，脳神経の出発地点の1つ，中脳付近がおかしくなってきた証拠です．

　劇症肝炎は多臓器不全を引き起こしやすく，予後はあまりよくありません．とくに，播種性血管内凝固症候群(DIC)を発症するか否かで，予後は大きく左右されます．とにかくアンモニアなどを除くために，血漿交換や人工肝補助で肝臓の代わりをしてもらいましょう．可能なら，肝移植を準備したほうがいいですね．

　肝性脳症と同じく「肝性」の名がつく「肝性口臭」．便のにおいに少し甘さが加わったような口臭になります．これは血液中に増えたアンモニアのせい．糖尿病でケトン体が増えて，アセトン臭(甘いにおい)が呼気に出るのと同じですね．

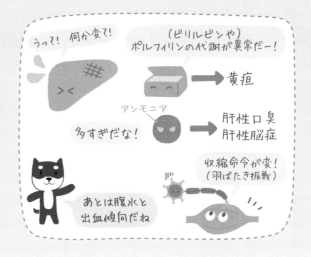

うっ？！何か変？！

(ビリルビンや)ポルフィリンの代謝が異常だー！

→ 黄疸

アンモニア

タ多すぎだな！ → 肝性口臭 肝性脳症

収縮命令が変！(羽ばたき振戦)

あとは腹水と出血傾向だね

血液・体液感染のB型肝炎ウイルス（HBV），C型肝炎ウイルス（HCV），D型肝炎ウイルス（HDV）は，いずれも慢性化し，がんにもつながる怖いウイルスたちです．

ここでワクチンがあるのはHBVだけ．でも，HDVはHBVと一緒でないと，なぜか増殖しません．だからHBV予防はHDV予防にもつながります．HBVとHDVが重なって発症すると，黄疸や肝障害が重症化しますよ．

HBVは何かとよく出てくるウイルス．肝炎ウイルスのなかで唯一のDNAウイルスです．急性なら劇症化し，慢性なら肝硬変，肝がんにも進みますし，途中の急性増悪もありえます．

医療職で怖い「針刺し事故」の血液感染対象です．事故は起こさないのが一番ですが，もしものときのためにも，しっかりワクチン接種を！

発熱，食欲不振，倦怠感，悪心（吐き気）・嘔吐や右季肋部痛が始まり，小児だと，赤色発疹が出ることもあります．進行すると黄疸と黒褐色尿が出てきます．黒褐色尿は，肝臓が悪いときに出る尿の色ですね．

こうなったら安静にしつつ，肝臓の炎症を抑える薬などを使いながら，脂質制限を含む栄養療法が必要です．

覚えておいてほしいのは，症状の出ない不顕性感染もありえること．「別の理由でステロイドなどの免疫抑制を始めた途端に急変！ 致死的肝炎発生！」が起こりうることを忘れてはいけません．そのために，事前にHBVマーカー（指標）をみておく必要がありますね．HBVマーカーになるのは，抗原と抗体の存在です．

慢性化しても，ある程度までは自覚症状がありません．肝硬変になってしまったら，1回量を減らし（分割食），塩分制限が必要になりますが……それまでは，特別の食事制限は不要．ただし，ある日突然，急性増悪，劇症化の危険はありますからね．

刺すんじゃ
ないぞ！

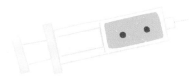

もしものときに
慌てなくて済むように
HBVワクチン接種を
忘れずに！

HBV：hepatitis B virus，B型肝炎ウイルス
HDV：hepatitis D virus，D型肝炎ウイルス
DNA：deoxyribonucleic acid，デオキシリボ核酸

つなげて知ろう ■ HBVの抗原と抗体

マーカー（指標）になっているのは，抗原と抗体です．HBVでは，「表面のタンパク質(HBs)」と，「ウイルスの中でつくられた後に外へ出てくるタンパク質(HBe)」の，2つが抗原になります．あとはそれぞれに対応した抗体(HBs抗体，HBe抗体)ができますね．血液中に，このうちのどれがあるかを確認するのです．

たとえば，B型肝炎のワクチンを接種したときには，身体の中に抗体ができているはず．B型肝炎ウイルスのワクチンは，ウイルスの表面抗原(HBs)相当部分を身体の中に入れるものなので，できる抗体はHBs抗体ですね．だからHBs抗体(＋)は，「少なくともHBVに対する免疫があるよ！」ということを示します．

同じ抗体でもHBe抗体は，「出てきたタンパク質を取り押さえる」担当．それによってウイルスの感染力は弱まりますが，ウイルス自体を完全に抑え込んでいるわけではないので，「HBVに感染しているよ，ほかの人にはうつしにくい状態だけど……」というところです．

だから「抗体がある！」だけでは，身体の中がどうなっているかはわかりません．HBs抗体(＋)でHBe抗体(－)なら，ワクチンで免疫がある状態．HBs抗体(＋)でHBe抗体(＋)なら，感染して免疫があって，増殖は一段落している状態ですね．

では，抗原が出てきたら．どちらが出ても，HBVに感染していることに間違いはありません．でも，現在タンパク質を外に放出しているほうが，元気よく増殖真っ最中のようです．だから，HBs抗原(＋)よりも，HBe抗原(＋)のほうが，感染性の高い状態です．ウイルスのなかにあるタンパク質を抗原とした(HBc抗原)，HBc抗体を測定することもありますね．そのときは，HBcに対するIgMとIgGの量をみて，感染時期や増殖状態を調べますよ．

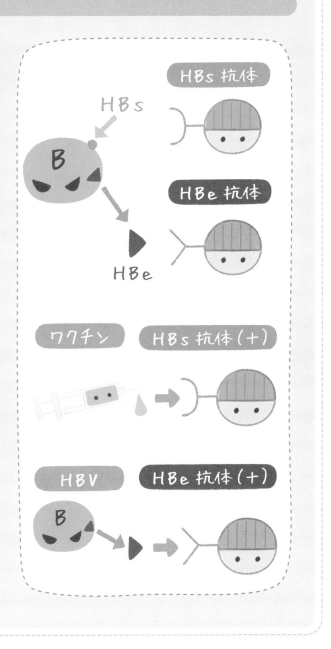

ウイルス性肝炎：HCV 📄 第105回午後16

C型肝炎ウイルス(HCV)は，約70％がキャリア化し，慢性肝炎化します．約10〜30年かけて，30〜40％が肝硬変になるコースです．

自覚症状は，出ても食欲不振，倦怠感，悪心(吐き気)・嘔吐．ワクチン

HBe：hepatitis B envelope，B型肝炎ウイルスエンベロープ
HBs：hepatitis B surface，B型肝炎ウイルス表面
HBc：hepatitis B core，B型肝炎ウイルスコア

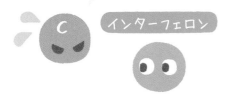

やばい！
インターフェロンだ！

C　インターフェロン

ウイルス
見つけた！

はないし，血液に乗ってほかの臓器にも悪さをする困りものです．

でも，HCVにはインターフェロンが効きます．本来，インターフェロンというのは，ヒトの身体が対ウイルス用につくっているもので，身体にとっては「未知の薬」ではありません．ただし，免疫をヒトレベルでみると「困った！」が起こりえることは，学んできましたね（第4回の自己免疫疾患のところです）．

身体の外からインターフェロンをたくさん入れると，インフルエンザにかかったような発熱などが1週間ほど続きます．さらに，血球減少とイライラ・抑うつなどの精神症状が出て，脱毛や視力低下なども起こりえます．

やはり，HCVも予防が一番ですね．何はなくとも，スタンダードプリコーション（標準予防策）．とくに，HCVでは，性交渉による感染や母子感染はありますが，あとはあからさまな「血液」感染くらいです．日常行為で感染可能性があるのは，出血可能性が高いカミソリや歯ブラシの共用ぐらい．だからHCV予防は「いつも通り」で十分ですよ！

❷肝硬変・肝がん

肝硬変 📖 第94回午後25

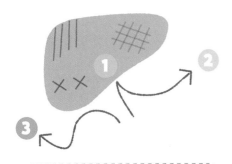

① 線維化して通りが悪くなる
（門脈圧亢進）

② 静脈血の迂回スタート
（食道・腹壁・直腸静脈）

③ 腹水
（＋腎症で低アルブミン血症）

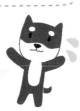

やばいっ！
肝腎症候群に
なるかも！

炎症の結果，肝臓が役目を果たせなくなったものが肝硬変．「著明な線維化とともに，肝実質の結節形成を示す病変」です．原因は，今までの肝炎に加え，内分泌系②（第9回）でおはなしする代謝異常症も含まれます．肝不全の徴候は，黄疸，腹水，意識障害，出血傾向．これらが出たものを「非代償性肝硬変」，出ていないものが「代償性肝硬変」です．

どうしてこんな症状が出るのかは，肝臓のなかで何が起こっているのかを確認すればわかります．起こっていることは，肝細胞の壊死，結合組織の新生です．肝臓細胞などが各種炎症でうまく働けなくなり，死んで（壊死して）しまうと，周囲が崩れないように結合組織が線維をつくり出します．しかし，この線維化したところは血液の通りが悪くなり，肝臓に流れ込む門脈の血圧が上がってきます（門脈圧亢進）．

門脈圧が上がると，静脈血は迂回ルートにあたる食道・腹壁・直腸静脈（側副系）に流れ出します．腹壁静脈圧が上がって青黒くみえてくるのが，メドゥーサの頭（腹壁静脈怒張）．同時に，消化管出血（食道静脈瘤・破裂），痔核（直腸静脈）の危険でもあります．門脈圧上昇は，腹水の原因にもなりますよ．

しかも，腎症を起こして，血液中のアルブミンが尿へと抜けてしまい低アルブミン血症になると，さらに腹水がたまりやすくなります．こうなると，いつ肝腎症候群を起こして末期昏睡や死に至ってもおかしくありません．

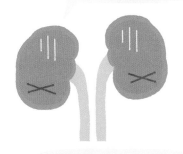

肝臓

肝硬変末期になって
腎不全を合併すると
「肝腎症候群」

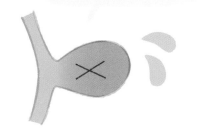

胆汁関係の肝硬変の
可能性も忘れないでね！

肝腎症候群とは，肝硬変末期に合併する機能的腎不全のこと．腎皮質の血管が痙攣し，血行不安定と血流分布異常が起こります．腎臓は，下部消化器系のおはなしをするまでもなく，とても大事なところ．具体的にどんなことが起こるかは，下部消化器系①（第10回）で確認です．

運よく肝硬変症状の出ていない代償性肝硬変なら，ビタミン多め，バランスのよい食事をとりつつ，規則正しい生活で進行を防げます．非代償性肝硬変になってしまうと，食事内容はかなり制限されます．安静にしつつ減塩して，タンパク質制限（植物性タンパク中心，かつ，量制限）が必要です．

消化管出血が出たら，外科的処置とショック対策が必要ですね．腹水と浮腫に対しては，ミネラルとアルブミン，腎機能の様子をみつつ，水分と食塩が制限対象になってきます．

あと，耐糖能異常（糖尿病レベルではないものの正常よりも高い血糖）も合併しやすくなっています．薄めようと身体は頑張りますから，高血圧や動脈硬化には注意が必要ですね．

体内最大の合成・分解工場がここまでおかしくなってしまった以上，肝移植は考えておかねばならない選択肢です．

肝硬変が，胆汁関係で起こることもありますよ．「続発性胆汁性肝硬変」は，自己抗体の存在が疑われるものの，原因は不明です．80％近くは症状が出ないため，肝硬変の代償性同様，規則正しい生活を心がけてくださいね．

肝がん

俺が関係することが
多いな！

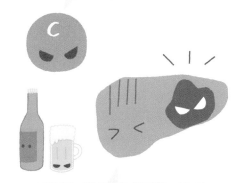

HCVベースだとアルコールで
発がん促進……

肝硬変の先に待ち受けていることもあるのが肝腫瘍．肝臓が出発（原発）のがんのうち，95％は肝細胞がん．60歳代に多く，ベースには慢性肝疾患があることが多いですね．ベースになる肝疾患の70％は，HCV．がん固有の症状はありません．

がん（腫瘍）マーカーとしては，α-フェトプロテイン（AFP）や，異常な血液凝固因子（PIVKA-Ⅱ）が出ます．AFP自体は，胎児期には普通に産生されるものですが，出生後はつくられないはずのタンパク質．がん化した細胞では再度つくられるようになるので，肝がんの指標（マーカー）として使われています．

動脈に詰めるのがTAE◉
（肝動脈塞栓術）
さらに薬を入れるのがTACE◉
（肝動脈化学塞栓術）

太い針状のものを刺して
ラジオ波による熱を加えるのが
RFA◉（ラジオ波焼灼療法）

対策は，シンプルな切除をはじめ，がんだけ塞栓させるもの（◉TACEや◉TAE）や，がんをラジオ波で焼き切るもの（◉RFA），化学療法などがあります．ただ，残念ながら再発しやすいのが肝がん．とくに，HCVがベースにある場合，アルコールは発がん化を促進します．最終的には肝移植が選ばれることが多いですね．

❸肝移植

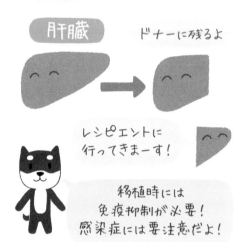

肝臓

ドナーに残るよ

レシピエントに
行ってきまーす！

移植時には
免疫抑制が必要！
感染症には要注意だよ！

今までのおはなしのなかで何回も出てきた「肝移植」．移植である以上，提供者と免疫抑制の問題があることはわかりますね．しかも，生体肝移植となれば，渡すほう（ドナー）も，受け取るほう（レシピエント）も，感染症などに十分注意する必要があります．

受け取るほうは，とくに強く免疫抑制をしているはずなので，感染症は即生命危機．肝移植を受けた人の死亡原因の多くは感染症で，移植から6か月以内が要注意なのはこのためです．

まとめ

以上，栄養吸収に注目した上部消化器系のおはなしでした．これらがおかしくなると，熱のもとになるATPをつくるためのグルコースを十分に吸収できなくなってしまいますよ！　次回は，ATPをつくる「代謝」をコントロールする内分泌系のおはなしです．今回おはなしできなかった，肝臓の貯蔵に関係する各種代謝異常もおはなししますからね．

TACE：transcatheter arterial chemoembolization，肝動脈化学塞栓術
TAE：transcatheter arterial embolization，肝動脈塞栓術
100　RFA：radiofrequency ablation，ラジオ波焼灼療法

といてみよう！ 国試問題

第99回午後27 ➡p.87

栄養素と消化酵素の組合せで正しいのはどれか.

1. 炭水化物—————リパーゼ
2. 蛋白質—————トリプシン
3. 脂肪—————マルターゼ
4. ビタミン—————アミノペプチダーゼ

第100回午前9 ➡p.87

膵リパーゼが分解するのはどれか.

1. 脂肪
2. 蛋白質
3. 炭水化物
4. ビタミン

第109回午後13 ➡p.87

脂肪分解酵素はどれか.

1. ペプシン
2. リパーゼ
3. マルターゼ
4. ラクターゼ

第101回午後15 ➡p.94

経口感染する肝炎(hepatitis)はどれか.

1. A型肝炎(hepatitis A)
2. B型肝炎(hepatitis B)
3. C型肝炎(hepatitis C)
4. D型肝炎(hepatitis D)

第97回午前20 ➡p.94

血液感染するのはどれか.

1. 結核
2. A型肝炎
3. B型肝炎
4. インフルエンザ

第102回午後11 ➡p.95

血中濃度が上昇すると黄疸となるのはどれか.

1. グルコース
2. ビリルビン
3. クレアチニン
4. 総コレステロール

第106回午後22 ➡p.96

針刺し事故によって感染するのはどれか.

1. RSウイルス
2. B型肝炎ウイルス
3. ヘルペスウイルス
4. サイトメガロウイルス

第105回午後16 ➡p.97

C型慢性肝炎に使用するのはどれか.

1. ドパミン
2. インスリン
3. リドカイン
4. インターフェロン

第94回午後25 ➡p.98

男性の肝硬変患者で門脈圧亢進による症状はどれか.

1. 皮膚の黄染
2. 女性化乳房
3. 腹壁静脈怒張
4. 黄褐色の尿

国試問題の答え

第99回午後27	2	第102回午後11	2
第100回午前9	1	第106回午後22	2
第109回午後13	2	第105回午後16	4
第101回午後15	1	第94回午後25	3
第97回午前20	3		

体温

第8回　内分泌系①（内分泌系全般）

前回までの「血液と免疫」「上部消化器系」に続き，体温に関係する３ブロック目．
内分泌系のおはなしスタートです．
　内分泌系（ホルモン）は，細胞がアデノシン三リン酸（ATP）をつくる「代謝」をコントロールして
います．細胞が血液中を流れるグルコースを取り込めるのも，血液中を流れるグルコースがほぼ一定
の濃度に保てるのも，ホルモンが働いているおかげです．
　私たちの体内環境をほぼ一定に保つことが，「恒常性（ホメオスタシス）」．体温維持も，血糖値（血
液中グルコース濃度）維持も，恒常性のおかげですね．対象となる内分泌器官やホルモンはたくさん
あります．基本的に，上から下へとおはなししていきますよ．

頭部から出るホルモンの異常

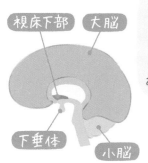

視床下部　大脳

下垂体　小脳

内側でみにくい
から断面に
してみたよ．
眉間の奥に
視床下部が
あると思ってね！

　頭の中央少し上にあるのが視床下部．間脳のある場所が視床下部のいる
ところですが……イメージ，できますか？
　眉間に指をあて，そこから頭のど真ん中に向かってイメージで線を引い
てみてください．中心に届く少し前，ちょっと上の辺りにあるのが視床下
部です．視床下部のすぐ下に下垂体がいますから，そちらは「中心に届く
前の，ちょっと下」．
　視床下部は，ホルモンの総元締めにあたります．個別の内分泌器官に命
令を出していたのでは，忙しすぎて目が回ってしまいます．だから，主に
下垂体を通して指揮・命令をしています．消化器系全体に抑制効果のある
ソマトスタチン（SS）を除いては，視床下部から出るホルモンは，下垂体
をコントロールするホルモンなのです．

102　　SS：somatostatin，ソマトスタチン

❶視床下部

📓 第96回午後28

機能低下症

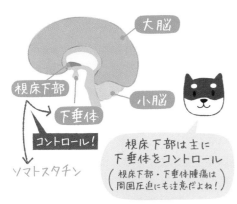

大脳
小脳
視床下部
下垂体
コントロール！
ソマトスタチン

視床下部は主に
下垂体をコントロール
（視床下部・下垂体腫瘍は
周囲圧迫にも注意だよね！）

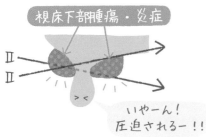

視床下部腫瘍・炎症

Ⅱ
Ⅱ

いやーん！
圧迫されるー！！

ちょうど視交叉の
あたりなんだね

そんな視床下部がおかしくなると，下垂体にすぐ影響が出ます．たとえば，視床下部性下垂体機能低下症．視床下部の腫瘍や炎症，頭部外傷や放射線治療，視床下部と下垂体をつなぐ血管や神経の損傷などが原因です．下垂体の機能が一部低下することも，全部低下することもあります．

成長ホルモン(GH)，甲状腺刺激ホルモン(TSH)，副腎皮質刺激ホルモン(ACTH)の分泌低下は，個々のホルモンの働きさえわかっていれば簡単に理解できます．視床下部の性腺刺激ホルモン放出ホルモン(GnRH)が減ると，卵胞刺激ホルモン(FSH)と黄体形成ホルモン(LH)が分泌不足になります．同じく視床下部のプロラクチン抑制因子(PIF)が減ると，プロラクチン分泌量が増えて，産後の女性のように無月経・乳汁分泌が出ることも．このような下垂体の分泌異常は「視床下部症候群」とよばれます．

先ほど確認した視床下部の位置は，視神経(第2脳神経)の視交叉の上です．だから，原因が視床下部腫瘍のとき，重症だと視野・視力障害が出ることがあります．視床下部には空腹中枢・満腹中枢もあるせいで，食欲異常が出ることもありますよ．

腫瘍なら，取り除ければ一番ですが……難しいこともあります．そんなときには化学療法や放射線治療をしつつ，分泌低下にはホルモン療法で対処することになります．化学療法では，骨髄抑制(血球減少)や消化器症状，脱毛，不妊の可能性がありますね．放射線治療では，頭痛・耳痛・めまいに加え，思春期前の患者さんでは知能・発育障害が出うることも忘れないでくださいね．

機能亢進症

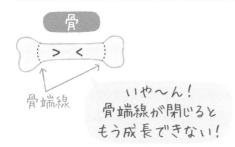

骨

骨端線

いや〜ん！
骨端線が閉じると
もう成長できない！

逆に，視床下部の働きが過剰になるのが中枢性思春期早発症．女児に多く，腫瘍が主な原因です．小学2年生くらい(7歳半)で乳房発達が始まり，骨の成長点である骨端線が早く閉じてしまうので，低身長になりやすくなります．本人の心理的動揺を受け止めることが必要ですね．腫瘍は取り除くことも，取り除かずに注射などでホルモン分泌量をコントロールすることもありますよ．

GH：growth hormone，成長ホルモン　TSH：thyroid stimulating hormone，甲状腺刺激ホルモン
ACTH：adrenocorticotropic hormone，副腎皮質刺激ホルモン　GnRH：gonadotropin releasing hormone，性腺刺激ホルモン放出ホルモン
FSH：follicle stimulating hormone，卵胞刺激ホルモン　LH：luteinizing hormone，黄体形成ホルモン
PIF：prolactin inhibiting factor，プロラクチン抑制因子

❷下垂体

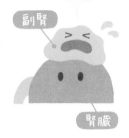

副腎クリーゼには
要注意だよ！

補充療法の
ときには……

次に下垂体．場所は視床下部のすぐ下で，血管でも神経でもつながっているところです．総元締めの下の，大元締めですね．

視床下部がおかしくなると悪影響を受けてしまうことは，先ほど確認しました．下垂体機能低下が起こったときには，原則として下垂体ホルモンの補充療法をしていくことになります．経口薬のときには，飲み忘れと飲みすぎに注意ですね．

個別のホルモンの分泌不足について補足．副腎皮質刺激ホルモン（ACTH）不足に対して補充療法をとるときには，「副腎クリーゼ」に要注意です．急性副腎不全のことで，循環不全を起こします．あとで副腎のところにたどりついたら，もう一度おはなししますね．

抗利尿ホルモンの不足と過剰

尿，出すぎ！

バソプレシン

出すぎも不足も
大問題！

またトイレだー！！
（尿崩症）

低ナトリウム血症から
痙攣を起こす
「水中毒🐾」には注意して！

Na

抗利尿ホルモン（バソプレシン）は，「出すぎ！」「足りない！」のどちらも問題です．抗利尿ホルモンの働きは，「利尿（尿を出すこと）に抗う」なので，原尿からの水分吸収を促進して，尿量を減らす働きがあります．

抗利尿ホルモンの不足・作用障害が「尿崩症」．約60％は外傷や腫瘍によるもので，残りは原因不明の特発性です．3大症状は，3L以上の多尿，口渇，多飲．

原因がわかれば，その治療が尿崩症の治療です．原因不明なら，水とミネラルに注意しつつ，抗利尿ホルモンに似た薬を使っていくことになります．1～2時間ごとにトイレに駆け込むことが多く，精神的に不安定になる人もいます．水中毒に注意しつつ，精神面のフォローもお忘れなく．

🐾水中毒というのは，水分の過剰摂取で低ナトリウム血症，痙攣を起こして，生命に危険を及ぼし得るもの．名前の響きよりもはるかに危険な中毒状態ですからね．

一方，抗利尿ホルモンの出すぎが「抗利尿ホルモン不適合分泌症候群（SIADH）」．イメージしやすいのは，腫瘍性の出すぎと視床下部の異常．血圧調節の受容器がある肺疾患でも起こりますよ．

こちらは体内の水分多すぎ状態（過剰貯留状態）．薄くなりすぎた血中ナトリウム（低ナトリウム血症）でみつかることも多いですね．放置すると脳までむくんで（脳浮腫），意識障害などの中枢神経症状が出ます．もう，悪化すると致命的状況が起こることはわかりますね．だから体重測定をして，ちゃんと水分を制限していきましょう．どうしても喉が渇いてダメだ……というときには，氷片を口に含んで，経過をみることが必要になります．

下垂体腫瘍

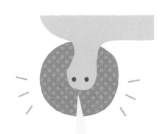

ホルモン出すぎ？
それとも周囲圧迫のみ？

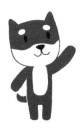

どちらも
大変なことに
なりうるよ

下垂体ホルモンの出すぎの原因に「下垂体腫瘍」があります．大部分は，転移をしない良性腫瘍．

増えた細胞のせいでホルモンを多く出すようになる産生過剰タイプが約60％．ホルモンとは無関係なタイプが残りの約40％です．

下垂体腫瘍の共通症状は，頭痛と視野障害．すぐ近くに視神経の視交叉があるせいですね．ホルモンとは無関係の腫瘍でも，周囲を圧迫することに変わりはありません．失明の可能性はありますし，脳圧亢進から脳ヘルニアを起こすと生命のピンチ到来です．

ホルモン産生過剰タイプだと，その過剰になったホルモンの作用が強く出すぎます．成長ホルモン(GH)過剰では，高血圧・耐糖能異常のほか，鼻や口唇の肥大，下あごの突出，眉弓部の膨隆などの先端巨大症状顔貌が出てきます．プロラクチン(PL)産生過剰だと，産後のように月経不順，不妊，無月経，性欲低下がみられます．副腎皮質刺激ホルモン(ACTH)過剰だと，副腎皮質ホルモン過剰症のクッシング症候群が出てきます．成長ホルモン過剰では，高血圧・糖尿病を合併しやすくなりますから，もとの病気に加えて，糖・脂質代謝異常や動脈硬化症疾患も用心した看護が必要です．

頸部から出るホルモンの異常

首の，甲状腺と副甲状腺のおはなしに入りましょう．ここからは，現場にあたる個別のホルモンのおはなしになります．一応「視床下部や下垂体がおかしいと，ここから先は影響を受けるぞ！」という意識は，お忘れなく．

❶甲状腺

甲状腺ホルモンには，代謝に関係するトリヨードサイロニン(T_3)・サイロキシン(T_4)と，骨に作用するカルシトニンが含まれます．

PL：prolactin，プロラクチン
T_3：triiodo thyronine，トリヨードサイロニン
T_4：thyroxine，サイロキシン

甲状腺ホルモンの過剰

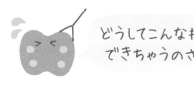

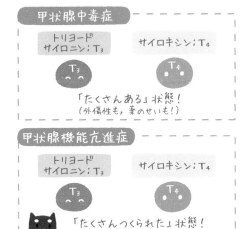

甲状腺ホルモンが過剰になる代表例は「バセドウ病」．甲状腺刺激ホルモン(TSH)受容体抗体のせいで，甲状腺が刺激され続けて，甲状腺ホルモンが出すぎます．「抗体」の文字からおわかりのように，自己免疫疾患の一種ですが，でも「なぜ」そんな抗体ができてしまうのかは不明です．甲状腺の腫れ，代謝亢進による体温上昇・動悸に加えて，眼球突出が特徴！　眼球突出は常に出る症状ではありませんが，ひどくなると目を閉じられなくなって，角膜に潰瘍ができてしまうこともあります．

治療としては，手術，抗甲状腺ホルモン薬，放射線治療(I-131内服治療)などがあります．放射線治療は，18歳以下には原則不可．妊娠中，授乳中，妊娠可能性のある人，6か月以内に妊娠予定の人もダメです．長期戦にはなりますが，治療すればしっかりと治ります．身体疲労のみならず，気分の上下も激しくなりますので，しっかりサポートしましょう．甲状腺中毒症の劇症型「甲状腺クリーゼ」には要注意です．中枢神経症状に加えて循環不全を起こし，ショックにつながりかねません．

「甲状腺中毒症」というのは，「甲状腺ホルモンがたくさんあること」で身体に悪影響が起きたこと．バセドウ病でも起こりますが，甲状腺の組織が外傷などで破壊されたときや，体外から薬を入れたときでも起こります．「甲状腺機能亢進症」というのは，「甲状腺ホルモンの産生が増えたこと」で身体に悪影響が起きたこと．バセドウ病は当てはまっても，外傷などや薬では当てはまらないことを忘れないでください．

甲状腺ホルモンの不足 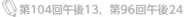 第104回午後13，第96回午後24

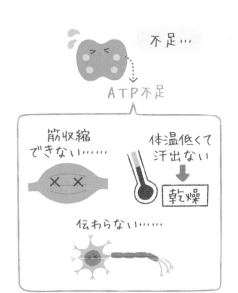

甲状腺ホルモンが不足するのが「甲状腺機能低下症」．末梢組織における甲状腺ホルモン作用不足で，全身または標的器官が機能不全となります．症状として何が起こるか，「代謝(ATP産生)」から考えてみましょう．

代謝が下がったせいで低体温．汗をかいて体温を逃がす必要がない(発汗減少)から，表面が乾く(皮膚の乾燥)．ATPが足りないから力が入らない(全身倦怠感・無力感・腸管に力が入らず便秘)．呼吸筋も力不足で息を強く吐けず(かすれ声)，神経細胞がうまく刺激を電気変換できずに聞き取りにくい(聴力低下)……などが起こります．あと，代謝低下から皮下に粘液状のむくみ(粘液水腫)が生じますよ．

甲状腺固有の原因としては，先天性，医療性(手術や薬)，ヨウ素不足，橋本病などが考えられますね．先天性は「先天性甲状腺機能低下症(クレチン病)」を覚えておきましょう．甲状腺ホルモンは中枢神経発達に必要なので，可能な限り早く対処する必要があります．だから，新生児マススクリー

　ATP：adenosine triphosphate，アデノシン三リン酸

ATP不足って
影響大！

ヨウ素

ヨウ素は
甲状腺ホルモンの
もとだけど……

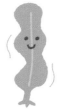

とりすぎると
甲状腺機能が
低下するよ！

ニング（フェニルケトン尿症，ホモシスチン尿症，メープルシロップ尿症，先天性甲状腺機能低下症，先天性副腎過形成，ガラクトース血症）に含まれているのです．残りは，内分泌系②（第9回）の，副腎と代謝異常のところで追加しますよ．

　ヨウ素不足は，海藻大好き日本人なら心配する必要はありません．むしろ「とりすぎによる甲状腺ホルモン欠乏」のほうが心配です．ヨウ素過剰になると甲状腺機能が低下するのですが（ウォルフ・チャイコフ効果），その仕組みはよくわかっていません．過剰なヨウ素がたまり，ヨウ素からホルモンをつくるところが邪魔されているのではないかと考えられています．便秘薬として民間療法で使われるネコンブ水は，ヨウ素多すぎです．

　橋本病は，これまた自己免疫による組織障害．重症になると，顔に浮腫（粘液水腫）が出ることがあります．治療としては，甲状腺ホルモンを内服することが多いですね．一生ものの内服になる人もいますから，服薬指導が大事ですよ．

そのほかの甲状腺の異常

　甲状腺ホルモンの過剰・欠乏を引き起こさない甲状腺炎もあります．これも自己免疫が関係しているのではないかと考えられています．

　甲状腺に腫瘍ができることもありますよ．がんの種類自体は多いのですが，がん全体の発生数からみると，甲状腺がんの発生割合はごくわずかです．一番多い乳頭がんは手術が有効ですが，リンパ節転移するので，早めの対処が必要ですね．

❷副甲状腺

📖 第103回追試午前51，第102回午後26

人工透析してたら，
たいてい亢進状態！

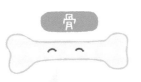

骨

骨への影響を忘れないで！

　甲状腺の上に点状にあるのが副甲状腺．副甲状腺ホルモン（パラトルモン：PTH）は，骨代謝に関係するホルモン．ビタミンD，カルシウムのキーワードを加えれば，骨・小腸・腎臓に作用することは理解できますね．

　副甲状腺ホルモン亢進は，がんなどで起こる原発性と，慢性腎不全などで起こる続発性があります．人工透析をしている人の大半は，副甲状腺ホルモン亢進状態にあると思ってください．

　副甲状腺ホルモンが亢進すると，血液中カルシウム濃度が上がり，血液中リン濃度が下がります．軽症なら脱力・多飲・多尿・便秘がみられます．骨量低下は始まっていますよ．重症になると高カルシウム血症クリーゼを起こして，意識障害や脱水を起こし，急性腎不全の大ピンチです．高カルシウム血症を予防するために，水をこまめに飲むことになりますが……透析をしていると「腎臓に負担をかけない範囲で」と条件がつくため，かなり

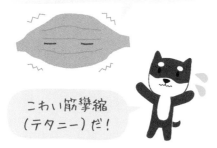

働きが悪いと……筋肉がうまく
収縮できない……

こわい筋攣縮
（テタニー）だ！

難しいコントロールを迫られます.

　副甲状腺ホルモン分泌低下が起こると, 今度は血中リン濃度が上がり, 血中カルシウム濃度が下がります. 低カルシウム血症といえば, 有痛性の筋攣縮「テタニー」です. 口や手足のしびれも出てきますよ. これらの症状は, カルシウムが神経細胞の情報伝達に必要なことと関係しています. ミネラルの重要性については, 上部消化器系②（第6回）でおはなししましたね.

胴部から出るホルモンの異常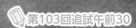

第103回追試午前30

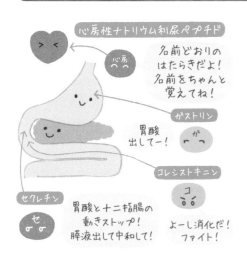

心房性ナトリウム利尿ペプチド

心房

名前どおりの
はたらきだよ！
名前をちゃんと
覚えてね！

ガストリン

胃酸
出してー！

が

コレシストキニン

セクレチン

胃酸と十二指腸の
動きストップ！
膵液出して中和して！

よーし消化だ！
ファイト！

　胴体に到着. 心房性ナトリウム利尿ペプチドは, 名前の通り心房から出る, 尿を出させる（利尿）ホルモン. 消化管ホルモンはガストリン, セクレチン, コレシストキニン. ガストリンは胃から出る胃酸を出させるホルモン. 腫瘍などのせいで出すぎると, 胃潰瘍の原因でした. セクレチンとコレシストキニンは十二指腸で出るホルモン. セクレチンは胃と小腸の動きを止めて, 中和を促進. コレシストキニンは消化酵素と胆汁酸分泌を促して, 食べ物を吸収できる大きさまで消化させる働きですね. 消化管全体を抑制するソマトスタチンは視床下部と膵臓から出ていますよ.

　続くは, 膵臓と副腎のおはなしです. 膵臓のところで各種代謝異常のおはなしもしたいので, 先に副腎から出るホルモンについておはなししてしまいましょう.

副腎皮質の異常：ホルモンの過剰 第99回午後30

　副腎には皮質と髄質があり, どちらからもホルモンが出ていました. でも, 多くは副腎皮質の分泌過剰・不足が問題になります.

　原因を問わず, 副腎皮質から出るホルモンが過剰になったものがクッシング症候群. 高血圧, 糖・脂質代謝異常を伴う多様な症状のほか, 特徴的な身体所見（クッシング徴候）がみられます. 具体的には, 満月様顔貌（ムーンフェイス）, 中心性肥満, 水牛様脂肪沈着, 筋萎縮や筋力低下, 皮膚の菲薄化, 赤色皮膚線条などが出るのが, クッシング徴候です. 原因は, 糖質コルチコイドの脂肪蓄積作用が頑張りすぎたためです.

　副腎に原因があるときには, 主に腫瘍（腺腫）. がんは副腎原因のうち5％

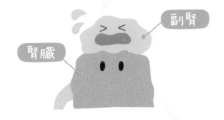

やばいっ!!
ホルモン出すぎた!

腎臓

副腎

クッシング症候群だね……
（糖質コルチコイドの
脂肪蓄積が出るよ）

急に副腎ホルモンが減ると
「副腎クリーゼ」の危険だよ!

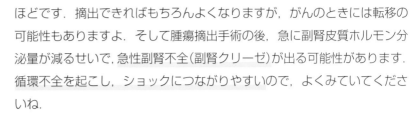

ほどです．摘出できればもちろんよくなりますが，がんのときには転移の可能性もありますよ．そして腫瘍摘出手術の後，急に副腎皮質ホルモン分泌量が減るせいで，急性副腎不全(副腎クリーゼ)が出る可能性があります．循環不全を起こし，ショックにつながりやすいので，よくみていてくださいね．

　何より怖いのは，合併症の多さ．高血圧が出るということは，循環器系に負担がかかっているということ．しかも糖・脂質の代謝異常つきですから，動脈硬化症のいきなりハイリスク状態です．さらに糖質コルチコイドには抗炎症作用(免疫抑制作用)がありましたね．感染予防は，単なる糖代謝異常(糖尿病)よりも注意が必要ということです．さらに，骨粗鬆症を起こしやすくなります．自重で背骨(とくに腰のあたり)がつぶれてしまう椎骨圧迫骨折が起きてしまうと，日常生活動作(ADL)が害され，生活の質(QOL)も下がってしまいます．しかも糖質コルチコイド過剰では精神不安定症状も出ます．これらを全部対策していく必要がありますね．

副腎皮質の異常：鉱質コルチコイドの過剰　📖第109回午後29

鉱質コルチコイド

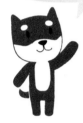

鉱

出すぎると高血圧と
低カリウム血症だな!

新生児マススクリーニングで
早く気づきたい
「先天性副腎過形成症」!

　副腎皮質でも鉱質コルチコイド(アルドステロン)が過剰なのが「原発性アルドステロン症」．腫瘍や過形成などが原因で，高血圧と低カリウム血症が起こります．過形成の代表「先天性副腎過形成症」は，新生児マススクリーニングの1つ．早くみつかれば，予後はとても良好です．逆に発見が遅れると，心肥大や脳血管障害が出てきます．だから，しっかりとマススクリーニングする必要があるのですね．

　そして「原発性アルドステロン症」は高血圧の約10％を占める，数少ない「原因がわかって(特定原因の『二次性高血圧』)治せる」高血圧です．食事はカリウムを多めにとりましょう．低カリウム血症で出るしびれ，有痛性筋攣縮(「こむら返り」や「足がつる」状態)，筋力低下などの神経筋症状についても説明しておきたいですね．もちろん，高血圧の降圧指導もお忘れなく．

ADL：activities of daily living，日常生活動作
QOL：quality of life，生活の質（クオリティ・オブ・ライフ）

副腎皮質の異常：分泌機能の低下

ホルモン……
出ないよぉ……

副腎

腎臓

副腎皮質機能
低下の代表が
アジソン病……

こちらも副腎クリーゼに
注意して！

逆に，副腎皮質の分泌機能が低下することもあります．たとえば，先天性の「副腎皮質ステロイド合成障害」．こちらは必要な副腎皮質成分を薬で補充し，外性器異常には外科的形成術がとられます．

一般的な副腎皮質機能低下症の代表は「アジソン病」．易疲労感，食欲不振，低血圧，低血糖，高カリウム血症と低ナトリウム血症が出ます．これらは鉱質コルチコイドと糖質コルチコイドの働きを思い出せばわかりますね．糖質コルチコイドは血糖値上昇作用．鉱質コルチコイドはレニン・アンギオテンシン・アルドステロン系で血液中のカリウムを原尿に分泌，原尿中のナトリウムを体内へ再吸収していたからです．

原因は，かなり多岐にわたります．視床下部や下垂体のせいはもちろん，がんや感染症，薬でも起きますし，原因不明のものもあります．対策は，原則として薬による補充になります．何より怖いのは急性の副腎不全「副腎クリーゼ」．今まで何回も出てきましたが，副腎皮質ホルモンの分泌量急低下により，循環不全が起こります．循環不全が起こるとどうなるか……は，循環器系のところ（第1，第2回）でおはなししましたね．副腎クリーゼは視床下部，下垂体の問題だけではなく，外傷などによる副腎損傷・機能不全でも起きることをお忘れなく！

つなげて知ろう　腎臓の復習とアシドーシス・アルカローシスの基本　📖第107回午前12

腎臓の働きを簡単に復習しておきましょう．腎臓は尿をつくることが主な働きですが，それ以外にも大事な働きをしています．「赤血球造血因子エリスロポエチン産生」，「ビタミンDの活性化」，「血液pH調節」，「血中ミネラル濃度調節」，「体内水分量調節（≒血圧調節）」，「尿の作成」です．後ろ4つ（3つの「〜調節」と尿作成）は，深く関係しあっています．そこを理解するために，血液から尿ができるまでをおさらいしましょう．キーワードは「濾過」「再吸収」「分泌」です．

腎臓には腹部大動脈からの直行便，腎動脈が流れ込んでいました．それが毛細血管へと枝分かれし，球状に丸まった部分が糸球体．1層の毛細血管壁細胞には，隣の細胞との間に隙間があり，「ざる」のように，血液中の水分をはじめとした「小さなもの」を濾しとることができます．これが「濾過」．血球や脂質，タンパク質のように大きなものは，血管内に残ったまま，そのまま腎静脈へと戻っていきます．糸球体の「ざる」の目を抜けて，周りのボウマン嚢（ボウルのような受け止めるところ）にたまったも

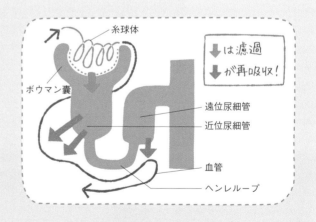

糸球体

↓は濾過
↓が再吸収！

ボウマン嚢

遠位尿細管
近位尿細管

血管

ヘンレループ

のが「原尿」です．原尿には身体の外に捨てたいもののほか，大量の水，アミノ酸，グルコースや各種ミネラルなどの「まだ捨てたくないもの」が溶けています．だから，ボウマン嚢からつながっている長い管（近位・遠位尿細管，ヘンレループ）を通しながら，「再吸収」する必要があるのです．

　水分とナトリウムの再吸収担当が，主に近位尿細管に働く下垂体後葉ホルモンのバソプレシン．ミネラルのナトリウムイオンは水と仲がよく，水と一緒に尿細管の周りにある毛細血管（体内）へと再吸収されていきます．

　ミネラル全般の再吸収と分泌担当は，主に遠位尿細管に働く副腎皮質ホルモンの鉱質コルチコイド（アルドステロン）．アルドステロンは血圧を上げる呪文「レニン・アンギオテンシン・アルドステロン系」の一部．アンギオテンシンⅡの命令を受けて，アルドステロンは原尿中からナトリウムイオンを再吸収し，カリウムイオンを原尿中に「分泌」します．ナトリウムイオンの再吸収は，仲のよい水も一緒に再吸収されますから，体内水分量が増え，血圧上昇につながることはイメージできますね．でも，それだけでは身体のなかがナトリウムイオン（Na^+）のせいでプラスに傾いてしまいますから，同じプラスのカリウムイオン（K^+）を原尿中に分泌します．こうすれば身体のなかのプラスマイナスは維持できますし，血液中に多すぎるとテント状T波を引き起こすカリウムイオンを体

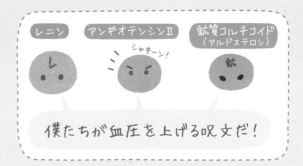

僕たちが血圧を上げる呪文だ！

の外に捨てられます．さらに，尿細管は水素イオン（H^+）や重炭酸イオン（HCO_3^-）の再吸収調節もできます．

　水素イオンは水（血液）に溶けて酸性，重炭酸イオンは水（血液）に溶けてアルカリ性を示すと思ってください．血液pHの正常域は，pH7.40±0.05で，そこから酸性に傾くとアシドーシス，アルカリ性に傾くとアルカローシスですね．極端に正常域から外れると，ヒト（細胞）は死んでしまうため，pHの恒常性を守る必要があります．

　pHの恒常性を守る2大器官は肺と腎臓．それをサポートしてくれるのが，赤血球の炭酸水素緩衝系です．

　肺は，水（血液）に溶けて酸性を示す二酸化炭素（CO_2）の排出量で恒常性を守ります．肺がおかしくなったせいでpHの正常域からはみ出すと，アシドーシスとアルカローシスの頭にそれぞれ「呼吸性」の文字がつきます．呼吸性アシドーシスの例は，二酸化炭素をうまく吐き出せない窒息や呼吸不全．呼吸性アルカローシスの例は，二酸化炭素を吐き出しすぎてしまう過換気症候群です．

　緩衝系というのは，急な酸やアルカリの上昇によって血液pHが急に動かないようにするもの．赤血球が炭酸水素を使っている緩衝系を，「赤血球の炭酸水素緩衝系」といいます．

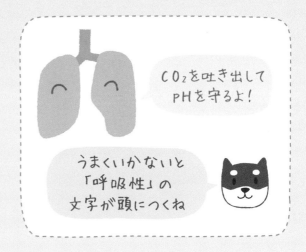

CO_2を吐き出してpHを守るよ！

うまくいかないと「呼吸性」の文字が頭につくね

腎臓をはじめ，肺以外の原因で血液pHが正常域から外れると，頭に「代謝性」の文字がつきます．腎臓が原因になることが多いのですが，腎臓以外でも代謝性になることに注意です．たとえば，糖尿病によるケトアシドーシス．ケトン体によるアシドーシスなので，肺は無関係．だから「呼吸性」ではありません．でも，ケトン体ができるのは腎臓のせいではありません．だから腎臓以外の原因による「代謝性アシドーシス」になります．

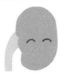

ぼくもpHを守るよ！
（H⁺とHCO₃⁻の両方をコントロール！）

「代謝性」のときに，腎がおかしいことは多いけど，「必ず腎！」ではないからね！

＊

あと理解しておいてほしいのは，身体のなかは一定量の酸とアルカリでバランスをとっているということ．たとえば，嘔吐．嘔吐というのは胃酸（酸性）が身体の外に出ていってしまうことです．すごく単純化した例として，酸3個とアルカリ3個で身体のなかのバランスをとっていたとしましょう．このときに酸が1個外に出ていったら，酸2個とアルカリ3個になってアルカリに傾きますね．だから，嘔吐は代謝性アルカローシスになります．これがわかれば，下痢（アルカリ性の腸液が体外に出ていく）が代謝性アシドーシスになることもわかります．

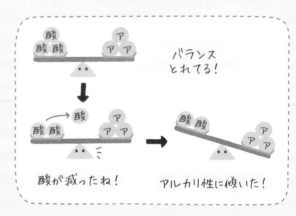

バランスとれてる！

酸が減ったね！

アルカリ性に傾いた！

＊

以上，これでも簡単な腎臓の働きの復習と，アシドーシス・アルカローシスの基本でした．腎臓がいかに大事なところか，思い出せましたか？ 腎臓がおかしくなると，これらすべてに悪影響が出てきます．ついつい「尿での不要物排出」だけに気をとられがちですから，常に注意してくださいね！

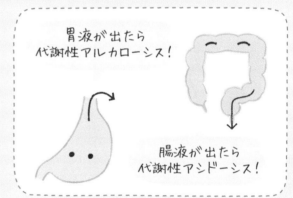

胃液が出たら代謝性アルカローシス！

腸液が出たら代謝性アシドーシス！

副腎髄質の異常

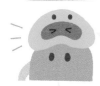

副腎髄質

うひゃー！
変だー！出すぎー！！

褐色細胞腫だと
交感神経系神経伝達物質
多すぎだ！

　副腎髄質がおかしくなってしまった例としては，「褐色細胞腫」を覚えておきましょう．副腎髄質に由来する腫瘍で，20〜40歳代によく起こります．症状は5H．高血圧（Hypertension），高血糖（Hyperglycemia），代謝亢進（Hypermetabolism），頭痛（Headache），発汗過多（Hyperhidrosis）ですね．まさに副腎髄質でつくられる交感神経系神経伝達物質，ノルアドレナリン（アドレナリン）の働きが強すぎた状態です．交感神経系の復習にもってこいですね．交感神経系が暴走している状態なので，どうしても不安・焦燥感が出やすくなります．でも原則として適切な治療でちゃんと治りますので，精神的サポートをしましょう．薬物で少しコントロールしてから，腫瘍切除の流れになります．

まとめ

次回は，膵臓と各種代謝異常症のおはなしです．前回で後回しにしてしまった肝臓の貯蔵についてのおはなしでもあります．新生児マススクリーニングの残り4つの紹介でもありますよ．

といてみよう！ 国試問題

第96回午後28 ➡p.103

28歳の女性．無月経で受診した．妊娠反応は陰性で，血中プロラクチン値の顕著な上昇が認められた．薬物は使用していない．最も考えられる原因はどれか．
1. 摂食障害
2. 下垂体腫瘍
3. 過剰な運動習慣
4. 頻回の子宮内膜掻爬

第104回午後13 ➡p.106

低体温が起こるのはどれか．
1. 尿崩症
2. 褐色細胞腫
3. 甲状腺機能低下症
4. Cushing〈クッシング〉症候群

第96回午後24 ➡p.106

慢性甲状腺炎（橋本病）で正しいのはどれか．
1. 壮年期男性に多い．
2. 甲状腺は萎縮する．
3. 自己免疫疾患である．
4. 甲状腺機能が慢性的に亢進する．

第103回追試午前51 ➡p.107

テタニーと関連するのはどれか．
1. 低カリウム血症
2. 低アルブミン血症
3. 低ナトリウム血症
4. 低カルシウム血症

第102回午後26 ➡p.107

血中カルシウム濃度を上昇させるホルモンを分泌する器官はどれか．
1. 副甲状腺
2. 甲状腺
3. 下垂体
4. 副腎

第103回追試午前30 ➡p.108

ホルモンと主な分泌臓器の組合せで正しいのはどれか．
1. ガストリン————————肝臓
2. セクレチン————————十二指腸
3. ソマトスタチン————————回腸
4. コレシストキニン————————胆嚢

第99回午後30 ➡p.108

中心性肥満を生じるのはどれか．
1. 褐色細胞腫
2. 1型糖尿病
3. 甲状腺機能亢進症
4. クッシング症候群

第109回午後29 ➡p.109

二次性高血圧症（secondary hypertension）の原因となるホルモンはどれか．
1. アルドステロン
2. ソマトスタチン
3. グルカゴン
4. メラトニン

第107回午前12 ➡p.110

頻回の嘔吐で生じやすいのはどれか．
1. 血尿
2. 低体温
3. 体重増加
4. アルカローシス

国試問題の答え			
第96回午後28	2	第103回追試午前30	2
第104回午後13	3	第99回午後30	4
第96回午後24	3	第109回午後29	1
第103回追試午前51	4	第107回午前12	4
第102回午後26	1		

第9回　内分泌系②（各種代謝異常症）

前回に引き続き内分泌系のおはなし．今回は代謝異常についてです．
膵臓は消化酵素の産生地点であり，ホルモンの産生地点でもあります．
糖質（炭水化物）の消化酵素のアミラーゼ，タンパク質の消化酵素のトリプシン，脂質の消化酵素のリパーゼです．
ホルモンは，ランゲルハンス島という膵臓内の小さな粒（島）から出ています．
ランゲルハンス島A細胞から出るのがグルカゴン．ランゲルハンス島B細胞から出るのがインスリン．
外分泌でも内分泌でも大事なところなので，おかしくなると一大事．これ，消化器系の復習です．

糖質代謝異常

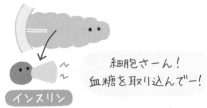

細胞さーん！
血糖を取り込んでー！

インスリン

これのおかげで細胞は
グルコースを取り込めるんだね！

代謝異常のおはなしは，糖質から始めましょう．インスリンの作用が不足し，慢性的に血糖値が高くなる代謝疾患が，糖尿病（DM）です．

インスリン作用というのは，筋肉をはじめとした全身の細胞のグルコース取り込み，肝臓からのグルコース放出抑制，脂肪分解抑制のことです．

「糖尿病」という名前から「尿に糖が出る」ことに目がいきますが，大事なのはそこではありませんよ．「空腹時を含めていつも（慢性的に）血糖値が高い」ことが問題です．

❶糖尿病の基本的理解

糖の放出と再吸収　　第99回午後54，第101回午後14

簡単に，糖尿病で尿に糖が出る理由をおはなししますね．

私たちの身体にとって，糖（グルコース）はとても大切なもの．アデノシン三リン酸（ATP）をつくり出して生きていくために，糖（グルコース）を捨てることなんて考えられません．でも，糖は水に溶けるため，腎臓で尿をつくる途中では，一度身体の外（尿細管内の原尿）に出してしまいます．それではもったいないので……尿細管を通している間に，すぐ隣を走る毛細血管へと糖を「再吸収」します．毛細血管に入ればもう「体内」ですから，一安心．

ただし，血液中のグルコース濃度が高い（血糖値が高い）と，原尿中に出てくる糖も多くなります．一定量を超えてしまうと，尿細管での再吸収が

DM：diabetes mellitus，糖尿病
ATP：adenosine triphosphate，アデノシン三リン酸

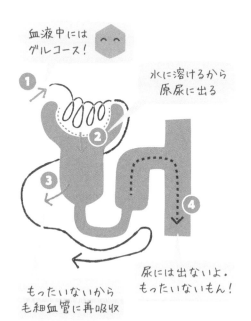

血液中には
グルコース！

水に溶けるから
原尿に出る

もったいないから
毛細血管に再吸収

尿には出ないよ．
もったいないもん！

多すぎると
「再吸収が追いつかない！」
これが「尿に糖が出た！」だね

追いつかずに，尿のなかに糖が残ってしまいます．これが「尿に糖が出る」です．

　食事をして時間が経つと，小腸から吸収されたグルコースが血液中に流れ込みます．このときに尿検査をすると，健康な人でも尿に糖が出てしまうことがあります．だから，尿検査前には「食事を1回抜く」などの指示があって，ちゃんと空腹時血糖で尿検査ができるようになっているのです．長期間の血糖値の平均は，HbA1c（ヘモグロビン・エー・ワン・シー）に反映されるので，直前数日だけ健康な食生活にしても「無駄な努力」ですよ．

　もちろん，腎臓の働きが悪いと（糖の「再吸収」がうまくできないので），血糖値が高くなくても尿に糖が出てしまいます．これは腎性糖尿といって，糖尿病ではありませんからね．

血糖値に関わるホルモンと，インスリンの働き

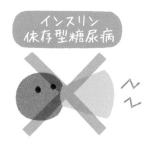

インスリン
依存型糖尿病

　血糖値を上げるホルモンはたくさんあります．細胞にとっての重要性を思い出せば，血糖値維持は最重要課題．とくに脳や赤血球にとっては死活問題です．だから肝臓に，空腹時の血糖を維持するための貯蔵型（グリコーゲン）をためておきます．

　でも血糖値を下げる（＝細胞に取り込ませる号令を出す）ホルモンは，インスリンただ1つ．インスリンがうまく働かないと，血糖値が高いまま．これでは全身細胞がATPをつくれず，腹ペコです．

　どうして血糖値がいつも高くなるのかの原因は2つに分けられます．1つはインスリンが不足するから，もう1つは細胞がインスリンの号令を聞かないから．

　インスリンが絶対的・相対的に不足しているものがインスリン依存型糖尿病（IDDM）．細胞が号令を聞かなくなったものがインスリン非依存型糖

　　IDDM：insulin dependent diabetes mellitus，1型糖尿病

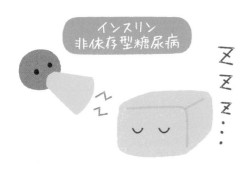

尿病(NIDDM). IDDMは1型糖尿病, NIDDMは2型糖尿病ともよばれ
ますね.

　約90％は遺伝的要因と環境要因の複合で発症するNIDDM, 残りが自
己免疫疾患や原因不明の特発性によるIDDMです.

糖尿病の症状と治療

　糖尿病の始まりには, 症状はありません. やがて易疲労性, 口渇, 多飲,
多尿が出てきます. 体重減少でみつかることもありますね.

　NIDDMの基本的治療は, 食事療法と運動療法を数か月続け, それでも
コントロールできない場合に, 薬も加えたコントロールとなります. カロ
リーを一定範囲内に抑えつつ, バランスをとって. ややきついと感じる脈
拍100〜120回/分くらいの運動を, 15〜30分, 1日2回……これを2
日に1回ペースです. これでだめなら, 経口薬(飲み薬)で膵臓を刺激. 出
ていたインスリンをもう少し出してもらい, それで改善するか様子をみま
す. それでもだめなら, インスリンを注射することになります.

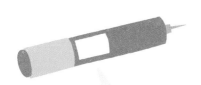

　IDDMのときには, インスリンを注射で補充することが第1選択. 出て
いないインスリンを前提に話を進めるわけにはいきませんからね.
NIDDMでも, インスリン注射から治療を始めるときもあります. 手術前
や昏睡状態, 肝不全や腎不全を合併している場合, 中心静脈栄養(TPN)
をしているときや妊娠中のときにも, インスリン注射です. なぜなら, こ
れらはすぐに血糖値をコントロールする必要があるからですね.

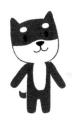

　なぜそんなに急ぐのか. それは, 糖尿病から生じる「合併症」が大問題だ
からです.

NIDDM：non insulin dependent diabetes mellitus, 2型糖尿病
TPN：total parenteral nutrition, 中心静脈栄養 (従来のIVH [高カロリー輸液])

❷糖尿病の合併症

急性合併症

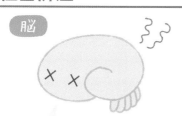

脳

効きすぎて低血糖！
（昏睡）

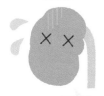

腎臓

多尿だー！
脱水だー！
（循環不全で昏睡だ！）

アセトン

揮発性で呼気に出る……

β-ヒドロキシ酪酸　アセト酢酸

水に溶けると
酸性だね

「ケトン体のせいで」
アシドーシスだから，
「ケトアシドーシス」だね！

糖尿病の怖さは，合併症の怖さでもあります．急性合併症には，低血糖（→昏睡），高血糖性高浸透圧性昏睡，ケトアシドーシス昏睡があります．3種類の昏睡は，原因が違いますよ．

1つ目は薬などが効きすぎて血中グルコース濃度が下がった低血糖状態による，脳細胞のエネルギー不足で起きた昏睡．対策にはブドウ糖（グルコース）のタブレット携帯です．ここは「低血糖症」のところでもう1回確認しましょうね．

2つ目の高血糖性高浸透圧性昏睡は，腎臓の働きまでもがおかしくなり，（多尿からの）脱水から循環不全を起こしたもの．体内水分量チェックは欠かせません．

3つ目のケトアシドーシス昏睡の始まりは，「全身細胞のグルコース取り込み」が働いていないこと．インスリンは，全身細胞に血液中グルコースの取り込み号令を出しています．インスリン不足（もしくは言うことを聞かない状態）では，細胞にとってのご飯にあたるグルコースが不足します．このままではATPをつくれません．細胞の生存に必要な最低限度のグルコースは，GLUT（グルコーストランスポーター）という膜タンパク質が，ATPいらずの拡散移動で届けてくれますが……．やっぱり「ATPのもと」不足は深刻です．とくに指揮命令を担当する脳がATP不足になってしまっては一大事．

そこでヒトの身体は，脂質を分解してつくったアセチルCoA由来の「ケトン体」をつくります．ケトン体は，アセトン，β-ヒドロキシ酪酸，アセト酢酸をまとめたよび名で，脳にとっては非常食にもあたるエネルギー源です．

ところが，このケトン体は水（血液）に溶けると酸性になります．ヒトの体はpHの恒常性を守らないと生きていけません．血液pHの正常域はpH7.40±0.05．ここから酸性（数字の小さいほう）に傾くとアシドーシス，アルカリ性（数字の大きいほう）に傾くとアルカローシス．ケトン体のせいで血液が酸性に傾いてしまうと，ケトアシドーシスです．血液pHが正常域からあまりにも離れてしまうと，細胞は正常に働くことができません．

脳細胞まで正常に働けなくなってしまった，これがケトアシドーシス昏睡です．血液pHがわかればすぐに注意できますね．血液中にケトン体が増えてきたサインは，アセトン臭．呼気がマニキュア除光液のような甘いにおい（アセトン臭）になります．これが出たら，要注意のサインですよ！

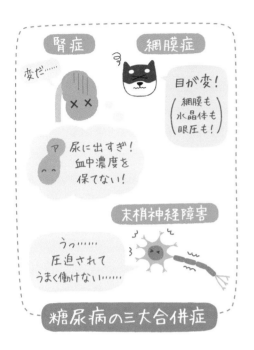

急性合併症だけでも十分大変なのに、慢性合併症ではさらに対策対象が広がります。

まず、先ほども出た「腎臓の働きがおかしくなってしまう（腎症）」。このせいで、血漿タンパクのアルブミンが尿になって身体の外に出ていってしまいます。……低タンパク（アルブミン）血症と、尿タンパク（タンパク尿）が出ていること、わかりますね。そのせいでさらに腎臓の働きはおかしくなっていってしまいます。最終的には腎不全になってしまうのですが、そこは下部消化器系（腎臓）のおはなしです。

次に、視覚に必要な網膜もおかしくなります（網膜症）。出血、浮腫、白斑から黄斑に変わり……。対応が遅れると網膜剥離の危険です。さらに白内障や緑内障も起こし、失明の危険がかなり高まります。

加えて、各種神経障害（末梢神経障害）。しびれ、異常感覚、疼痛、感覚低下といった末梢神経障害に加え、アキレス腱などの腱反射が失われる多発性神経障害も起こりえます。

この3つの腎症・網膜症・末梢神経障害が三大合併症です。ほかにも、下肢潰瘍や壊死（壊疽）といった足病変、虚血性心疾患や閉塞性動脈硬化症（ASO）といった大血管症状、易感染性などがみられます。これらの合併症は相互作用があるので、1つ症状が出ると次々と悪化していきます。

たとえば、末梢神経障害のせいで足を少し怪我しても気づきにくい状態で、ATP不足のせいで働きが鈍くなった白血球たちでは、感染を防げませんね（易感染性）。後手に回った白血球たちは、感染してダメになった細胞を処分しますが、新たな細胞で埋めようにも細胞分裂するATPがありません。これは潰瘍や壊死につながります。白血球たちはそれでも頑張ろうと仲間をよびますから……血管内皮は変化が起きやすい状態ですね。こちらは血管内病変のきっかけになります。糖尿病自体が動脈硬化症のリスク因子だったのは、このせいです。

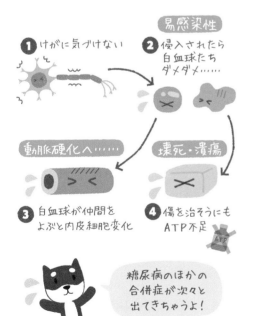

✳

急性・慢性の合併症についておはなししてきました。糖尿病は「治す」病気というよりも、「うまくつき合っていく」病気です。目標は、健康な人と同じくらいの生活の質（QOL）と、健康寿命を維持すること。進行を抑えてうまくつき合っていくには、セルフコントロールが重要になってきます。全体をみつつ、生活全般の指導・教育・情報提供。看護師の腕のみせどころですね。

QOL：quality of life, 生活の質（クオリティ・オブ・ライフ）

❸低血糖症

低血糖症は，血糖値が60mg/dLを下回ってしまったもの．動悸・震え・発汗といった自律神経症状が出るのは，「やばい！　なんとかしなきゃ！」とアドレナリンがたくさん出るからです．対応が遅れると思考力低下，痙攣，異常行動（中枢神経症状）が出て，昏睡です．先ほどおはなしした糖尿病の治療中，運動時や調子が悪くてあまり食べられなかった日（シックデイ）などで起こりえます．

糖尿病以外でも起こりますよ．インスリン自己免疫疾患や，インスリノーマのようにイメージしやすいものから，下垂体や副腎皮質の分泌作用低下による内分泌系，アルコールを含む薬物性，肝がんなどでも起こりえます．肝がんは，腫瘍細胞からインスリンに似た成長因子（IGF-Ⅱ）が出るせいですが……そっぐなくとも，肝臓は血糖値維持に不可欠なところです．肝臓に蓄えてあるグリコーゲンが，空腹時の血糖値を維持してくれます．同じグリコーゲン貯蔵場所でも，筋肉のグリコーゲンは筋収縮にしか使われませんよ．糖代謝異常症の1つに，グリコーゲン病（糖原病）があります．常染色体劣性遺伝の1つですが，グリコーゲンの貯蔵部位がわかれば，どこがおかしくなるか（肝臓と筋肉）がわかりますね．

やばいっ！！
血糖値低すぎだ！
なんとかしなきゃ！

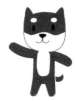

このせいで
自律神経症状が
出るんだよ

特定情報が…

片方だけでも
特徴出る
→優性

両方そろわないと
特徴出ない
→劣性

名前が変わるかも
しれないよ

＊

「劣性」の言葉が出てきたので一言補足．遺伝情報が片親から伝われば発現する「優性」と，両親から伝わらないと発現しない「劣性」．

この言葉が「顕性」と「潜性」に変わる可能性があります（日本遺伝学会というところが改訂を提案しています）．確定事項ではありませんが，言葉のイメージから変更しようとする動きがあるのは事実です．もしかしたら学習の途中で変更されるかもしれませんので，一応頭の片隅に入れておいてくださいね．

脂質代謝異常と高尿酸血症，痛風

脂質代謝異常のおはなしに入ります．以前は「高脂血症」とよんでいました．でも，「血液中脂質は多すぎても少なすぎてもよろしくない！」とわかってきたため，血清リポタンパク質の多すぎも少なすぎも「脂質異常症」とよびますよ．少なすぎがよろしくない理由は，脂溶性ホルモンや細胞膜の成分，炎症物質の必要性を思い出せばわかるはず．だけど，現在お目にかか

る脂質異常症の大多数は「多すぎ！」のほうです.

❶脂質異常症

📄第103回追試午前8

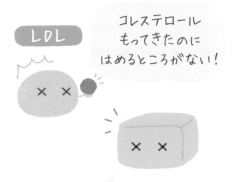

LDL

コレステロール
もってきたのに
はめるところがない！

細胞膜の成分なのに
受け取れないよ！

脂質異常の原因は，原発性と続発性に分けられます.

原発性としては「家族性高コレステロール血症(FH)」を覚えておきましょう. 常染色体優性の，若年性冠動脈疾患です. 細胞膜表面にあるLDLを受け止めるところ(受容体)がおかしく伝わってしまったために，LDLがコレステロールを細胞に渡せない状態(LDL-C)のまま，血液中に増えてしまったものです.

続発性の原因は，多岐にわたります. 今まで学習してきた自己免疫疾患，肝臓・胆嚢の各種機能障害，甲状腺機能低下やクッシング症候群，インスリン非依存型糖尿病(NIDDM)や神経性の食思不振のほか，腎臓の働きがおかしくなっても起こります.

脂質異常が起きたときに大事なのは，「いかに動脈硬化を防ぐか」です. 禁煙と肥満是正がポイントになってきますね. もちろん異常の原因と程度によっては，薬や人工透析類似のLDLアフェレーシスなどを用いることもあります. でも，あくまで生活習慣改善が基礎かつ基本です.

脂質異常症の，ある種の終着地点が脂肪肝. 病的に多量の脂質が，肝細胞に沈着した状態で，鳥ならフォアグラですね. BMIが25以上の約30％，BMIが30以上の約80％に，脂肪肝がみられます. 原因はいろいろありますが，過食と運動不足が双璧ですね.

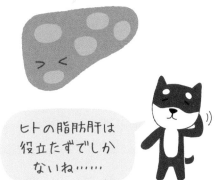

いやーん！
脂肪だらけー！

ヒトの脂肪肝は
役立たずでしか
ないね……

肝臓は腫れて大きくなりますが，原則として圧痛は出ません. 押して痛いなら，アルコール性肝炎の疑いがありますよ. 症状がないとはいえ，肥満を伴うときにはたいてい脂質異常，高血圧，糖尿病のどれかを合併しています. これ，メタボリックシンドロームにかなり重なりますね.

メタボリックシンドロームとは，（腹囲男性85cm以上・女性90cm以上の）内臓脂肪型肥満に，脂質異常，高血糖，高血圧のうち2つ以上の症状が一度に出ている状態です. 心疾患や脳血管疾患といった重大な状態を起こしやすい条件がそろっていること，わかりますか？　だからメタボリックシンドロームを解消しようと，国レベルで取り組んでいるのですね.

❷高尿酸血症，痛風

肥満と合併しやすいので，ここで高尿酸血症と痛風もおはなししてしまいましょう.

痛風というのは，高尿酸血症(7.0mg/dL超)が長時間持続し，析出した

FH：familial hypercholesterolemia，家族性高コレステロール血症
BMI：body mass index，体格指数

尿酸・尿酸塩結晶が原因となって，急性関節炎や腎障害を起こすもの．尿酸という核酸代謝産物が「身体のなかで結晶化してチクチク痛い！」という病気です．尿酸の血中濃度が上がる原因は，飲酒・激しすぎる運動・肥満．尿酸は水に溶けないので，こまめに水分（尿）で身体の外に出さないとたまってしまいます．脱水状態になると，それだけで排出が遅れてしまいますね．男性では上記要因に加え，排出に協力的ではない男性ホルモンのせいで，排出が遅れがちです．

やがて体内でたまった尿酸は，骨の滑膜で結晶化し，ここで局所違和感．結晶がポロリと剥がれると，関節炎です．歩行不能レベルの疼痛になることが多く，腫脹，発赤もみられます．「風が吹いても痛い」といわれる痛風発作は，24時間以内にピークを迎え，10日ほどで治ります．そして次の発作まで痛みが出ません．

炎症には非ステロイド性抗炎症薬（NSAIDs）などの薬が効きますが，ベースにある高尿酸血症を治さないと再発します．摂取カロリーを制限して，水分をたくさんとる必要がありますね．合併しやすい病気としては，肥満のほかに高血圧，脳血管障害，虚血性心疾患に脂質代謝異常．糖質代謝異常症に腎症，尿路結石など．

生活習慣の改善は，ほかの病気の改善にもつながります．逆に，1つどこかがおかしくなると，次々とほかのところもおかしくなっていくのです．個々の疾患・病気だけに注目するのではなく，「メタボリックシンドローム」の状態に介入する意味や重要性，みなさんはもうわかってくれますよね．

尿酸が
結晶化すると
刺さって痛い！

俺に触れると
ケガするぜ！

水（尿）で
身体の外へ！

タンパク質代謝異常

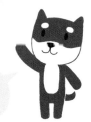

タンパク質は筋肉や骨，
酵素や神経伝達物質のもと……

「変！」になったら
かなり危険だね！

続いて，タンパク質代謝異常．糖質や脂質と比べて病気の前面に出てくることは，あまり多くありません．でも，タンパク質の役割を思い出せばわかるように，タンパク質代謝異常が出てきたらかなり「ヤバい！」状態ですよ．

❶アミノ酸レベルの代謝異常

タンパク質は，アミノ酸が集まったもの．アミノ酸の代謝異常は，とくに先天性が問題になります．先天性アミノ酸代謝異常の代表例は，フェニルケトン尿症（高フェニルアラニン血症），ホモシスチン尿症，メープルシロップ尿症．この3つ，新生児マススクリーニングの対象です．

　NSAIDs：non-steroidal anti-inflammatory drugs，非ステロイド性抗炎症薬

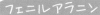

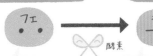

フェニルアラニン → チロシン

多すぎると
精神発達に障害！

不足すると
色素つくれない……

フェニルアラニンを
チロシンに変える酵素が
変になると、
フェニルアラニンが蓄積！
これが「フェニルケトン尿症」

バリン　イソロイシン　ロイシン

僕らがたまると神経系障害……

これらを分解する酵素が欠けると、
正常に代謝されずに蓄積して
メープルシロップ尿症

フェニルケトン尿症（高フェニルアラニン血症）は，放置すると痙攣，色素低下，知能障害が出るので，低フェニルアラニンミルク療法．ホモシスチン尿症は，静脈の血栓などが生じてくるので，低メチオニン・高シスチン食とビタミンB_6補充療法．メープルシロップ尿症は，痙攣，多呼吸，代謝性アシドーシスが出てくるので，BCAA除去ミルク療法ですね．BCAAというのは，バリン・ロイシン・イソロイシンのような血中分岐鎖アミノ酸のことです．

このように，「早期にわかれば対処可能，遅れてしまうと問題が！」という病気が，新生児マススクリーニングの対象です．これに，ガラクトースを代謝する酵素を欠いたガラクトース血症，先におはなしした先天性甲状腺機能低下症と先天性副腎過形成症を加えると，新生児マススクリーニングの主な対象を全制覇です．先天性甲状腺機能低下症（クレチン症）と先天性副腎過形成症については，内分泌系①（第8回）の甲状腺と副腎のところでおはなししてありますよ．

あと，先天性アミノ酸代謝異常に高シトルリン血症も追加しておきましょう．新生児マススクリーニングの対象ではありませんが，常染色体劣性の，約2万人に1人が思春期に発症する病気です．高アンモニア血症に由来する失見当識，もうろう，傾眠，昏睡が起き，死の危険もあります．精神症状ばかりに目がいくと，てんかん，うつ，統合失調症と判断されてしまうこともあります．高タンパク食を避けることになりますね．肝移植ができれば，それが一番です．ちなみに，後天性アミノ酸代謝異常は，肝硬変や腎不全などで起こりますよ．

❷タンパク質レベルの代謝異常

第99回午前33

タンパク質代謝異常は，骨格筋で起こるものと，血清総タンパクで起こるものに分けられます．

骨格筋のタンパク質（筋量）が減るものが，サルコペニア．正常な加齢でも起きますが，臓器不全や低栄養でも起こります．悪液質（カヘキシア）というのは，なんらかの疾患を原因とした栄養失調で衰弱した状態．白血病や悪性腫瘍で起こります．

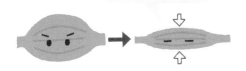

減っちゃった……
（サルコペニア？）

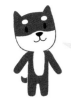

原因が病気で
衰弱すると
カヘキシアだね

血清総タンパクの上昇は，脱水や多発性骨髄腫で起こります．多発性骨髄腫は，血球異常のところで「ベンス・ジョーンズタンパク」の名前とともにおはなししましたね．この特殊なタンパク質がたくさんつくられるせいで，血清中のタンパク質量が上昇するのです．

血清総タンパクが減る原因は，低栄養，ネフローゼ，肝硬変．ネフローゼは，腎臓がおかしくなって，血液中のタンパク質が尿に抜けてしまった

BCAA：branched chain amino acid，分岐鎖アミノ酸

123

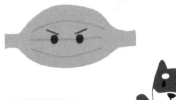

筋肉を維持できないと
大問題だよ！

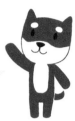

ちゃんと
カロリーだけでなく
タンパク質も補給！

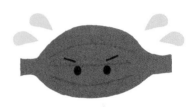

頑張っているときには
しっかり補給してね！

から．肝硬変は，必要なタンパク質を合成することができなくなったから．そして，「低栄養なんて，難民や紛争地帯，飢餓のときの話でしょ？」なんて思ってはいけません．

近年，「高齢者のタンパクエネルギー低栄養（PEM）」と「慢性疾患による低栄養」が注目されています．摂取総カロリー量には注意していても，タンパク質供給が不十分だった結果です．高齢者は，生理学的に全身タンパク量が低下しやすくなっています．ここに摂取タンパク質量まで減ってしまうと，咀嚼をはじめとした消化・吸収機能障害や，五感の低下，認知にも悪影響が出てしまいます．経口摂取可能なら，ぜひタンパク質を増やしてください．それがだめなら経腸栄養の内容再検討，それでもだめなら静脈ラインからの供給も検討です．一足飛びに「とにかく静脈ラインに入れちゃえ！」ではダメですよ．消化管をはじめ，筋肉は使わないと衰えてしまいますからね．

「慢性疾患による低栄養」の原因には，「筋肉が頑張っているから」と「摂食障害を含む消化吸収障害」がありますね．たとえば，心疾患は心筋がおかしくなりつつも頑張っているせいで，ATPの必要性（消費量）が増えますね．同様に呼吸のところで出てくる慢性閉塞性肺疾患（COPD）でも，普段使わぬ呼吸補助筋まで使う努力呼吸のせいでATP必要性（消費量）が増えてきます．慢性閉塞性肺疾患では呼吸困難性の食欲低下も起こりますから，「摂食障害」としての側面もありますね．「摂食障害を含む消化吸収障害」としては，消化器系疾患はイメージしやすいはず．ほかにも，抑うつと嚥下障害が重なりやすい脳卒中，食欲不振と消化吸収障害の重なる肝疾患，食欲低下と代謝性アシドーシスが重なる腎疾患でも起こり得ますよ．

ビタミンの異常

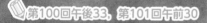

第100回午後33，第101回午前30

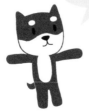

脂溶性ビタミンは
過剰症にも
注意だったね……

タンパク質代謝異常と同様に，前面には出てこないけど異常になったら大変なのが，ビタミン異常．ミネラル異常については，ヨウ素（ヨード）は内分泌系①（第8回）の甲状腺ホルモンのところでおはなししましたね．鉄は呼吸のところでおはなしする予定．残りの主なものについては，上部消化器系②（第6回）の食道から小腸のところでおはなししました．

なお，今回扱うのは頻度の関係上，主に欠乏症のおはなしになります．脂溶性ビタミンを中心に過剰症が存在しますから，安易にサプリメントに頼ってはいけませんよ．とくに妊娠中（妊娠初期）のビタミンA過剰症「催奇形性」は，忘れてはダメですよ！

PEM：Protein energy malnutrition，タンパク質・エネルギー欠乏（症）
COPD：chronic obstructive pulmonary disease，慢性閉塞性肺疾患

不足は夜盲症！

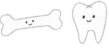
不足すると
十分な機能が保てないよ！

赤ちゃんで
不足すると新生児メレナ！

脚気と
ウェルニッケ脳症！

口内・口角炎，
舌炎と皮膚炎も！

皮膚炎，てんかん様発作，
多発性神経障害……

悪性貧血！

壊血病だっ！

原則として，日本で普通に食事をしていれば，そうそう欠乏症にはなりません．でも「普通に食事」は意外と難しいもの．低栄養や吸収障害，高齢者では気をつけないといけませんね．

脂溶性ビタミンは，過剰症の危険がありますが，欠乏症もありますよ．ビタミンA欠乏症は，暗いところでみえにくくなる夜盲症や，角膜乾燥・消化吸収障害・気道の易感染性を含む上皮細胞障害．ビタミンD欠乏症は，小児のくる病，成人の骨軟化症．肝臓や腎臓の調子が悪いときには骨粗鬆症も気にしてください．ビタミンEは，そうそう欠乏症を目にしないはず．ビタミンKの欠乏症は出血傾向．新生児メレナをお忘れなく！　水溶性ビタミンは，常に欠乏注意報．ビタミンB$_1$は，四肢末端の知覚・運動障害の出る脚気と，意識障害や精神症状の出るウェルニッケ脳症が心配です．ビタミンB$_2$は，舌炎，口内・口角炎，皮膚炎．ビタミンB$_6$は，皮膚炎，てんかん様発作，多発性神経障害の恐れがありますが，腸内細菌のおかげで欠乏症は出にくくなっていましたね．ビタミンB$_{12}$欠乏症は，悪性貧血（巨赤芽球性貧血）．葉酸（ビタミンB$_9$）とともに細胞分裂に必要な，欠乏しやすいビタミンセットでした．ビタミンC欠乏症は，歯肉出血，皮膚や粘膜の点状〜斑状出血などの壊血病でしたよ．

ま と め

以上，内分泌系と各種代謝異常のおはなしでした．「体温は代謝だから，甲状腺ホルモン分泌だけ気をつければいいや」……ではありませんでしたね．ホルモンのフィードバックの存在だけではなく，各種ホルモンの関係性が理解できてきたはずです．また，メタボリックシンドロームはこの分野だけのおはなしではありません．今まで学習したことの復習にもってこいです．関連性を，自分でまとめてみてくださいね．関係性を示す矢印を書くと，あちこちがつながって「大変！」ということがわかりますよ．次回からは下部消化器系のおはなしです．

といてみよう！ 国試問題

第99回午後54 ➡p.115

2型糖尿病の患者に食事療法について指導した．
2か月後の外来受診日に食事療法の長期的な評価指標として最も適しているのはどれか．

1. 尿糖
2. 体重
3. HbA1c
4. 空腹時血糖

第101回午後14 ➡p.115

糖尿病（diabetes mellitus）の診断指標となるのはどれか．

1. 尿酸値
2. HbA1c
3. 赤血球沈降速度
4. プロトロンビン時間

第93回午前16 ➡p.119

糖尿病の合併症でないのはどれか．

1. 腎障害
2. 肝硬変
3. 神経障害
4. 網膜症

第102回午前22 ➡p.120

低血糖の症状または所見はどれか．

1. 口渇
2. 徐脈
3. 多尿
4. 発汗
5. 発熱

第103回追試午前8 ➡p.121

メタボリックシンドロームの診断に必須の診断基準項目はどれか．

1. 腹囲
2. 脂質
3. 血圧
4. 血糖

第99回午前33 ➡p.123

ネフローゼ症候群で必ずみられるのはどれか．

1. 血尿
2. 体重減少
3. 低蛋白血症
4. 低コレステロール血症

第100回午後33 ➡p.124

ビタミンB₁の欠乏で生じるのはどれか．

1. 夜盲症（night blindness）
2. 壊血病（scurvy）
3. くる病（rickets）
4. 脚気（beriberi）

第101回午前30 ➡p.124

ビタミンと欠乏症の組合せで正しいのはどれか．

1. ビタミンB₁──ウェルニッケ脳症
　　　　　　　　（Wernicke's encephalopathy）
2. ビタミンC──脚気（beriberi）
3. ビタミンD──新生児メレナ（melena neonatorum）
4. ビタミンE──悪性貧血（pernicious anemia）

国試問題の答え

第99回午後54	3	第103回追試午前8	1
第101回午後14	2	第99回午前33	3
第93回午前16	2	第100回午後33	4
第102回午前22	4	第101回午前30	1

第10回　下部消化器系①（腎臓と尿）

下部消化器系の役目は，不要物の排出．いらなくなったものを身体の外に出さないと，必要なものを新しく身体のなかに入れることができません．いらなくなったもの（不要物・老廃物）は，「水に溶けるもの（または水で押し出すもの）」と「水に溶けないもの」に分けられます．「水に溶けるもの（または水で押し出すもの）」は尿で，「水に溶けないもの」は便で，体外に排出しますね．今回は，主に尿による体外排出．便による体外排出については，第11回のおはなしです．生殖器系は，場所も働きも下部消化器系と密接な関係にありますね．尿の排出に関係のあるところは今回おはなしします．残りの生殖器系は，便のおはなしのときに一緒にしますからね．

腎臓と尿路とは？

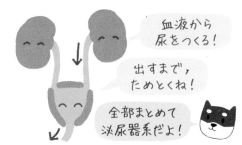

血液から尿をつくる！

出すまで，ためとくね！

全部まとめて泌尿器系だよ！

尿をつくるところは腎臓です．腎臓が，血液から尿をつくり，できた尿を輸尿管が膀胱へと運び，膀胱にためて，尿道経由で身体の外に出す．これらをまとめて"泌尿器系"とよびますね．このどこかがおかしくなると，尿による体外排出に問題が出てきます．大きく分けると「腎臓がおかしくなって尿をつくれない！」と「通路に問題があって外に出せない！」ですね．

腎臓の異常

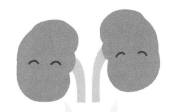

ネフローゼ症候群はほかの異常と重なるから注意してね

「腎臓がおかしくなった！」についてみていきましょう．大まかな流れとして，「炎症」，「急性機能不全（急性腎不全）」，「慢性機能不全（慢性腎不全）」になることは，肝臓とほぼ同じ．ただ，これらにまたがる「ネフローゼ症候群」がありますので，少し注意です．

腎臓の炎症には，「糸球体で起こるもの」と，輸尿管に尿を送るための腎盂で起こる腎盂腎炎などの「糸球体以外で起こるもの」があります．まずは，糸球体で起こる炎症を理解しましょう．

❶（急性）腎炎

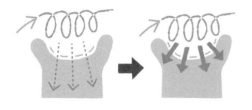

これがタンパク尿の原因だね……

第98回午後8

糸球体で起こる炎症として，「糸球体腎炎」をおはなししますね．糸球体腎炎には「原発性（一次性）」と「続発性（二次性）」があります．続発性の主な原因，糖尿病と全身性エリテマトーデス（SLE）についてはもうおはなししてあります（第4，第9回）．

原発性糸球体腎炎で覚えておいてほしいのが「急性糸球体腎炎」．「溶連菌感染後急性糸球体腎炎」とほぼ同義語です．小児から若年成人に多く，β溶血連鎖球菌（溶連菌）の咽頭炎から，1〜2週間の潜伏期間を経て発症します．喉の痛み（咽頭炎）が治った頃に，浮腫・高血圧が出始めて，そこからタンパク尿，血尿，乏尿が3か月ほど続くことになります．

始まりは糸球体の濾過機能が悪化して，水分排出がうまくいかなくなった状態．濾過機能の悪化が進むと乏尿（1日尿量400mL以下），なんとか濾過機能を改善させるべく糸球体のざるの目がスカスカになると血液中タンパク質や血球が抜け，尿に出てしまいます（タンパク尿・血尿）．これが，軽症で出る無症候性タンパク尿と肉眼的血尿（コーラ尿）です．ひどくなると，胸水，うっ血性心不全，高カリウム血症，代謝性アシドーシスです．胸水とうっ血性心不全は，濾過機能がさらに悪化したせい．高カリウム血症と代謝性アシドーシスは，水素イオンをはじめとしたミネラルの調節すらうまくいかなくなった状態です．

原則として3か月ほどで治るため，対症療法となります．入院して，安静にしつつ，減塩食で高血圧対策，利尿を促して浮腫の改善です．ただ，場合によっては緊急人工透析が必要になることもありますよ．

❷ネフローゼ症候群

尿に出すぎた……
（タンパク尿）

血中濃度を保てない……
（低タンパク血症）

これがネフローゼ症候群……

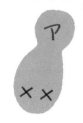

第99回午前33

ここでネフローゼ症候群についても説明しておきます．ネフローゼ症候群は，1日3.5g以上のタンパク尿がみられ，血中アルブミンが3g/dL以下の，低タンパク血症が出る病態をまとめたもの．毎度おなじみ，原発性と続発性に分けられます．

続発性の原因には遺伝性，がん，肝炎ウイルスやマラリア・HIVなどの感染，薬のほか，糖尿病，全身性エリテマトーデス，アミロイドーシスなどの全身性疾患があります．多くは，もう説明し終わっていますね．原発性の例として，「微小変化型ネフローゼ症候群」と「膜性腎症」についておはなしします．

微小変化型ネフローゼ症候群は，小児のネフローゼ症候群の約80％，

SLE：systemic lupus erythematosus，全身性エリテマトーデス
HIV：human immunodeficiency virus，エイズウイルス，ヒト免疫不全ウイルス

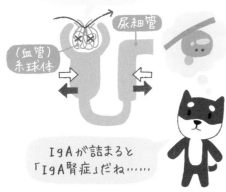

うひゃ！　糸球体に
何か詰まった！？

尿細管

（血管）
糸球体

IgA が詰まると
「IgA腎症」だね……

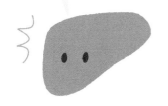

アルブミン不足だ！
血液浸透圧を守るために，
リポタンパク質をつくろう！
（だから脂質異常症になるんだよ！）

成人のネフローゼ症候群の約40％を占めます．ネフローゼ症候群の名の通り，タンパク尿，低タンパク血症を起こしますが……意外なほど，糸球体はおかしくなっていません．「おかしくなる度合い（変化）が，ごくわずか（微小）」というネフローゼ症候群です．急に浮腫と体重増加がみられ，高コレステロール血症が必須レベルで合併してきます．ステロイドがよく効くので「治りやすい」のですが，約半分は再発してしまいます．

　膜性腎症は，成人に多い，ネフローゼ症候群を示す病気．糸球体に，抗体を含んだ免疫複合体が沈着してしまったものです．高齢者に多く，約40％が続発性で残りは原因不明です．あまりにネフローゼ症状がひどいと，ステロイドなどの薬物療法対象になります．なお，抗体といっても，IgAが沈着すると「IgA腎症」と，別の名前になります．IgA腎症は，慢性糸球体腎炎のうち，IgAを主体とする沈着物がたまるもの．日本では慢性糸球体腎炎のうち，成人では約30％，小児でも約20％を占めるものです．症状は，定期検診などで偶然みつかるタンパク尿や血尿がスタートです．原因がわからず，治療方法も根本的なものがなく，対症療法になってしまいます．レニン・アンギオテンシン系阻害薬や副腎皮質ステロイド薬，免疫抑制薬などが使われますね．透析が必要になるレベルに，10年で10〜15％，20年後には約40％が到達してしまいます．

　おはなしをネフローゼ症候群一般に戻しましょう．コレステロールや中性脂肪（TG）が増える脂質異常症状態になりやすいのは，血液中タンパク質減少が原因です．そのままでは血液の浸透圧が低下してしまうため，肝臓が血液浸透圧維持に役立つリポタンパク質を増産するからですね．ネフローゼ症候群に合併しやすいのは，急性腎不全と血栓症と易感染性．急性腎不全は微小変化型ネフローゼ症候群で，血栓症は膜性腎症で起こりやすいですね．原則は，入院して安静維持．食事はタンパク尿の出るネフローゼ期には1日6g以下の食塩制限．腎臓に負担をかけないための0.8〜1.0g/体重kgの低タンパク食になります．利尿薬と血栓予防のワーファリン®も追加ですね．腎臓の働きが正常になれば，生活制限はいりませんよ．

❸急性腎不全

急性腎不全の仕組みと症状 📝 第108回午前50

リン酸とくっついて
筋肉にいるよ！

捨てる形だよー！
ちゃんと捨ててねー！

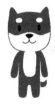

クレアチニンを捨てられないと，
血中窒素(N)が上がってくるね……
(それが高窒素血症)

ネフローゼ症候群の合併症の1つが「急性腎不全」．腎臓の排泄機能が急激に悪化し，高窒素(N)血症が急速進行した状態です．腎不全のせいで尿が出にくくなるため，体液貯留から四肢末端浮腫，胸水，腹水，うっ血性心不全が起きてきます．うっ血性心不全のサインは呼吸困難，起坐呼吸，喀血．ここについては循環のところでおはなしした通り．ほかにも悪心(吐き気)・嘔吐，食思不振などの消化器系症状や，傾眠傾向，見当識障害・意識障害，痙攣，昏睡といった中枢神経症状，高窒素(N)血症，高カリウム(K)血症，代謝性アシドーシスも出てきます．

腎不全は，血液中ミネラル調節がうまくできずに代謝性アシドーシスになります．主に水素イオン排出と重炭酸イオン再吸収がうまくできないせいですね．窒素(N)が血液中に増える理由は，尿素窒素(BUN)とクレアチニンのせい．クレアチニンは筋肉中タンパク質貯蔵スタイルのクレアチンの代謝産物です．クレアチニンをうまく尿に捨てているのかをみるのが，クレアチニンクリアランス．腎臓の糸球体の働きをみる検査です．高カリウム血症はテント状T波を引き起こし，放置は生命の危険ですね．とにもかくにも，原因を取り除きつつ体液管理です．危険な状態なら人工透析を行うことになります．

ただし「原因」とひと言で片づけるには，あまりにも対象が広すぎます．「腎臓の前に原因(腎前性)」，「腎臓に原因(腎性)」，「腎臓の後ろに原因(腎後性)」に分けましょう．肝臓の黄疸原因を溶血性，肝細胞性，閉塞性に分けるのと同じですね．

急性腎不全の原因（腎前性，腎性，腎後性） 📝 第109回午後23

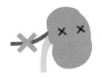

入ってくる量が
足りない！！

腎前性急性腎不全は
「ショック」と重なるよ！

腎前性は，循環量低下が主原因．これが急性腎不全の約60%を占めます．原則として可逆性(もとに戻る)ですが……対処が遅れると大変です．循環量低下は「体液減少」「分布異常」「心機能低下」「末梢血管拡張」で起こりますね．そう，ショックのおはなしそのものです．ちゃんと循環器系の「ショック」のところ(第2回)を復習しておきましょう．

腎性は，急性腎不全の約35%．「腎血管障害」，「糸球体障害」，「急性間質性腎炎」，「急性尿細管壊死」と分けることができます．「腎血管障害」は，腎臓に入る(または出ていく)血管がおかしくなったもの．これらが閉塞したら，腎臓は役割を果たせませんね．「糸球体障害」は，主に糸球体のざる

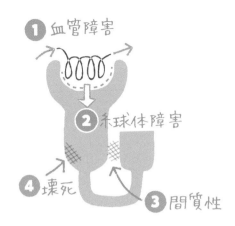

① 血管障害

② 糸球体障害

④ 壊死

③ 間質性

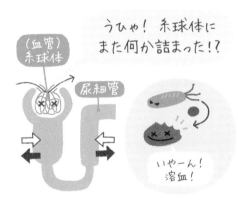

うひゃ！ 糸球体に
また何か詰まった!?

（血管）
糸球体

尿細管

いやーん！
溶血！

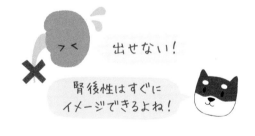

出せない！

腎後性はすぐに
イメージできるよね！

の目が詰まってしまったもの．播種性血管内凝固症候群（DIC），血栓性血小板減少性紫斑病（TTP），溶血性尿毒症症候群（HUS）などで起こります．播種性血管内凝固症候群と血栓性血小板減少性紫斑病は，血液と免疫①（第3回）でおはなししてありますね．溶血性尿毒症症候群は，下痢の原因になる腸管出血性大腸菌の出す毒素で，赤血球の膜が破裂してしまうもの．「急性間質性腎炎」は，主に薬のアレルギーで起こりますよ．

　そして，一番いろいろな原因が詰まっているのが，「急性尿細管壊死」です．狭義の，急性腎不全でもあります．手術などで起こる虚血性急性尿細管壊死と，腎臓の細胞に毒性を示すものによる腎毒性急性尿細管壊死に分けられます．腎毒性を示すものには内因性と外因性があります．外因性の例としては抗がん薬や抗菌薬のような薬や，カドミウムなどの重金属．カドミウムは四大公害病の1つ，イタイイタイ病の原因ですね．腎臓がおかしくなるとなぜイタイイタイ病の骨折が起きるのか……．これについてはビタミンDと副甲状腺との関係を要復習です．内因性の例としてはヘモグロビン，ミオグロビン，ベンス・ジョーンズタンパク．ベンス・ジョーンズタンパクは多発性骨髄腫でのみ出る特殊タンパク質ですが，ヘモグロビンやミオグロビンも，一度糸球体を抜けて尿細管に出てしまうと，自分に悪さ（毒性）をしてしまいます．だから，ちゃんと肝臓で分解する必要があるのですね．

　腎後性はごくわずか．尿が身体の外に出る途中の狭窄によって，尿が出しにくくなります．出るべきものが出ないせいで，次の尿をつくれない困った状態ですね．

　急性腎不全の原因を腎前，腎，腎後と分けました．1日尿量が400mLを切る乏尿，100mLを切る無尿は，腎前と腎後で出やすい症状です．

DIC：disseminated intravascular coagulation，播種性血管内凝固症候群
TTP：thrombotic thrombocytopenic purpura，血栓性血小板減少性紫斑病
HUS：hemolytic uremic syndrome，溶血性尿毒症症候群

❹慢性腎不全と人工透析，腎がん

慢性腎不全 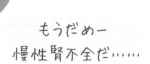 第101回午後82，第105回午前83

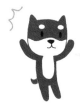

もうだめー
慢性腎不全だ……

では，これら急性腎不全をうまく改善できなかったら．

腎機能障害が徐々に進行し，最終的には血液透析などの腎代替療法が必要になります．もう，原則として不可逆(もとに戻らない)な状態です．これが慢性腎不全．原因は，糖尿病性と腎性糸球体腎炎，腎硬化症に大別できます．腎硬化症は高血圧由来．糖尿病性は，慢性腎不全の約40％を占めます．ここだけをみても，糖尿病とメタボリックシンドロームの怖さがわかりますね．

症状は，今までの復習のオンパレードです．循環器症状としてはうっ血性心不全や心タンポナーデにつながる尿毒症性心膜炎．消化器系症状は悪心(吐き気)や嘔吐．中枢神経症状は，集中力・記憶力低下，傾眠傾向，見当識障害や幻覚・錯乱，意識レベル低下や昏睡が起こる可能性があります．慢性腎不全では，脱力感や筋萎縮などによる筋力低下などの末梢神経障害も出てきます．動悸・息切れの出る貧血や，骨痛，(圧迫骨折を含む)骨折，関節痛や胸郭変形を示す骨病変も起こってきます．……これらの症状，丸暗記するには多すぎですね．だから，ちゃんと身体のなかで何が起こっているのか確認しましょう．

内分泌系①(第8回)で確認した腎臓の働きは「赤血球成熟因子産生」，「ビタミンD活性化」，「pH調節」，「ミネラル調節」，「体内水分量調節」でしたね．まず，腎臓が慢性的に機能不全ということは，赤血球が成熟できないということ．成熟できない赤血球は酸素を運べませんから，腎性貧血による貧血症状が出てきますね．次に，ビタミンDを活性化できないということは，小腸から吸収されるカルシウムが減り，低カルシウム血症．ビタミンDによって応援される骨代謝もおかしくなってきます．そこに代謝性アシドーシスが加わるせいで，骨からリンとカルシウムが溶け出やすくなっています．しかも，おかしくなった骨代謝をなんとかしようと，副甲状腺ホルモンが機能亢進(二次性副甲状腺機能亢進症)して……．結果，腎臓のせいで，骨全体がもろく強度不足になる骨病変(骨粗鬆症・骨軟化症)が出ます．

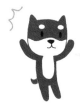

腎臓のこれらの働きが
すべて「ダメ」に
なるですと?!

エリスロポエチン
出ない

成熟できない

小腸から
吸収される
カルシウム不足

ビタミンD
活性化されてない

アシドーシスのせいで
ミネラルが溶け出ちゃう!

副甲状腺ホルモン亢進で
骨病変も!

各種神経異常(中枢・末梢)と消化器症状は，尿毒性物質と電解質障害(ミネラル異常)のせいです．尿毒性を示すのは尿素窒素(BUN)やクレアチニン．本来は尿として出ていくはずのものが，血液に乗って全身を巡ることで，体内細胞をおかしくしていきます．そこにミネラル異常で，細胞の正常な情報伝達が妨げられてしまっています．高カリウム血症で細胞の電気発生がおかしくなってしまうおはなしは，循環器系の心電図のところでしましたね．血液中カルシウムの濃度も，やはり多すぎや少なすぎでは細胞

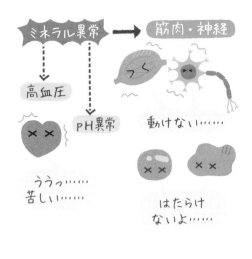

の電気発生がうまくいきません．しかも代謝性アシドーシスは，高カリウム血症を促進していきます．

　ほかの細胞も，多大に悪影響を受けていますよ．白血球たちがうまく働けなくなると，免疫不全も起こってきます．尿にタンパク質が出ると尿細管がおかしくなっていく……．このおはなしは急性腎不全のところでしたばかりです．そしてさらに尿細管が働かず，体外に水分を捨てる調節も変になってきます．血液中ナトリウムをうまく捨てられない（つまり，水分をうまく身体の外に出せない）と，体内水分量増加による高血圧につながります．水分が多すぎると，うっ血性心不全が怖くなってきます．再吸収による濃縮がうまくできずに，夜間頻尿を起こしてよく眠れなくなる人も出てきますね．しかも，高血圧自体が腎不全を進めるハイリスク因子．また，高血圧は動脈硬化にも関係がありました．尿毒性物質による血管内皮細胞への刺激も，動脈硬化の始まりですから，次々と悪循環が重なっていきますね．

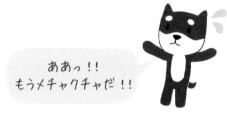

　このように，腎臓の働きを確認していけば，慢性腎不全で起こっていること（症状）は理解できるはずです．どれだけ重大な状態が起きているか，あらためてわかってくださいね．対処法としては，尿を出しつつ，腎臓の負担を減らすこと．利尿薬（降圧薬）を使いつつ，食生活などの改善が必要です．ここは「原因疾患にあった治療」とも重なってきますよ．緊急時には人工透析になることは，急性腎不全と同じです．ただし長期透析となると，透析では取り除ききれない線維状のアミロイドタンパクが沈着してしまう「透析アミロイドーシス」が骨や関節に出てくることがあります．どうしてもだめなら腎移植を待つことになりますが……かなり待ち時間がかかるのが現状ですね．

人工透析 📖 第102回午前81

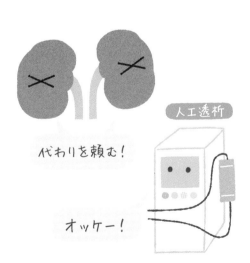

　日本では腎移植が現実的とはいえない以上，人工透析はほぼ「最終手段」ともいえる腎不全対策です．人工透析を必要とする人は約30万人いて，3万人以上に毎年新たに人工透析が必要になってくるといわれています．原因は糖尿病性が一番で，次いで慢性糸球体腎炎．この2つで約70%を占めますよ．

　腎臓の調子が悪くなってしまったとき，その働きの一部を人工的に行うものが人工透析．不要物の排出と，ある程度の体内水分調節の代行です．簡単に中身を説明しますね．

　まず，体内から血液を管で連続的に取り出します．取り出した血液を，機械のなかで透析膜の管に通し，その周りを透析液で満たしておきます．透析膜は「不要なものは通り抜けていくことができ，血球などは通り抜けないもの」だと思ってください．血液中の不要なものと水分は，透析膜の

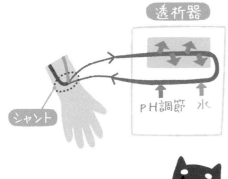

透析器

シャント

PH調節　水

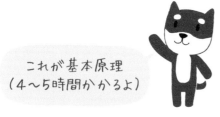

これが基本原理
（4〜5時間かかるよ）

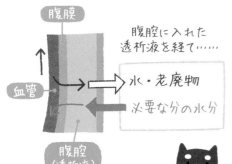

腹膜

腹腔に入れた
透析液を経て……

血管

水・老廃物

必要な分の水分

腹腔
（透析液）

腹膜透析なら
寝ているうちに終わるけど，
数年しか使えないんだね

外側にある透析液の中へと入り込んでいきます．十分に不要物を透析液に移動させた後，血液を身体のなかに戻すのですが，このままでは身体に戻る水分が少なくなりすぎです．だから，戻す血液に水分を補充し，ある程度の血液pHを調節してから，血液を身体に戻していきます．やっていること自体は，腎臓（の尿細管）とほぼ同じですね．

でも，とても時間がかかります．1回4〜5時間を，機械のそばで過ごさなくてはなりません．たくさんの血液を取り出しやすいように，腕の血管に動脈と静脈の吻合（シャント）をつくっても，この時間が必要です．いかに腎臓と腎動脈（・腎静脈）が高性能かわかりますね．しかもこれは2〜3日に1回必要です．さらに通院時間もかかりますから，通勤・通学にも支障が出てきます．腕の吻合を維持するために，荷物のもち方や寝るときの姿勢まで注意する必要があり，日常生活がかなり不自由になりますね．とどめに，腎臓の働きのすべてを代わりにしてくれるものではありません．細やかなpH調節やビタミンDの活性化，エリスロポエチン分泌の代わりは，ほかに手段を講じる必要があるのです．

すべての人で可能な手段ではありませんが，自分の腹膜を透析膜として，就寝中に透析作業を終わらせる腹膜透析もあります．透析液を腹腔内に入れ，一定時間後に透析器のポンプで吸い出すことで，不要物排出を終わらせるのです．自宅かつ就寝中に終わらせることができるので，これなら日常生活への影響は少なくて済みそうですね．でも，患者さん本人が自分で全部できるように，入院中に情報提供のうえ，実践練習が必要になってきます．残念ながら，5年ほどで腹膜が透析膜として役に立たなくなってしまいます．その後は，先ほどおはなしした普通の人工透析に通うことになりますね．

腎がん

腎臓の働きがおかしくなる理由として，腎細胞がんもあります．無症状でみつかるのは，検診でみつかったときくらい．食思不振，倦怠感，発熱，貧血，体重減少が出てきて，いわゆる3徴（血尿，腹痛，腹部腫瘤）が出たら，進行していることがほとんど．原則として，手術をして腫瘍部を切り取ることになります．

＊

以上，「腎臓自体がおかしくなった」おはなしでした．残りの「通路障害」のおはなしに入りましょう．

尿路の異常

第105回午後82

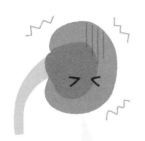

水がたまってる！ 苦しい！
（急性は「石」がイメージしやすいね）

尿路に通過障害がありますよ,というのが「水腎症」. 腎臓に不要な水（ここでは尿）がたまっている状態です.

原因は多岐にわたります. 先天性のものや,腫瘍,結石. 泌尿器系以外の腫瘍や手術,炎症や神経性の異常（神経因性膀胱）などでも起こります.

原因がいろいろなので,症状もいろいろ. 急性水腎症なら,疝痛発作が出ます. 慢性水腎症では,症状が出ないうちに,気づいたら慢性腎不全を起こしていることも. 緊急時には尿管にステント（メッシュ（金属の網）を入れて広げる）を留置したり,腎瘻（身体の外側に尿を出すための穴）をつくることになります. 緊急状態を脱したら,体内水分量をしっかり確認しましょう. 腎瘻をつくっても,入浴やシャワー浴は可能ですよ. 入浴後に挿入部消毒とガーゼ交換をすればいいのです.

❶尿路結石

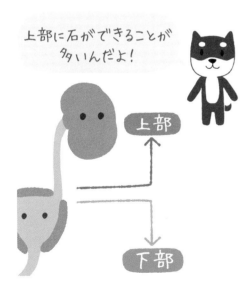

上部に石ができることが
多いんだよ！

上部

下部

水腎症の原因の1つ,「結石」というのは,尿路結石症のこと. 膀胱に入る前の腎臓や輸尿管でできると「上部尿路結石症」. そこより下の膀胱や尿道なら「下部尿路結石症」. 上部のほうに石はできやすいですね. 30 〜 50歳代の男性に多く,男性の11人に1人は「一度は尿路結石になる」くらいの頻度で起こります. 石の主成分は主にシュウ酸カルシウム. 石をつくることを促進する因子（薬,感染症,原発性副甲状腺機能亢進症など）はありますが,環境因子のほうが影響大. 動物性タンパク質・脂質の多い食事は,家族歴に勝るとも劣らない環境因子です.

症状は,頻尿・残尿感,排尿時の不快感や痛みから始まります. 血尿が出る頃になると,ある日突然（とくに夜間や早朝に）痛みが！ 石が尿路を塞ぎ,その上流の尿路が引き伸ばされて痛む疝痛ですね.

疝痛というのは,管のように,なかの詰まっていない臓器の壁にあたる平滑筋の動きにあわせた間欠性の内臓痛です. とくに腰背部の肋骨脊椎角部（背中側肋骨の,一番下にあたる部分）の痛みは「腎疝痛」とよばれます. 疝痛の場所は,側腹部から下腹部,鼠径部へと動いていきます. 痛む場所は,尿が流れていく場所ですね.

石が途中でどこかに詰まってしまう（はまりこむ：嵌頓）と,無尿や尿閉が起こります. 腎後性腎不全の危険だけではなく,尿の流れが停滞することで尿路感染の危険が出てきます.

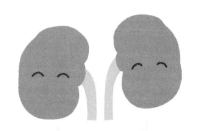

結石予防には
「尿量キープ」が大事！
サプリメントじゃなくて
食べ物からミネラル補給！

石が小さいなら（6mm×10mmくらいまで），自然排石を待つことが多いですね．非ステロイド性抗炎症薬（NSAIDs）による痛み止めを使って，運動をして，水分をとって……早く出るといいですね．それ以上の大きさになると，体外衝撃波結石砕石術（🐾ESWL）や，圧縮空気やレーザーによる経尿道的尿管結石砕石術（🐾TUL）などをすることになります．ただ，石は小さくなっても詰まる可能性がありますから，予防的に🐾ステントで広げておくこともあります．

残念ながら，30～40％に再発がみられます．やっぱり，食生活から改善しましょう．水分は，尿が2L以上出るように十分に．過食や寝る前の食事は避けましょう．過剰な砂糖や塩，脂質も避ける必要がありますね．3食は規則正しくとりましょう．カルシウムやマグネシウムは，サプリメントではなく食べ物から十分にとってくださいね．

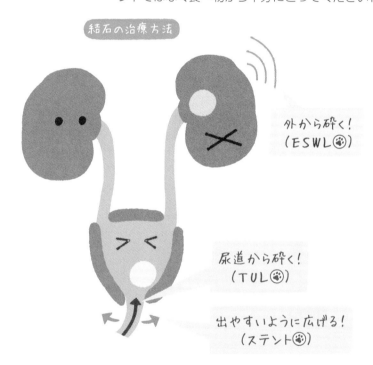

結石の治療方法

外から砕く！
（ESWL🐾）

尿道から砕く！
（TUL🐾）

出やすいように広げる！
（ステント🐾）

❷前立腺肥大，前立腺がん

📝第105回午後82

ここが
前立腺

肥大すると
圧迫！

通路障害には，男性固有の原因もありますね．前立腺肥大と，前立腺がんです．

前立腺は，男性の膀胱の出口で尿道の始まり付近にある分泌腺．精液の一部になる前立腺液の分泌担当です．そんな前立腺は，40歳代から肥大が増えるため，肥大原因は明らかになっていませんが加齢変化の一部とも考えられています．「下部尿路症状（LUTS）」が出ることを除けば，原則として手術不要の良性疾患です．

NSAIDs：non-steroidal anti-inflammatory drugs，非ステロイド性抗炎症薬　　ESWL：extracorporeal shock wave lithotripsy，体外衝撃波結石破砕術
TUL：transurethral lithotripsy，経尿道的尿管結石砕石術　　LUTS：Lower urinary tract symptoms，下部尿路症状

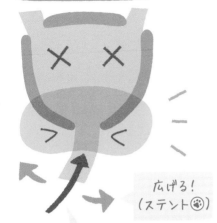

前立腺肥大・
前立腺がんの治療方法

広げる！
（ステント🐾）

レーザー切除！🐾
加熱して（がん）細胞を殺す！
（マイクロ波高温度治療🐾）

男性ホルモンは
前立腺がん発生の一因だ！

❸尿路感染症

女性は尿道が短いし，
尿道口と肛門が近いからな！

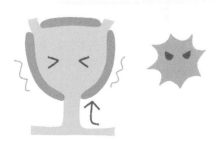

下部尿路症状は，膀胱や尿道といった下部尿路に出る症状をまとめた概念．頻尿・尿意切迫感・切迫性尿失禁といった「刺激症状」と，排尿開始遅れ・尿勢低下・間欠的排尿・終末時滴下・残尿感などの「閉塞症状」が出るものですね．前立腺肥大症ではこれらのほかに，血尿，膀胱結石なども起こりますよ．

さすがに尿路感染症や石が詰まる尿閉を起こしてしまったら，薬物療法が必要です．尿道の平滑筋収縮の邪魔をするα_1ブロッカーが使われますね．結石や腎機能低下による緊急時には，レーザーなどを使った前立腺の🐾**一部切除**や，🐾**マイクロ波高温度治療**やカテーテルによる🐾**ステント**などの外科的治療が必要です．外科的処置になったなら，尿道カテーテル管理とバイタルチェックが必須ですね．薬物療法時には，ほかに使用している薬のチェックも忘れずに．適度な運動と，下肢を冷やさぬように保温することも大事ですよ．

前立腺がんは，主に腺がん．男性のがん罹患数は１位が胃，２位が大腸で，３位が肺．堂々の４位に前立腺がんが入ってきます．残念ながら原因は不明．男性ホルモンがないと発生しないことだけはわかっています．地域差，人種差，遺伝的要素はありますが，日本はほかと比べて低め傾向ですよ．早期は無症状．膀胱付近まで浸潤すると，周囲を圧迫して水腎症や腎後腎不全の原因となります．骨転移も起こすので，貧血が出ることもありますね．高齢者に多いので，手術よりも放射線治療や化学療法になりやすいですよ．

先ほど，前立腺肥大症のところで「尿路感染症」という言葉が出てきました．尿が体外に正しく排出されているのなら，尿の流れは一方通行である以上，尿路に感染源が入り込んでも押し流してくれるはずです．でも，流しきれないほどの感染源が入り込んできたら，尿路で感染が起きてしまいます．

それが単純性尿路感染症です．原因は，主に大腸菌．女性では身体の構造上，大腸の出口「肛門」と尿道口が近くにあります．「用を足したら前から後ろに拭きましょう．逆に拭いてはダメですよ」の理由は，大腸菌の尿路侵入を防ぐためですね．急に頻尿や排尿時痛が出てきますので，菌にあった抗菌薬を使うことになります．水分をしっかりとって，原因菌を早く押し流してしまいましょう．

とくに女性では，尿道口と膀胱の位置が近いせいで，尿道・膀胱で感染が起こりやすいだけではなく，さらに上流の腎臓（腎盂）まで感染が広がる可能性があります．それが急性腎盂腎炎．病原性の高い大腸菌が原因になることが多いですね．頻尿・排尿時痛に加えて，発熱もみられます．女性に多いのはいうまでもありませんが，男性でもパートナー膣内の原因菌や，同性間性行為で発症可能性があります．こちらも，原因菌にあった薬で対処ですね．

尿路感染で忘れてはいけないのが，カテーテルの存在です．外科的処置や緊急時の尿体外排出などでよく用いられるカテーテルですが，尿路にとってはただの「異物」です．長時間留め置くこと（留置）は，立派な感染原因になります．可能な限り，カテーテルは早く抜去できるようにしていきましょう．本人に指導・教育をすることで，間欠的自己導尿（必要なときだけ，自分でカテーテルを入れる）ができるといいですね．重大状態の持続や本人の意識レベルが低いなど，どうしても留置しなければいけないこともあります．そんなときには「感染経路になりうる！ なったら大変！」の意識を忘れてはいけませんよ！

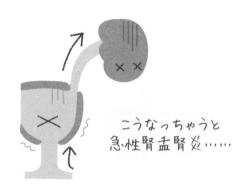

こうなっちゃうと
急性腎盂腎炎……

ま と め

以上，通路障害として「出ていかない！ 困った！」おはなしでした．一方で「いつも出てくる！ コントロールできない！」も，困った状態ですね．出ないこともコントロールできないことも，どちらも「排尿障害」です．この排尿障害は，骨盤の下の筋肉群（骨盤底筋群）とけっこう関係があります．だから「尿の排出」のおはなしですが，次回の下部消化器系（水に溶けないものの排出）のところでおはなししましょう．同様に排尿障害の一因ですが，性感染症概論についても生殖器系と関連させたいので次回にまわしますよ．

といてみよう！ 国試問題

第98回午後8 ➡p.128

成人の乏尿の基準はどれか.
1. 100mL/日以下
2. 200mL/日以下
3. 300mL/日以下
4. 400mL/日以下

第99回午前33 ➡p.128

ネフローゼ症候群で必ずみられるのはどれか.
1. 血尿
2. 体重減少
3. 低蛋白血症
4. 低コレステロール血症

第108回午前50 ➡p.130

高カリウム血症(hyperkalemia)の患者でみられるのはどれか.
1. Trousseau〈トルソー〉徴候
2. 心電図でのT波の増高
3. 腸蠕動音の低下
4. 四肢の麻痺

第109回午後23 ➡p.130

成人で1日の尿量が100mL以下の状態を示すのはどれか.
1. 希尿
2. 頻尿
3. 乏尿
4. 無尿

第101回午後82 ➡p.132

慢性腎不全(chronic renal failure)で正しいのはどれか.
1. 高蛋白食が必要である.
2. 高カルシウム血症(hypercalcemia)となる.
3. 最も多い原因は腎硬化症(nephrosclerosis)である.
4. 糸球体濾過値〈GFR〉は正常である.
5. 代謝性アシドーシスを起こしやすい.

第105回午前83 ➡p.132

慢性腎不全によって起こるのはどれか. **2つ選べ.**
1. 低血圧
2. 低リン血症
3. 低カリウム血症
4. 低カルシウム血症
5. 代謝性アシドーシス

第102回午前81 ➡p.133

透析導入患者の原疾患として最も多いのはどれか.
1. 慢性糸球体腎炎(chronic glomerulonephritis)
2. 多発性嚢胞腎(polycystic kidney)
3. ループス腎炎(lupus nephritis)
4. 糖尿病腎症(diabetic nephropathy)
5. 腎硬化症(nephrosclerosis)

第105回午後82 ➡p.135, 136

水腎症の原因で正しいのはどれか. **2つ選べ.**
1. 前立腺癌
2. 陰嚢水腫
3. ループス腎炎
4. 神経因性膀胱
5. 腎アミロイドーシス

国試問題の答え

第98回午後8	4	第101回午後82	5
第99回午前33	3	第105回午前83	4, 5
第108回午前50	2	第102回午前81	4
第109回午後23	4	第105回午後82	1, 4

第11回　下部消化器系②（大腸）

下部消化系のおはなし，ここからは「水に溶けないもの（便）」の排出についてです．
便排出の主役は大腸．そして便の排出と関係が深いのが，骨盤の下にある骨盤底筋群．その筋群の直上にあるのが，
女性生殖器系ですね．男性生殖器系の大部分は腹腔外にありますが，発生の途中までは腹腔内にいましたよ．
今回は下部消化器系の大腸のおはなし．生殖器系のおはなしは，第12回にまわしますからね．

大腸のしくみと働き

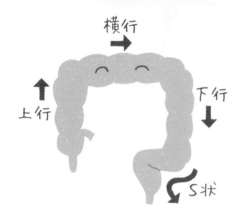

結腸の名前は
走行そのもの！

横行

上行　下行

S状

　大腸は，小腸の後半部分（回腸）とつながっています．回腸との結合部は盲腸で（ここが回盲部！），そこの下には小さな袋「虫垂」がぶら下がっています．盲腸から上に向かうのが上行結腸，臍（へそ）の高さで横（右から左）に向かうのが横行結腸．下に向かうのが下行結腸で，S字のようにカーブしているのがS状結腸です．名前が腸の走行そのものですから，難しくありませんね．S状結腸は直腸につながり，出口にあたるのが肛門です．肛門から便を出すことができれば，水に溶けない不要物の体外排出完了です．これでまた新しい食べ物を身体に入れることができますね．

　大腸全体の役目は，水分吸収の仕上げと便の体外排出．ここがおかしくなると，「水分吸収」と「便を身体の外に出すこと」に悪影響が出ますよ．「大腸がおかしい」にもいろいろな種類があります．イメージしやすい「痛い！」の主原因，炎症から始めます．

炎症

❶虫垂炎

📙 第102回午後22，第103回追試午前81

　場所が特定されていてわかりやすい炎症が虫垂炎．いわゆる「盲腸！」ですね．急に激しい腹痛を起こす「急性腹症」のうち，最も高頻度です．
　特徴的な症状は，悪心（吐き気）・嘔吐から始まり，中心部から右下腹部

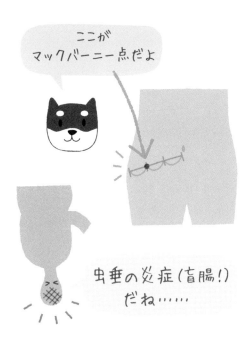

ここが
マックバーニー点だよ

虫垂の炎症(盲腸!)
だね……

にわたる疼痛と発熱が出ます．このとき，押すと痛い(圧痛点)のが，マックバーニー点．右の前腸骨の出っ張り(骨棘)と，臍を結んだ線の，外側1/3の点です．同時に，腹膜刺激症状とよばれる反動痛(押した手を急に離すと腹部全体に響く：ブルンベルグ徴候)や，筋性防御(腹壁全体が硬く板のようになる)も出ますよ．ただ，これらの症状は小児や高齢者だと出にくいので，気をつけましょう．

虫垂炎の多くは腸内細菌のせい．粘膜だけが炎症のカタル性ならまだいいのですが，全層炎症の蜂巣性や，壊死・穿孔をもたらす壊疽性になってしまったら，腹膜炎から敗血症コースにつながる一大事．だから，原則として虫垂を切除してしまいます．抗菌薬でおとなしくさせる保存療法では，再発してかえって長引く可能性があることの説明が必要そうです．

❷感染性腸炎

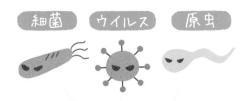

細菌　ウイルス　原虫

下痢の原因はいろいろあるぞ

自浄作用があるから，
いきなり下痢を止めちゃダメ!
脱水にだけは注意して!

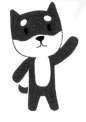

大腸の炎症で多いのは，感染性腸炎(腸管感染症)．病原微生物が，食べ物や水などから体内に入り(経口感染)，腸管内で増殖(さらに毒素も放出)して，悪心(吐き気)・嘔吐・下痢・腹痛などの急性胃腸炎症状を伴います．日本では，年に3～4万人が食中毒を発症しますね．

症状のメインは下痢．原因や進行度合いによって，軟便くらいのものから水様便・血便まで出ることもあります．水分吸収が不十分になって脱水症の危険があること，わかりますか？　嘔吐もしていたら，脱水警報レベルです．乏尿や起立性低血圧を起こしたところで脱水に気づかないと，意識障害を伴うショックに陥り，死の危険です．脱水は腎不全にもつながることも，お忘れなく．

原因は細菌，ウイルス，原虫など，多種多様．基本的には全部，自然治癒待ちの対症療法になります．下痢には自浄作用もありますから，最初から強い止痢薬は使いませんよ．吐物や糞便から感染しないように注意しつつ，くれぐれも脱水を起こさないように！　ボツリヌス菌の出す神経性毒素，腸管出血性大腸菌による溶血性尿毒症症候群(HUS)，脱水からのショックが，腸管感染症の3大死因ですからね！

HUS：hemolytic uremic syndrome，溶血性尿毒症症候群

「下痢の自浄作用」に関係して，下痢と便秘について補足しますね．下痢は，便中の水分量が増加したもの．増加するにつれて，軟便，泥状便，水様便と変化します．3週間以上続くものを慢性，そうでないものを急性とよんでいます．一応，原因は「滲出性」「分泌性」「浸透圧性」「腸管運動異常性」に分けられます．

滲出性というのは，炎症などによって腸管壁の透過性が亢進してしまったもの．急性の代表が，先ほどの腸管感染症．慢性の代表は，後でおはなしするクローン病，潰瘍性大腸炎，腸結核ですね．

分泌性は，「何かが分泌過剰の状態」にあるもの．急性の例は，コレラ，出血性大腸菌などの毒素性感染症．慢性の例は，腫瘍の1つ，カルチノイド症候群です．

浸透圧性は，腸管内に浸透圧の高いものが来たので，周囲から水をかき集めてしまったもの．急性の例は，ソルビトールなどの下剤．慢性の例は，乳糖不耐や膵臓機能不全です．

腸管運動異常性は，主に慢性の下痢の原因．腸管の運動亢進のせいで水分吸収不十分なのに便が先に進んでしまう例が，甲状腺機能亢進症や過敏性腸症候群．腸管の運動が低下して水分を吸収することができない例が，糖尿病やアミロイドーシス，強皮症などです．腸管内に病原性のものがいるとき，身体はそれらをできるだけ早く外に追い出そうとします．「水分吸収は不十分でもいいから，とにかく出せー！」，その結果，下痢になりますね．とくに「そこにあるだけで周りに悪さをする」毒素などがあったら，体外排出が最優先になります．たとえば，ボツリヌス菌の毒素は神経毒．目に働くと視力低下や複視．嚥下障害や構音障害（ろれつが回らない状態）さえも引き起こします．こんなものは一刻も早く押し出してしまうに限ります．また，ノロウイルスは小腸の吸収担当の上皮細胞をボロボロにしてしまいます．放置したら，身体のなかに栄養を入れても吸収できない大ピンチに！こちらも，即追い出し対象です．だから，つらい下痢の出る感染症ほど，「下痢止めはできるだけ使わずに，原因を体外に出しきってしまう」必要があるのです．これが「下

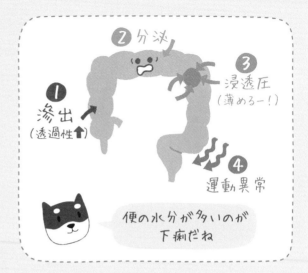

便の水分が多いのが下痢だね

痢の自浄作用」の正体．最初から強い止痢薬を使わない理由です．

下痢の反対として，便が出にくくなるものが便秘．正常なら，食事から8～9時間で「食べ物だったもの」は結腸に到着．約85％の水分は主に上行結腸で吸収され，72時間以内に体外に排出されることになります．体外排出（排便）には，胃-結腸反射による大腸の蠕動が必要．蠕動で便は直腸に移動し，そこに排便反射（直腸の蠕動と肛門括約筋の弛緩）と腹圧がかかることで，便を身体の外に押し出します．

便秘とは，3日（～4日）以上の有効排便がないもの．便の停滞感や腹部膨満感を伴うことが多いですね．女性は腹圧をかける腹筋が弱いことに加えて，蠕動と刺激感受性を抑制する黄体ホルモン作用があるせいで便秘がちですね．

原因は，炎症や閉塞などによる「器質性」，薬剤などによる「医原性」，それ以外の「機能性」に分けられます．機能性のなかには，ストレスなどによる急性（一過性）単純性便秘もありますが，多くは慢性便秘．慢性のなかには，糖尿病などの基礎疾患による「症候性」，大腸が痙攣を起こして便が進んでくれない「痙攣性」，大腸に力が入らないせいで便が進んでくれない「弛緩性」，便意を我慢して

いるうちに便意として感じる直腸圧が上がってしまった「直腸性」などがあります．器質性，医原性は原因がわかっているので，対策もある意味で簡単．機能性でも，基礎疾患のある「症候性」なら，基礎疾患の治療が便秘治療です．

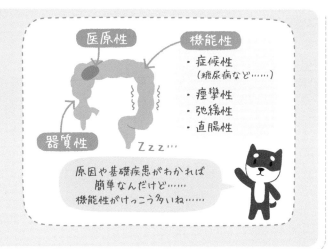

機能性
・症候性
（糖尿病など……）
・痙攣性
・弛緩性
・直腸性

医原性

器質性

Zzz…

原因や基礎疾患がわかれば簡単なんだけど……
機能性がけっこう多いね……

腸結核

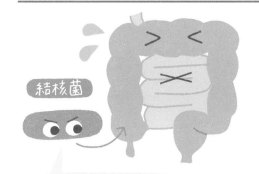

結核菌

肺だけじゃなくて腸にも悪さするんだぞ！

　腸結核は，文字の通り，結核菌が腸で炎症を起こしたもの．小腸や結腸に輪状・帯状潰瘍ができる，慢性滲出性下痢の一因ですね．下痢以外には，特有の症状はありません．多くは，ほかの病気疑いの検診（内視鏡など）でみつかることになります．腹痛，不快感，悪心（吐き気），嘔吐，食欲不振，血便，発熱，体重減少などが出ることはありますよ．

　結核菌は，ヒトの身体のなかに入って少しおとなしくした後，加齢・人工透析・移植・AIDSなどで免疫が弱まってきた頃に悪さをすることがあります．それが腸で起こると「腸結核」です．呼吸のところでおはなし予定の薬を使う4剤併用治療になります．数か月に及ぶうえ，ほかの薬との相互作用に注意する必要がありますね．

クローン病，潰瘍性大腸炎　📖 第108回午前49，第95回午後23，第97回午前96

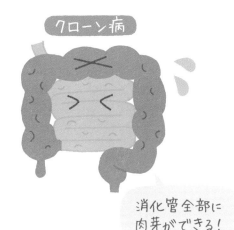

クローン病

消化管全部に肉芽ができる！

　同じく慢性滲出性下痢の原因になるのが，クローン病と潰瘍性大腸炎．どちらも，原因不明の慢性炎症を起こすもの．完治ではなく，寛解とQOLを高めることが目標になります．

　クローン病は，線維化や潰瘍化を伴う肉芽腫性病変．比較的若年者に多く，口から肛門までの全消化管に出るのがポイント．下部小腸（回腸）と大腸に発生しやすいですね．何よりも肛門病変が出るのが特徴になりますよ．症状は，下痢をはじめとして，腹痛，貧血，発熱．早いうちから痔瘻などの肛門症状が出始めます．さらに進むと，低アルブミン血症や低コレステロール血症のように，吸収障害を反映した「低栄養」が出てきます．腸管の癒着，狭窄からイレウス，穿孔も起こりうる怖い状態です．腸管閉塞や穿孔が起こってしまったら手術になります．炎症を薬で抑えつつ，何よりも

AIDS：acquired immunodeficiency syndrome，後天性免疫不全症候群
QOL：quality of life，生活の質（クオリティ・オブ・ライフ）

小腸にもできるから
低栄養に注意！

大腸に潰瘍！

潰瘍性大腸炎

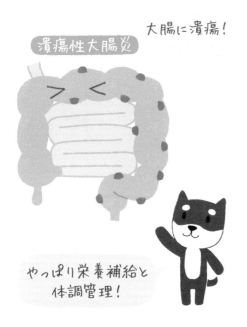

やっぱり栄養補給と
体調管理！

栄養補給が大事です．栄養状態が改善されれば，炎症も改善されていきます．弱り切っている腸管にできるだけ負担をかけたくないので，カロリーとタンパク質を多くとりつつ，低脂肪，低残渣，低刺激を実現できる成分栄養剤もうまく使っていきましょう．残渣というのは食物繊維などの「残りかす」のことですね．

　潰瘍性大腸炎は，大腸の粘膜と粘膜下層がおかしくなってしまう炎症性疾患．ピークは10歳代後半から30歳代前半です．慢性疾患なので，がん化も頭に入れておく必要があります．症状は，下痢（含む血性下痢），血便（含む粘血便）がスタート．重症化すると腹痛，発熱，貧血，体重減少を経て，大出血，穿孔の危険です．さらに，肝臓・胆嚢・膵臓や関節，目にも症状が出てくることがあります．こちらも重症度合いやステロイドなどの薬で落ち着かないなら手術ですが，水分吸収の場が減ることで排便回数が増え，QOLが下がりうることを考えると，できれば選びたくない方法です．やっぱり，食事療法（栄養補給）が一番です．食事の注意点はクローン病と同じですよ．生活に無理（「過度の〜」）は禁物．風邪や痛み止めといった薬も，再燃のきっかけになります．クローン病も潰瘍性大腸炎も，「特定疾患対象事業の特定疾患」かつ「指定難病」です．ソーシャルワーカーをはじめ，多職種を交えて公的支援へのつながりも援助してくださいね．

虚血性腸炎，薬剤性腸炎

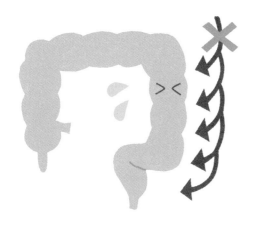

いやーん！！
血液が来ないー！！
（虚血性腸炎は
基礎疾患を治療！）

　原因がわかりやすい腸炎ということで，虚血性腸炎と薬剤性腸炎のおはなしもしておきましょう．

　虚血性腸炎というのは，栄養血管として腸に栄養と酸素を運ぶ腸間膜動脈（と腸間膜静脈）の血流障害による，びらん，出血，潰瘍などの粘膜症状のこと．吻合が少ない，下腸間膜動脈担当の下行結腸・S状結腸・直腸で起きやすいですね．中高年に多く，高血圧や糖尿病といった動脈硬化性疾患や慢性便秘などによる腸管内圧上昇で起きやすくなります．突然の腹痛，下痢，血便が出ますが，普通なら数日で症状が消えて自然治癒するはずです．数日間は絶食して，補液をしつつ，腸管を安静に．腹部症状が消えたら，流動食から食事再開ですよ．いくら数日で治るとはいえ，そのままの生活では再発の恐れがあります．基礎疾患があれば，その治療が一番ですね．再発予防には，便秘予防も役立ちます．適度な運動と水分，食生活は繊維を多めに．毎朝便意がなくともトイレに行く排便習慣もつけましょうね．

　薬剤性腸炎は，薬のせいで腸が炎症を起こしたもの．下痢，腹痛，血便が出ることが多いですね．原因となる薬にはいろいろありますが，よく使

われる痛み止め（NSAIDs）でも起こり得ます．腸粘膜の再生障害から，消化管のびらん性（または潰瘍性）腸炎発生です．そうとわかったなら，とにかく薬はストップ．放置すると穿孔して，腹膜炎の危険がありますからね！

ポリープ，大腸がん，神経内分泌腫瘍

ポリープ

腫れ

ポリープ

ポリープが
いっぱいできると
ポリポーシス！

　炎症の「腫れ」よりも，もっと出っ張ったものが「ポリープ」．ポリープは，「粘膜から限局して隆起した病変」ですね．大腸にできるポリープ（大腸ポリープ）は，約80％が腫瘍性で，残りが非腫瘍性です．腫瘍性の多くは腺腫で，がん化する可能性がありますね．

　ポリープが大きくなると，血便が出たり，腸重積が起こったりします．主に内視鏡手術で切り取ることになりますが，術後2週間くらいまでは出血の可能性あり．運動や肉体労働は控え目に．酒や香辛料といった刺激物も控えましょう．薬も，止血を邪魔する抗凝固薬や抗血小板薬はストップしておく必要がありますね．入浴も，この期間はシャワーでさっと済ませるほうが安全です．

　ポリープがたくさんできるものは「ポリポーシス」とよびます．とくに，大腸に100個以上できるものが「大腸ポリポーシス」です．「遺伝性」のものと「そうでないもの」に分けられますよ．「そうでないもの」の例が，潰瘍が治りかけの「炎症性ポリポーシス（偽ポリポーシス）」．「遺伝性」の代表例が，家族性大腸腺腫症．常染色体優性遺伝で，40歳代で約半分，60歳代で約90％ががん化するとされています．

　だから，確定したら大腸全摘手術になります．大腸の働きを思い出すと……「いらなくなったものを出す」にかなり不具合が出てきますね．肛門以外から身体の外に出す「ストーマ（人工肛門）」については，もう少し話が進んでからおはなししますね．

大腸がん 📖第106回午後13

　大腸がんは，女性の死亡率1位，男性の死亡率3位を占めるがんです．原発性は，粘膜上皮から生まれた腺がんが大部分ですね．ほかから転移してきた続発性も発生します．早期がん，進行がんの区別は胃がんと同じです．粘膜と粘膜下層でおとなしくしていてくれれば，早期がんでしたね．

　大腸がんの初期は無症状．進行すると血便，便通異常，腹痛，腫瘤触知が出てきます．便に血が出ることが下血や血便．どちらも消化管内の出血です．下血は上部消化管からの黒色化した血，血便は下部消化管からの赤

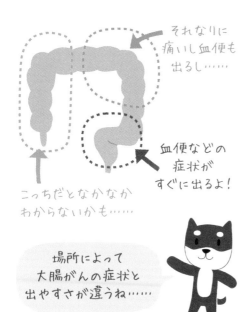

それなりに
痛いし血便も
出るし……

血便などの
症状が
すぐに出るよ！

こっちだとなかなか
わからないかも……

場所によって
大腸がんの症状と
出やすさが違うね……

みの残る血をイメージしてくださいね．一応，どこにできたかによって症状の出方に傾向があります．直腸にできたときには早く症状が出やすく，左側（横行結腸後半・下行結腸・S状結腸）では腸閉塞，腹痛，血便が出やすくなります．右側（盲腸・上行結腸・横行結腸前半）では大きくなるまでみつかりにくく，肝転移，貧血，体重減少が始まってようやく見つかることもおかしくありません．

　小さいうち（早期）なら，ポリープ同様に内視鏡手術でちゃんととれれば一安心．大きい（もしくは転移しちゃった）なら，手術と化学療法のスタートです．10％ほどは再発（かつ多発）することがあるので，定期検査は欠かせません．場所と手術領域によっては，排泄障害や性機能障害が出てきますから，心理的サポートをはじめとした各種の介入が必要になりそうですね．

神経内分泌腫瘍（NET）

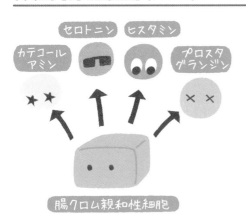

セロトニン　ヒスタミン

カテコール
アミン

プロスタ
グランジン

腸クロム親和性細胞

腫瘍で増えちゃったら
カルチノイド！

　消化管にできる腫瘍の1つに「神経内分泌腫瘍（NET）」があります．胃や腸の粘膜にある腸クロム親和性細胞から生まれる腫瘍です．この「腸クロム親和性細胞」というのが腫瘍化すると，セロトニン，ヒスタミン，カテコールアミン，プロスタグランジンなどの神経伝達物質や内分泌物質を分泌するようになるので，「神経内分泌腫瘍（NET）」です．この内分泌物質が出るせいで起こった下痢などの症状が「カルチノイド症候群」ですね．

　よくできるのは直腸．症状は下痢だけでなく，出てくる物質のせいで皮膚紅潮発作や喘息様発作がみられます．主に，健診の内視鏡検査でみつかります．ちゃんと手術して取り除ければそれでオーケー．もし取り除けないと，肝臓に転移する可能性があることに注意！

過敏性腸症候群

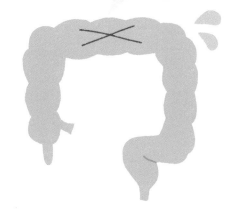

おかしくはないけど排便が変！
うまくコントロールして！

これまでおはなししてきたのは，発生原因の不明なものはありましたが「大腸細胞のどこかが変！」というおはなし．「あれ？ 排便は変なのに大腸の細胞はおかしくないよ？」というものが，過敏性腸症候群(IBS)です．

腹部症状と便通異常の2大徴候は出ますが，「器質的異常のない，小腸・大腸の運動および分泌異常に基づく症候群」ですね．腹部症状には，不快感レベルから強度の膨満感・腹痛レベルまで含まれます．便通異常では，便秘と下痢を繰り返すことが多いですね．原則として，血便は出ませんよ．

原因になり得るのは，体質的素因として強いストレス・不安・抑うつ．目標は，症状消失ではなくコントロールです．適切な運動と，食事時間の一定化に加え，朝の排便習慣を確立させること！ 薬は必要に応じて止痢薬や便通異常改善薬，抗不安薬などが使われますが，あくまで補助．精神療法も追加されることがありますよ．

肛門周囲の異常：痔・臓器脱・ストーマ

痔

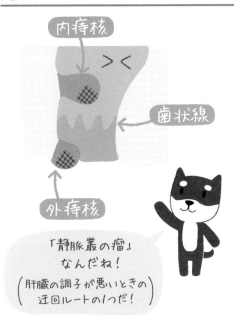

内痔核

歯状線

外痔核

「静脈叢の瘤」
なんだね！
（肝臓の調子が悪いときの
迂回ルートの1つだ！）

出口（肛門）周りについてもおはなししましょう．肛門周りの「変！」といえば痔核．直腸および肛門の静脈叢が瘤状になったものが，痔核です．肝臓がおかしくなったときの迂回ルートの1つに直腸静脈があったこと，思い出してくださいね．歯状線よりも上にできるものが内痔核，そこよりも外側にできると外痔核です．

原因は，周辺支持組織の減弱と怒責（いきみ）などによるうっ血．肝硬変による門脈圧亢進はもちろん，下痢や便秘，長時間の立位・坐位もきっかけになりえます．便に付着した出血で気づくことが多いですね．痛みは，外痔核では血栓ができて血行不良になると出てきます．内痔核では，外側に向かって出てきた腫瘤部を肛門括約筋が締めつけることで生じます．内痔核が排便時に肛門の外側に出てしまうと「脱肛」．脱肛が内側に戻らない（還納不能）状態になると，嵌頓です．上部消化器系②（第6回）のヘルニアのところで出てきた，危険状態ですね．

進行度合いによって，手術や硬化療法，疼痛を抑えたり便通を正常化したりする薬物療法などがあります．生活で注意することは，刺激物（香辛料・

酒・タバコ)を控えて，食物繊維をたくさんとること．お風呂にもちゃんと入って，清潔を保ちましょう．長時間座りっぱなしもダメですからね．

裂肛

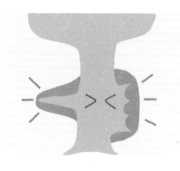

裂肛だ！
痛みで便を我慢すると
悪循環だよ……

裂肛というのは，肛門管に生じた裂創，潰瘍などの創(きず)の総称です．若い女性に多く，約90％は6時方向(背中側中央)にできます．主に，機械的刺激が原因．便秘だけでなく下痢も原因になりますし，肛門性交や異物挿入も原因になりますね．

排便時に疼痛・出血があるのが主症状．排便時の血も痛みも怖くなり，便を我慢しがちになります．……大腸滞留時間が延びると，便の水分がどんどん吸収されて，便が硬く太くなります．さらに裂創が拡大する悪循環ですね．慢性化してしまうと，潰瘍や肛門狭窄を起こしてもっと排便が困難になることに．

治療の基本は，生活指導と排便習慣の改善です．必要に応じて表面麻酔薬軟膏や緩下薬を併用することもありますよ．狭窄を起こしてしまったら手術になることもありますが，便失禁が起こることもあるので，可能な限りそうなる前に対処しましょう．

臓器脱 　第104回午前64

骨盤から下に
脱出しちゃったー！！

肛門の外に，直腸をはじめとした周辺器官が出てしまうこともあります．直腸が出てしまうと直腸脱，膀胱が出てしまうと膀胱脱，子宮が出てしまうと子宮脱．全部まとめて「臓器脱」です．排便時の腹圧と骨盤底筋群の弱体化で起きますので，どうしても高齢女性に多くなります．直腸脱の症状は，肛門周辺の湿疹と疼痛，粘血便や直腸粘液・便失禁による汚れです．

根治したいなら手術しかありませんが……そうなる前に生活習慣改善でコントロールしていきましょう．「骨盤底筋群」と「便秘解消」がキーワードです．ここについては次回の生殖器系でもみていくことにしましょう．

臓器脱だ！
骨盤底筋群のハンモックが
弱くなったせいだね！

ストーマ

・括約筋
・扁平上皮細胞
・円柱上皮細胞

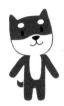

ストーマには
「肛門にあるもの」が
ないんだね……

　肛門がその役目を果たせなくなったときに，代わりに食べ物だったもの（残りかす）を出すためにつくるのが人工肛門（ストーマ）です．手術のために一時的に人工肛門をつくることも，ずっとそこから残りかすを出すための（永続的）人工肛門をつくることもあります．どちらも基本は，「おかしくなってしまったところよりも上流に，体表と（結）腸をつなげる」ですね．

　人工肛門について考えるときには，肛門にあってほかの腸（主に結腸）にはないものを思い出すといいですよ．肛門には，内外の括約筋がありました．物理的刺激に強い扁平上皮細胞があり，ものが引っかからないように粘液を出す円柱上皮細胞もありました．でも，これらはほかの腸にはありません．だから，残りかすを出すか否かのコントロール（せきとめ）をすることはできず，袋（パウチセット）をつけておく必要があります．

　残りかすの性状によっては，人工肛門が傷つくかもしれません．逆に，腸液のしみ出しによって人工肛門周辺の皮膚が炎症を起こすかもしれません．さらに，便が自分の意思と関係なく出てくることに伴う，身体的のみならず精神的負担も考える必要がありますね．

　人工肛門をつくることが決まったら，これらに関する情報提供の開始です．人工肛門とうまくつきあっていけるよう，練習をはじめとした情報提供の方法も工夫してみてください．

まとめ

今回は，下部消化器系②，「大腸」でした．次回は，「生殖器系」．臓器脱をはじめ，排尿・排便障害とも関係の深いところです．性感染症（STD）についてもTORCHを中心に確認する予定ですからね．

STD：sexually transmitted diseases，性感染症

といてみよう！ 国試問題

第102回午後22 ➡p.140

McBurney〈マックバーニー〉点の圧痛を特徴とする疾患はどれか.

1. 胃潰瘍（gastric ulcer）
2. 急性膵炎（acute pancreatitis）
3. 尿管結石症（ureterolithiasis）
4. 急性虫垂炎（acute appendicitis）
5. 子宮内膜症（endometriosis）

第103回追試午前81 ➡p.140

急性虫垂炎でみられるのはどれか.

1. Kernig〈ケルニッヒ〉徴候
2. Romberg〈ロンベルグ〉徴候
3. Blumberg〈ブルンベルグ〉徴候
4. Brudzinski〈ブルジンスキー〉徴候
5. Courvoisier〈クールボアジェ〉徴候

第107回午後12 ➡p.142

潰瘍性大腸炎によって生じるのはどれか.

1. 滲出性下痢
2. 分泌性下痢
3. 脂肪性下痢
4. 浸透圧性下痢

第108回午前49 ➡p.143

Crohn〈クローン〉病（Crohn disease）の患者の食事指導で適切なのはどれか.

1. 「食物繊維を多く含む食事にしましょう」
2. 「蛋白質の多い食事にしましょう」
3. 「脂肪分の多い食事にしましょう」
4. 「炭水化物を控えましょう」

第95回午後23 ➡p.143

潰瘍性大腸炎で正しいのはどれか.

1. 回盲部に好発する.
2. 大量の水様性下痢をみる.
3. 家族性に発症する.
4. 大腸癌の危険因子である.

第97回午前96 ➡p.143

特定疾患治療研究事業の対象疾患はどれか.

1. 潰瘍性大腸炎
2. 慢性骨髄性白血病
3. ヒルシュスプルング病
4. 重症急性呼吸器症候群（SARS）

第106回午後13 ➡p.145

下血がみられる疾患はどれか.

1. 肝嚢胞
2. 大腸癌
3. 卵巣癌
4. 腎盂腎炎

第104回午前64 ➡p.148

高齢女性に生じやすい疾患と原因の組合せで正しいのはどれか.

1. 腟炎―――――――――腟分泌物の酸性化
2. 外陰炎―――――――プロゲステロンの減少
3. 子宮脱―――――――骨盤底筋群の筋力低下
4. 子宮体癌―――――――プロラクチンの増加

国試問題の答え			
第102回午後22	4	第95回午後23	4
第103回追試午前81	3	第97回午前96	1
第107回午後12	1	第106回午後13	2
第108回午前49	2	第104回午前64	3

第12回　下部消化器系③（生殖器系）

下部消化器系ブロックの最後は生殖器系のおはなしです．「子孫を残す」だけでなく，
泌尿器系とも関係の深いところ．とくに男性では，排尿障害から性感染症が発覚しやすいですよ．
ここではがんや不妊，更年期や乳房周りの異常もみていくことにしましょうね．
前回おはなしした臓器脱についても，排尿障害に注目してもう1度整理しておきましょう．

生殖器系の構造と機能

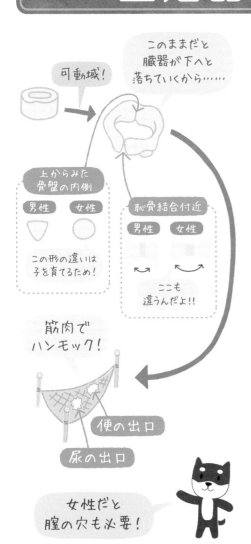

可動域！

このままだと
臓器が下へと
落ちていくから……

上からみた
骨盤の内側

男性　女性

この形の違いは
子を育てるため！

恥骨結合付近

男性　女性

ここも
違うんだよ!!

筋肉で
ハンモック！

便の出口

尿の出口

女性だと
膣の穴も必要！

生殖器系は，生殖をして次の世代を残すことが役目．骨盤もただの枠ではなく，その役目にあった性差がありますね．

骨盤は，上半身と下半身をつなぎつつ，可動域を維持するために，前を狭く後ろを広くした円筒状の構造をしています．「円筒状」なので，生殖器系をはじめとした多くの器官が中に入り込むことができます．でも，そのままでは下に抜け落ちていってしまいます．

そこで必要なのが骨盤底筋群．弾力のあるハンモックのように各種器官を支えてくれます．「壁」ではなく「ハンモック」なのは，身体の中から外に出る穴をあける必要があるから．尿や便を出す穴ですね．さらに女性は，生殖で育んだ子を体外に出すための穴も必要になります．だから骨盤底筋群には，男性で2つ，女性では3つの穴があいています．

穴が多いということは，筋肉でカバーできない部分が多いということ．もとより筋肉が弱いのに，便秘しがちで穴が多く，さらに出産というイベントが加わる以上，どうしても女性では骨盤底筋群が弱ってしまいがちです．これが「臓器脱が高齢女性に多い」理由です．

女性の身体の準備は，「子を体外に出すための穴」だけではありません．骨盤を上からみたとき，女性では内側が円に近い形をしています．これ，子宮が大きく膨らんだときに，周囲から必要以上の圧迫を加えないための形です．妊娠を想定していない男性の骨盤の内側を上からみると，丸みのある三角形．さらに，骨盤の真正面をつなぐ靱帯（恥骨結合）の左右にも注目です．左右の恥骨角が大きいのが，女性の特徴．こうすることで恥骨結合が広がり，経腟出産時に産道が広がりやすくなっているのです．

男性では恥骨結合が広がるようなつくりになっていませんよ．

男性生殖器系の異常

❶男性生殖器系の発生

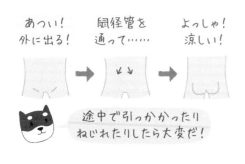

あつい！
外に出る！

鼠径管を
通って……

よっしゃ！
涼しい！

途中で引っかかったり
ねじれたりしたら大変だ！

男性生殖器系は，前立腺と精囊以外は「身体の外」にありますね．精子をつくるのに適した温度が，32℃前後と低いからです．身体のなかにいたのでは「あつすぎ！」で，うまく精子をつくれません．

だから胎児期に「生殖器系のもと」が男性生殖器系に分化したなら，「身体の外」に出る大脱出をすることになります．このときに通るのが，上部消化器系②（第6回）のヘルニアのところで出てきた鼠径管．途中で引っかかってしまうと（停留精巣），精子をうまくつくれません．もちろんねじれるなんてことになったら（精巣捻転），血行ストップで精巣生命の危機です．無事に精巣や精巣上体が陰囊に収まれば，大脱出の成功です．

❷男性生殖器系の腫瘍

精巣上体
輸精管と精巣動脈，
精巣静脈をまとめて「精索」

若い頃に腫瘍が
できやすいよ！

治りやすいけど，
ちゃんと定期検診！

精巣

男性にとって陰茎は，尿道周囲に位置する体外排出ルートの一部であり，女性の膣に精子を送り込む生殖器系の一部でもあります．そんな陰茎に腫瘍（がん）ができることがあります．陰茎がんは扁平上皮由来の，50〜60歳代に多いがん．出血や疼痛がみられ，リンパ節経由で転移もみられます．手術になることも，化学療法を選択することもありますが，立位排尿不能や性交障害が出ることも．症状が出たら，すぐに診察を受けたほうがいいですね．

精巣にも腫瘍はできますよ．数自体は多くありませんが，好発年齢が15〜35歳と若いのが特徴です．転移によって死亡する可能性はありますが，約80％は「治るがん」です．痛みのない「腫大」が多く，触ると硬さ（硬結）を感じることもあります．腫れたせいで周りを押して，悪影響が出ることもありますよ．炎症や転移では，圧痛，静脈血栓症や水腎症が起こり得ます．進行度合いにあわせて，手術や化学療法が選択されます．ただ，数年以内に反対側に再発する可能性がありますので，ちゃんと定期検診を受けましょう．

❸男性不妊症

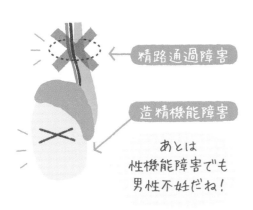

精巣の異常で起こり得るものに、男性不妊症があります. 一応、不妊症自体は「生殖年齢の男女が妊娠を希望し、（1年以上の)ある一定期間内に、避妊なく性生活を過ごしても妊娠の成立をみない場合」とされています. 原因は、「造精機能障害」「精路通過障害」「性機能障害」の大きく3つに分けられます.

「造精機能障害」は、脱出途中の停留精巣やホルモン異常、放射線や薬の影響などで生じます. 男性不妊症の原因の20～40％を占める精索静脈瘤もここに入りますね. 精索静脈瘤は手術対象で、体外受精がとられることもあります.

「精路通過障害」は、炎症や閉塞などで生じます. 近隣領域の手術で閉塞が起こることもあるので、手術で精路を開通させることになりますね.

「性機能障害」に含まれるのが、勃起障害（ED)と射精障害. 勃起障害は「満足な性行為を行うのに十分な勃起を得られないか、維持できない状態」ですね. 血管や神経のせい（器質性)、心因性（機能性)、加齢のような自然なものから、外傷・手術といった外的要因や糖尿病や腎症といった内的要因の混合・不確定（混合性)などが原因です. 器質性には血行再建術などの手術、心因性には心理療法など、原因がわかる範囲でそれに応じた治療が行われます. 薬物療法の一例として、バイアグラ®がありますね. これは勃起のメカニズム確認にちょうどいいので、少し説明.

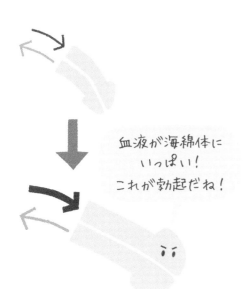

勃起は、陰茎を通る血管平滑筋がゆるみ（弛緩し)、多量の血液が海綿体に流れ込むことで生じます. 平滑筋を弛緩させる命令を伝えるメッセンジャーは、命令を一度届けたら酵素で分解されるのが通常です. バイアグラ®は、この「メッセンジャー分解酵素」を邪魔する薬. 分解されなかったメッセンジャーは、弛緩命令を伝え続けます. だから、血液が海綿体に流れ込み続けて、勃起を維持できるのです. でも、本来全身を巡るはずだった血液が持続して陰茎に流れ込む結果、「今、全身に酸素を届けている血液」は減ってしまっていますね. バイアグラ®でめまいや低血圧が起こるのは、頭に向かうはずの血液までもが陰茎に向かってしまったからです.

性分化異常と男性更年期，性感染症

男性不妊症のところで，ホルモン異常が出てきました．そこと関連する「性分化異常」と「男性更年期」のおはなしです．

❶性分化異常

 正常女性
 ターナー症候群

X X　　　X ⭕

 正常男性
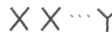 クラインフェルター症候群

X Y　　　X X ⋯ Y

どっちもホルモン補充が必要だね！

性分化異常は，主に性染色体の異常．ただし，性染色体自体は正常でも，その上にのっている遺伝子の状態によってはおかしくなりうることに注意しましょう．

男性はXY，女性はXXが正常な性染色体．Xが1本足りない女性（XO）は，ターナー症候群．低身長で，第二次性徴が出なくなってしまいます．ホルモン補充療法によって妊娠可能なケースもありますので，早く気づいてほしいですね．逆にXが1本以上多い男性（XXYなど）がクラインフェルター症候群．こちらは下肢の長さによる高身長と精巣萎縮が特徴．こちらも早く気づけば，ホルモン補充療法で受精可能な精子をつくれる可能性がありますよ．

性染色体は正常でも，「ホルモンが変！」ということは起こります．たとえば，副腎性器症候群．これは，副腎でごくわずかにできるはずのアンドロゲン（男性ホルモン）が多すぎたせいで，性染色体はXXなのに外性器が男性化してしまったものです．主にホルモン補充で治療していくことになります．また，アンドロゲン不応症（精巣性女性化症候群）は，ホルモンの受容体がおかしくなってしまったもの．性染色体はXY，ちゃんとホルモンを産生する精巣がある男性なのに，女性型性器ができるものですね．こちらは性別選択ののちに，手術とホルモン補充療法が行われることになります．

❷男性更年期

分泌が減ると更年期だ！
（「更年期」は女性だけじゃないんだよ！）

「男性更年期」という言葉は，まだ耳慣れないかもしれません．加齢男性性腺機能低下症候群が，男性更年期です．男性ホルモンのテストステロン分泌量減少によって，骨量・筋量の低下，性機能障害などが起こります．中枢神経系の抑うつ，イライラ，記憶力・認知機能低下などの症状も出てきますね．これらはホルモン補充療法で生活の質（QOL）が上がります．対処が遅れて，骨量・筋量が下がりすぎてしまうと日常生活動作（ADL）に悪影響が出ますよ．

　QOL：quality of life，生活の質（クオリティ・オブ・ライフ）
ADL：activities of daily living，日常生活動作

❸性感染症

　男性と女性をつなぐものは「性分化異常」と「更年期」だけではありません．性感染症（STD，STIとも
よばれます）を忘れてはいけませんね．性行為でうつる感染症には，さまざまな種類があります．すべ
てを説明することはできませんので，「TORCH」を中心に簡単におはなししますよ．

　「TORCH」というのは，不妊もしくは胎児感染・先天奇形を引き起こす可能性のある感染症の頭文字
です．Tはトキソプラズマ，Oは「その他（others）」，Rは風疹（rubella），Cはサイトメガロウイルス，
Hは単純ヘルペスウイルスです．「その他」に梅毒や淋菌，HIVなどのたくさんの病気が入ります．

　トキソプラズマは原虫．ネコや鳥などのなかで生活していたトキソプラズマがヒト体内に入り，胎盤
経由で胎児に感染します．通常の免疫状態の成人なら軽い風邪様の症状で
も，胎児には死産・流産，脳や視力に（遅効性を含む）重い障害の出る「先
天性トキソプラズマ症」の原因になります．

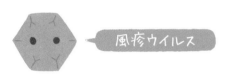

　風疹は，3日ほどの熱が出るので「3日はしか」ともよばれます．その名
称のせいで，はしか（麻疹）と比べて軽く考えられがちですが，胎児に対し
ては恐怖の存在．先天性風疹の3大症状は，難聴，白内障，心疾患．こち
らも胎盤経由で感染してしまうので，妊娠中に感染しないように，事前に
予防接種をするなどの予防が第一です．

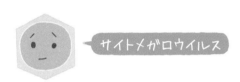

　サイトメガロウイルスは，胎児にとって死産・流産の原因．生存できて
も，脳や視力，聴力にも悪影響を及ぼします．しかも性交渉による感染だ
けでなく，唾液から感染する困りものです．保育園や幼稚園で子どもが感
染し，その子どもの世話で感染……も十分起こりえます．

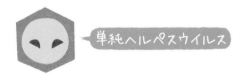

　単純ヘルペスウイルス（HSV）は，胎盤感染を起こすと中枢神経に異常
が出てきます．脳細胞が十分に発育できない小頭症などの原因ですね．で
も，一番の感染経路になりうるのは出産時の膣．赤ちゃんの皮膚に痛々し
い水疱ができる皮膚型だけでなく，脳炎と後遺症が残る中枢型や，生命危
機の全身型の可能性もありますよ．

　「その他（O）」にはたくさんのものが含まれます．クラミジア，淋菌，梅
毒，HIVが有名どころです．クラミジアと淋菌は，女性では目立った症状
が出ずに不妊症の原因になることが多いですね．男性では膿と排尿痛が出
るので，感染にすぐ気づくはずです．梅毒は，トレポネーマ（原虫の仲間）
が原因．感染後3週間の潜伏期間を経て，赤いしこりやリンパ節の腫れが
出てきます．感染後3か月で，バラ色の発疹（バラ疹）と，湿った平らない
ぼ（扁平コンジローマ）が出現．ここまでで気づけないと，数年後にはゴム
腫や精神症状といった全身症状に．胎児にも感染しますが，約2/3は無症
状．症状が出ると，発熱，発疹，肺炎，肝臓や脾臓に腫瘍がみられます．

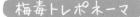

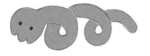

STD，STI：sexually transmitted diseases，sexually transmitted infections，性感染症
HSV：herpes simplex virus，単純ヘルペスウイルス
HIV：human immunodeficiency virus，エイズウイルス，ヒト免疫不全ウイルス

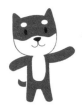

予防が一番！
喉にも注意だよ！

これを放置すると，成人感染と同様の経過をたどります．HIVについては，血液と免疫①（第3回）白血球と免疫のところでおはなししましたね．ほかにも性交為などで感染する病気はあります．これらに対しては，なんといっても予防が一番．不特定多数と性関係をもたない．特定のパートナーとの間でも，コンドームを使用する．クラミジアと淋菌に代表されるように，オーラルセックスでも感染するもの（咽頭炎などのもと）もありますからね．「もしや」と思ったら，ちゃんと抗体検査を受けましょう．

女性生殖器系の異常

女性生殖器系は，骨盤内に卵巣・子宮・膣が収まっています．骨盤底筋群が弱ると，直撃を受けてしまうところですね．卵巣から2種類の女性ホルモンが出るせいで，LHサージと月経で切り替わる2相性を示します．女性ホルモンは，乳房の問題とも無関係ではありませんよ．

ここでは，最初に乳房周りがおかしくなったときのおはなし．次が月経がらみのおはなし，がんや更年期のおはなしと続き，最後に排尿障害と臓器脱についてもう一度整理しておきましょう．

❶乳房周りの「変！」

第108回午前8，第105回午後25

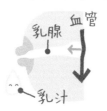

ビタミンKにだけは
注意してね！
（さもないと
新生児メレナの危険！）

乳腺
血管
乳汁

乳房は，母乳をつくる乳腺の周りに，間質細胞や脂肪などがついたもの．母乳は血液からつくられます．子にとっては，母体からの免疫グロブリン（IgA）を含むほぼ完全栄養．泣き所はビタミンK不足でしたね．止血に必要なビタミンKが補充されないと，消化管出血の新生児メレナの危険です．

乳腺炎

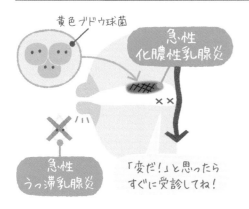

黄色ブドウ球菌
急性化膿性乳腺炎
急性うっ滞乳腺炎
「変だ！」と思ったらすぐに受診してね！

母乳提供時に怖いのが，乳腺炎．乳房のしこりや皮膚の発赤，痛みや発熱だけではありません．全身症状として発熱，悪寒，頭痛，関節痛，脇のリンパ節の腫れが出てきます．母乳がたまったことで起こる授乳期固有の「急性うっ滞乳腺炎」と，細菌感染による「急性化膿性乳腺炎」があります．化膿の原因になる細菌は，皮膚常在菌の黄色ブドウ球菌ですが，乳頭から乳管，乳腺線維内へと広がって膿をつくる可能性があります．膿がたまってしまうと切開してドレーンを入れることになりますので，「変！」と思ったら，何はなくとも受診してくださいね！

乳腺症

同じく「ん？」と気づいたらすぐに受診してほしいのが乳腺症．乳腺症自体が問題なのではありません．すぐ後でおはなしする「乳がん」とちゃんと区別をつける必要があるからです．

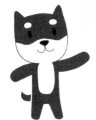

糖尿病性乳腺症は
再発しやすいから
切除しない！

既往歴の確認は
大事だね！

乳腺症は，乳管上皮細胞（実質）と，間質細胞の，「増生（増殖と細胞成長）と萎縮（細胞縮小と数の減少），化生（組織変化）」などが同時に混ざりあって起こるものです．これらの変化自体は，正常乳房でも起きること．痛み，しこり，乳頭からの分泌物といった症状が出たら，乳腺症です．月経や女性ホルモンの影響とされていますが，詳細は不明．乳腺症なら，経過観察と対症療法で大丈夫です．

注意してほしいのが，乳がん好発年齢と重なる糖尿病性乳腺症．インスリン非依存型糖尿病の中高年女性に多く，組織をみれば良性の乳腺線維症だとわかります．切除すると再発しやすいので，この病気とわかれば経過観察になります．何より本人の既往申告が大事になってきますので，既往歴を聞き逃さないように！

乳がん

乳腺症と似て非なるものが「乳がん」．罹患率は女性1位，死亡者数は大腸・肺・膵臓・胃に次ぐ女性5位のがんです．主に乳管がんで，がんに栄養を届けるための新生血管をつくりつつ，そのルートから骨・肺・肝臓へとどんどん全身転移していきます．

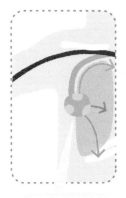

血液に乗って
肝臓へ！

近くの肺へ！

近くの骨へ！

僕らが見張り役
リンパ節！

乳がんは
転移しやすいから，
見張り役リンパ節に注意！

それゆえ，以前は無条件で乳房全部摘出でした．だけど，今では見張り役のリンパ節（センチネルリンパ節）に転移があるかなどをチェックして，局所摘出手術可能な例も出てきましたね．放射線療法や化学療法も併用されます．再発などのチェックのため，定期検診は必要ですが，同じくらい必要なのが心のケアです．リハビリテーションと同時進行しつつ，再建術や下着に入れる人工乳房などの情報も提供してくださいね．

腫瘍には，「乳腺線維腫瘍」と「葉状腫瘍」もあります．乳腺線維腫瘍は，一番頻度の高い良性腫瘍（しこり）です．10歳代後半から出始め，経過観察でオーケーですから，ちゃんと確定診断をつけてもらってください．一方の葉状腫瘍も乳腺発生ですが，良性と悪性があります．悪性のときの転移先は肺で，あまり薬の効かない厄介なタイプ．しかも再発して悪化していく傾向がありますから，こちらは早期摘出になりますよ．

❷月経がらみの「変！」

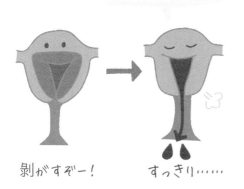

これが月経！

剥がすぞー！ すっきり……

お次に，月経についてのおはなし．月経は，受精卵を受け止めるためにふかふかにしておいた（肥厚した）子宮内膜が，一定期間内に受精卵が来なかったために剥がれ落ちるもの．子宮内膜を剥がすきっかけは，血管の痙攣（攣縮）です．月経が始まって数年は周期が不安定ですが，ホルモン分泌が安定してくると周期も安定してきます．

月経困難症というのは，月経期間内に月経に伴った病的症状が起きる状態．月経痛，頭痛，イライラ，吐き気，下痢などが生じます．原因疾患がないものは「機能性月経困難症」．鎮痛薬による対症療法がメインで，場合によっては低用量ホルモン薬による薬物療法も追加されます．一方，原因疾患があるものは「器質性月経困難症」．主に原因になるのは女性3大良性疾患ともよばれる「子宮筋腫」「子宮内膜症」「子宮腺筋症」です．

子宮筋腫，子宮内膜症，子宮腺筋症

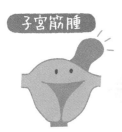

子宮筋腫

何かできた！

子宮筋腫は，子宮の外側（子宮平滑筋）からできる良性の腫瘍．30歳代以上の女性の，30〜50％には1個以上あるといわれます．下腹部痛や腰痛，月経量増加がみられ，月経量増加で血の固まり（血塊）が出て，貧血も出やすいですね．急に大きくなると周りを圧迫し，性交痛や頻尿，排尿困難，尿管圧迫による水腎症の原因にもなります．周囲圧迫がないなら，対症療法としての薬物療法．周囲圧迫が始まると手術になりますが……年齢や本人の妊娠希望などを要相談のうえ，子宮全部摘出はできるだけ避ける傾向にあります．

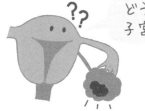

子宮内膜症

どうしてここに子宮内膜が？

子宮内膜症は，子宮内膜が子宮以外にもできてしまうもの．月経のたびに出血し，炎症と癒着を繰り返して，増殖・進行していく困ったものです．できる場所は主に卵巣，骨盤腹膜，ダグラス窩．子宮内膜症を起こすと約90％が月経困難症を起こし，30〜40％は不妊原因になり得ます．原則として鎮痛薬とホルモン薬による長期薬物療法．妊娠を希望しない40歳代以降ならば，重症度合いによってはがん予防も兼ねて，卵巣と卵管切除をすることもありますよ．

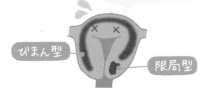

子宮腺筋症

なぜ筋層内に内膜がー?!

びまん型　限局型

子宮腺筋症は，子宮内膜が「子宮筋層内」で増殖して，子宮の一部または全部の壁が分厚くなる（肥大する）もの．一部肥大なら限局型，全部肥大ならびまん型ですね．30〜40歳代に多く，月経終了後も数日続く月経痛や過多月経，貧血がみられます．これらの症状は閉経でなくなりますが……待っていられないなら鎮痛薬と鉄剤の薬物療法です．どうしても症状が重いなら一部摘出手術になることもありますが，妊娠時に子宮破裂の危険性が出るため，可能なら手術は避けたいところですね．

月経異常

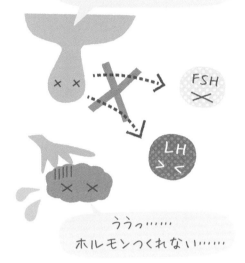

下垂体の機能低下！
これじゃ卵巣が働けない！

FSH

LH

ううっ……
ホルモンつくれない……

月経の困難はなくとも，「月経が変！」というのが月経異常．排卵がない，月経があったりなかったり，あるけど周期がバラバラ……．これらが月経開始から数年以内なら，ホルモン分泌が落ち着けば治まるはず．ただし，多嚢胞性卵巣症候群でもこれらの月経異常は起こり得ます．また，スポーツ選手などでは，過度な食事制限によって下垂体のゴナドトロピン（卵胞刺激ホルモン［FSH］と黄体形成ホルモン［LH］）が減ると，卵巣機能低下症が生じて，月経自体が止まってしまいます．これではいざ「子どもが欲しい！（生殖希望）」ということになっても，なかなか受精できず，受精できたと思っても子宮内膜準備がうまくいかないせいで着床できず……妊娠，できませんね．

卵巣が働かないとなぜ受精や着床に悪影響が出るのか．すぐに思い出せなかった人は，2種類の女性ホルモンによる2相性を復習しましょう．2種類のホルモンは何を担当しているのか，2つの相の切り替わりには何があったか．月経が止まるということは，生殖に適した状態とはいえませんね．

❸がん，更年期障害

卵巣がん

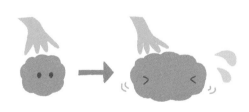

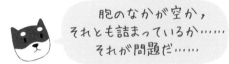

胞のなかが空か，
それとも詰まっているか……
それが問題だ……

卵巣は，卵子を育む場所であり，女性ホルモン産生の場でもあります．そこの腫瘍が卵巣がん．本来2〜3cmほどの卵巣が10cm以上に大きくなってしまうこともあります．

始まりは膨満感，下腹部痛．大きくなってくると腹水や卵巣捻転，卵巣破裂の危険も出てきます．嚢胞（袋状：卵巣嚢腫のこと）なら良性腫瘍のことが多く，部分的にでも中に何かが詰まってくると悪性の可能性が上がってきます．

手術をして，化学療法併用になりますね．ほかに転移がないなら5年生存率は90％を超えますから，早く気づくことが第一です．

子宮がん

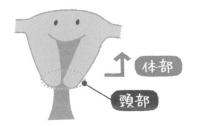

パピローマウイルス原因は
多いけど，
全てじゃないからね！

体部

頸部

　子宮にもがんはできます．子宮の入り口（頸管部）にできるのが「子宮頸がん」，そのほかの部分にできるのが「子宮体がん」です．

　子宮体がんは子宮内膜から生じるがんで，先進国に多いがん．生活習慣や肥満との関連性があるとされています．35歳以上の不正出血は，子宮体がんの可能性があります．閉経後の不正出血では，即受診が必要です．原則として手術をすることになりますね．

　子宮頸がんの原因の多くはヒトパピローマウイルス．性行為で感染しますが，通常は免疫系によって排除されてしまいます．約10％が感染持続状態になり，さらにその一部が異形成，高度異形成を起こしてがん化します．ただし，全ての子宮頸がんがヒトパピローマウイルス感染によるものではありません．原因不明もあることをお忘れなく．性行為時の出血や性器不正出血，おりもの異常などの症状が出ます．検診（細胞疹）が有効ですので，早いうちにかかりつけの産婦人科（婦人科）をつくっておきましょう．少々の異形成なら定期経過観察ですよ．

更年期障害　第105回午後55

卵胞ホルモン

黄体ホルモン

少なくなって
出なくなると更年期……

骨粗鬆症に
注意だね！

　閉経は月経の終了．閉経を迎えるその前後10年ほどに身体の不調が出て，快適に日常生活を送れない状態が「更年期」です．これは下垂体からの刺激ホルモンに対し，卵巣から出る女性ホルモンが出にくい（出ない）ことによるもの．

　特徴的なのが「ホットフラッシュ」とよばれる，頭や顔などの上半身が急にほてり，汗をかき，脈も増える状態です．ほかにも肩こり，易疲労性，頭痛，腰痛，不眠，イライラ，動悸，めまいなどのさまざまな症状が出ます．

　ホルモン補充療法で生活の質（QOL）が向上するのは男性更年期と同じ．とくに女性では骨粗鬆症が起きやすいので，日常生活動作（ADL）低下を防止することは急務ですよ．

❹排尿障害と臓器脱の再確認

ひととおり，生殖器系についておはなししてきました．そのうえで．もう1回，排尿障害を確認してみましょう．ここで注目するのは，骨盤底筋群の働きです．

女性は男性よりも1つ穴が多いから，骨盤底筋群のハンモックが弱りやすかったですね．その悪影響が直接出る臓器脱（直腸脱・膀胱脱・子宮脱）についてはおはなし済み．そこまで骨盤底筋群が弱っていなくとも，くしゃみやせき，笑いで尿が漏れる「腹圧性尿失禁」が起こり得ます．

「尿失禁」には，いろいろな種類があります．正常な排尿のためには「トイレまで尿をためる」，「神経の命令に従って括約筋をゆるめる」，「尿道を通して体外に出す」が原則形態でしたね．

命令がないのに膀胱出口と尿道括約筋（骨盤底筋群）が腹圧に負けたのが「腹圧性尿失禁」．変なタイミングで命令が出てしまうものが「切迫性尿失禁」．トイレに行くまでの移動が間に合わない「機能性尿失禁」．あとは，これらの複合となる「複合性尿失禁」などの原因があります．

頻繁に尿意をもよおすことに注目した「過活動膀胱」の視点からみれば，神経因性過活動膀胱が「切迫性尿失禁」に対応し，非神経因性過活動膀胱が「腹圧性・機能性・複合性の尿失禁」に対応します．

尿失禁の原因が機能性なら，トイレまでの移動距離改善，着脱しやすい衣服などの工夫で改善されます．腹圧性なら，ひどくなる前に骨盤底筋訓練で進行防止と回復が望めます．切迫性なら，少しずつ我慢できる時間を伸ばしていく膀胱訓練で，トイレまで我慢できるようになればもう「尿失禁」ではありません．

神経性の排尿障害の1つに，夜尿（おねしょ）もありますね．小児では脳と膀胱の連携がうまくとれず，膀胱から「もう限界！ 出して！」の信号が出ても，眠りが浅くならずにトイレに起きられないことがあります．5歳では15～20％にみられ，あとは次第に改善されていくはずです．

でも，「連携未熟」以外の排尿障害があるなら，それは早く治す必要がありますね．尿道口が湿った状態に長時間あるせいで，尿路感染につながることもあります．過剰な叱責による過ストレス状態から別の神経性排尿障害を引き起こす前に，受診して，原因や対策を検討してください．

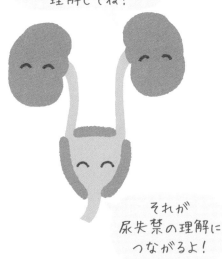

正常の排尿システムを
理解してね！

それが
尿失禁の理解に
つながるよ！

もう限界！
早くトイレへ！

これは連携未熟……

ほかに原因があるなら，
早く治さないと，ね！

以上，第10～12回では下部消化器系について整理し，生殖器系のおはなしまでたどり着けました．

「食べたものの残りかす」を身体の外に出すことの重要性，わかりましたね．

場所的にも機能的にも関係の深い生殖器系のおはなしも一緒にしましたから，

「そこがおかしくなると，周りもおかしくなる！」ことも理解できたはず．

性感染症(STD)の初期症状が，男性では尿排出時に出ることも，もう大丈夫ですね．

つなげて知ろう　失禁とおむつのおはなし

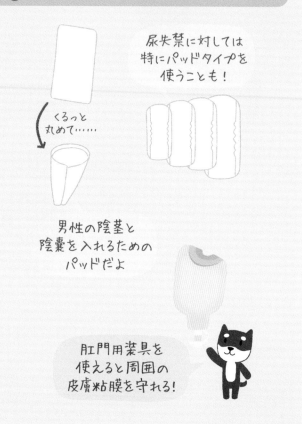

尿失禁に対しては
特にパッドタイプを
使うことも！

くるっと
丸めて……

男性の陰茎と
陰嚢を入れるための
パッドだよ

肛門用装具を
使えると周囲の
皮膚粘膜を守れる！

　臓器脱や尿失禁についておはなししました．予防に努め，各種対策を講じても，失禁があると皮膚・粘膜障害が起こりやすくなります．障害を最低限にとどめるために，おむつを適切に使う必要がありそうです．

　おむつは失禁の量と程度に合わせ，刺激の低いものを選択してください．尿や便が皮膚・粘膜に触れた状態になると，各種障害や感染の危険が上がります．自分で交換が可能な人は，失禁に合わせて交換してもらいましょう．それ以外のときには，失禁のタイプと時間帯，生活動作などに合わせて交換できるよう心掛けてください．場合によっては尿カテーテル留置になるかもしれませんね．何に注意が必要か，自分でまとめておきましょう．

　便失禁があるとき，単におむつを使うだけでは排泄物が皮膚・粘膜に接触し続けることになります．便（とくに下痢では）弱アルカリ性の腸液を多く含むため，化学的に皮膚・粘膜が傷んでしまいますよ．しかも湿った状態は褥瘡の発生リスクが上がります．寝たきりで圧迫を受けやすい仙骨部等は大ピンチになりますね．そんなとき，可能ならストーマのように皮膚保護剤とパウチ（袋）が一緒になった肛門用装具（インケア・フィーカル）を使用してください．これなら肛門部以外に便が触れることなく，化学的に損傷を受けることを防げますからね．

ま と め

「白血球・感染」，「上部消化器系」，「内分泌系」，そして「下部消化器系（と生殖器系）」と続いてきた"体温"（熱）に反映されるおはなし，一段落．熱をはかる意味は，これらの異常をいち早く知るためにあるのです．実はまだ「体温中枢」のおはなしが残っています．でも，そこは次回から始まる「呼吸」のところで，「中枢のおはなし」としてまとめてしまいましょう．

　次回からは，"呼吸"に反映される異常について．呼吸に必要なものを確認してから，そこがおかしくなるとどうなるかを確認していきましょう．

といてみよう！ 国試問題

第95回午前101 ➡p.153

勃起障害を起こすのはどれか.

1. 糖尿病
2. 高血圧症
3. 甲状腺機能亢進症
4. 胆石症

第106回午前63 ➡p.155

妊婦の感染症と児への影響の組合せで正しいのはどれか.

1. 風疹————————白内障
2. 性器ヘルペス————————聴力障害
3. トキソプラズマ症————————先天性心疾患
4. 性器クラミジア感染症————————小頭症

第104回午前63 ➡p.155

妊娠中の母体の要因が胎児に及ぼす影響について正しいのはどれか.

1. 飲酒の習慣による巨大児
2. 喫煙による神経管形成障害
3. 妊娠初期の風疹の罹患による先天性心疾患
4. ビタミンAの過剰摂取による低出生体重児

第100回午後90 ➡p.155

女性の不妊症(infertility)の原因になる可能性がある性感染症〈STD〉はどれか. **2つ選べ**.

1. 梅毒(syphilis)
2. 淋菌感染症(gonococcal infection)
3. 性器ヘルペス(genital herpes)
4. 尖圭コンジローマ(condyloma acuminatum)
5. 性器クラミジア感染症(genital chlamydiosis)

第108回午前8 ➡p.156

母乳中に含まれている免疫グロブリンで最も多いのはどれか.

1. IgA
2. IgE
3. IgG
4. IgM

第105回午後25 ➡p.156

母乳栄養で不足しやすいのはどれか.

1. ビタミンA
2. ビタミンB
3. ビタミンC
4. ビタミンE
5. ビタミンK

第105回午後55 ➡p.160

更年期障害の女性にみられる特徴的な症状はどれか.

1. 異常発汗
2. 低血圧
3. 妄想
4. 便秘

第105回午前18 ➡p.161

骨盤底筋訓練が最も有効なのはどれか.

1. 溢流性尿失禁
2. 切迫性尿失禁
3. 反射性尿失禁
4. 腹圧性尿失禁

国試問題の答え

第95回午前101	1	第108回午前8	1
第106回午前63	1	第105回午後25	5
第104回午前63	3	第105回午後55	1
第100回午後90	2, 5	第105回午前18	4

MEMO

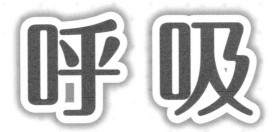

呼吸

「どこがおかしくなると，どこに反映されるか」を意識しましょう．

第1回から第12回までで，以下について確認してきました．

・身体のどこかがおかしくなって「脈拍・血圧」に反映されるおはなし

・身体のどこかがおかしくなって「体温」に反映されるおはなし

今回からは，身体のどこかがおかしくなって「呼吸」に反映されるもののおはなしに入ります．

呼吸は，息を吸って，息を吐くこと．酸素を身体の中に取り入れ，二酸化炭素を吐き出す働きですね．

なぜ呼吸？

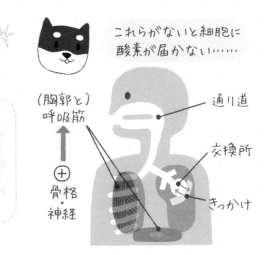

これらがないと細胞に
酸素が届かない……

（胸郭と）
呼吸筋

通り道

交換所

きっかけ

⊕
骨格・
神経

なぜヒトは呼吸をしないと生きていけないか．
それは，酸素がないと全身の細胞が十分な
アデノシン三リン酸（ATP）をつくり出すことができないからですね．
取り入れた酸素を全身に届ける循環器系のおはなしは，
もう終わっていますね．

何が必要？

酸素を取り入れるために何が必要か．先に簡単に要点をまとめると，空気が通る「通り道」，酸素と二酸化炭素を交換する
「交換所」，酸素や二酸化炭素が移動するための「きっかけ」，以上の3つが必要です．「通り道」にあたるのは気道，
「交換所」にあたるのは肺胞，「きっかけ」にあたるのが酸素分圧と二酸化炭素分圧ですね．
でも，これだけでは外気を取り入れることができませんから，呼吸筋，筋収縮を命令する神経，胸郭も必要ですよ．

ATP：adenosine triphosphate，アデノシン三リン酸

第13回　呼吸器系全般①(通り道と赤血球)

今回からは，「気道」，「肺胞」，「胸郭の基本構造と呼吸筋」についておはなしします．
そのあとで，「胸郭の骨格部分」と「神経」のおはなしへと続いていきましょう．
今回から何回かに分けておはなししますからね．

鼻の解剖と生理

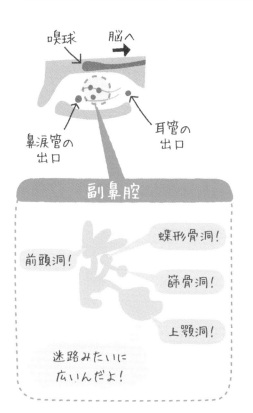

嗅球

脳へ →

鼻涙管の
出口

耳管の
出口

副鼻腔

蝶形骨洞！

前頭洞！

篩骨洞！

上顎洞！

迷路みたいに
広いんだよ！

空気の通り道の，入り口にあたるのが鼻(鼻腔)．鼻腔は，外側からみえる「鼻」の内側の空間です．左右に分かれ，中央には鼻中隔があります．

鼻腔の内側には上鼻甲介，中鼻甲介，下鼻甲介の3つのひだがあります．上鼻甲介の上には，嗅覚担当の嗅上皮が広がっています．嗅上皮は嗅球に情報を送ります．嗅球は嗅神経(第1脳神経)として，匂い情報を中枢に伝えますね．

鼻腔内は一面が粘膜で覆われ，加温と加湿をしていますが，これだけでは不十分．さらなる加温と加湿の場所が，副鼻腔です．副鼻腔は片方に4つ，左右あわせると8つあります．上顎洞，篩骨洞，蝶形骨洞，前頭洞ですね．鼻腔に副鼻腔への入り口が開いていて，副鼻腔を巡るうちに，外気(空気)はしっかりと加温・加湿されます．それから先に進めば，繊毛はしっかり動けるし，肺は十分に酸素と二酸化炭素を交換できるのです．

あと，鼻腔内には中耳からつながる耳管の出口も開いていますよ．鼻腔の奥は上咽頭とつながっていますが，鏡で口を開けてのぞいただけではみることはできません．胃チューブを鼻から入れるときには，鼻腔と咽頭のつながりを意識できるはずですよ．

そんな鼻の「変！」は，鼻血，炎症，外傷などがありますね．それらをこれからみていきましょう．

鼻腔，副鼻腔の異常

❶鼻出血

オスラー病は遺伝性で毛細血管が広がっちゃう病気だ

鼻呼吸でも鼻出血の可能性ですと？！

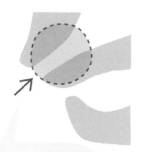

中央壁部分のこの位置がキーゼルバッハ部位！

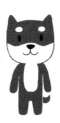

ちゃんとバイタルチェック！「出血」だもんね！

鼻出血がいわゆる「はなぢ」．ほかに原因のない「本態性」もありますが，多くは出血原因が明らかな「症候性」です．症候性には，全身的要因と局所的要因があります．

全身的要因にあたるのは，易出血性・出血傾向を示す全ての疾患．イメージしやすいのは血液系（血小板異常）や消化器系（腎不全・肝硬変）です．あと，常染色体優性遺伝の遺伝性出血性毛細血管拡張症（オスラー病）も鼻出血が原因．ひどいと，くしゃみや鼻呼吸ですらも出血が生じる病気です．ワーファリン®やアスピリンなどの薬物も原因になりえますね．

局所的要因には，炎症の反復，異物，腫瘍などもありますが，一番多いのは外傷です．顔面外傷や鼻骨骨折のような重症は「外傷」ですが，手の指による自損だって「外傷」です．とくに小児の鼻出血の約90％は，手指による鼻中隔前方部出血．ここは動脈と静脈の吻合部で，細い血管が網の目状になっていて出血しやすいところ．「キーゼルバッハ部位」といいますので，覚えておくといいですよ．

よほどの軽症以外は，鼻出血をみたらバイタルサインの測定から．原因となっている病気をうまくコントロールしないと，貧血を起こして，ショックの危険があります．場合によっては即時に，血管内塞栓や血管結紮（結紮とは「しばる」こと）などの外科的処置がとられます．軽症なら，圧迫止血や焼灼凝固止血（焼灼とは「やきつける」こと）．あるいは，坐位でうつむいて，鼻の外側から圧迫することなら，家庭でもできますね．血液は飲み込まずに吐き出してもらってくださいね．

鼻いじりだけではなく，くしゃみ，洗顔，強く鼻をかんだなどで，鼻の粘膜さえ損傷すればいつでも鼻出血は起こります．日常生活でも頻回に出会う「困った！」ですから，基本的対処には慣れておきましょうね．

❷炎症

📖 第105回午前47

炎症の代表はアレルギー性鼻炎と副鼻腔炎．

アレルギー性鼻炎は，アレルギー体質の人が特定抗原を吸い込み，鼻の粘膜でⅠ型アレルギー反応を示すものです．くしゃみ，鼻閉，水溶性鼻漏がみられます．基本は抗原回避．ひどいときには下鼻甲介を切除・焼灼す

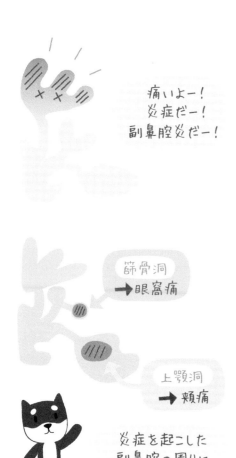

痛いよー！
炎症だー！
副鼻腔炎だー！

篩骨洞
→眼窩痛

上顎洞
→頬痛

炎症を起こした
副鼻腔の周りに
痛みが出ることも！

る手術療法もありますが，抗アレルギー薬内服などが多いことについては，血液と免疫②（第4回）の過敏症のところでおはなしした通りです.

副鼻腔炎には急性と慢性があります. 急に起こる副鼻腔の炎症が，急性副鼻腔炎. それが3か月以上続く，またはどんどん悪化していく副鼻腔炎が，慢性副鼻腔炎（蓄膿症）です. 急性鼻炎や気道の炎症，顔面外傷などに併発することが多いですね. なんらかの感染が起こり，副鼻腔粘膜に炎症が起こると，粘膜が腫れて粘液分泌が亢進します. すると，空気の通るところが狭くなり（ときには閉鎖し），分泌物の排泄が害されて，副鼻腔内に液体がたまります. そこでさらに感染が……. こうして慢性化していきます.

鼻閉，嗅覚障害，後鼻漏，膿性鼻漏のほかに，頭痛，発熱，全身倦怠感や食欲不振といった全身症状も出てきます. あとは，炎症を起こした副鼻腔の近くに痛みも出てきます. 篩骨洞なら眼窩痛，上顎洞なら頬痛ですね. 急性副鼻腔炎では1か所，慢性副鼻腔炎では両側かつ複数に炎症が出やすいですよ.

副鼻腔炎では，眼窩合併症と頭蓋内合併症が怖いですね. 眼窩や頭蓋底は副鼻腔と隣り合っているため，眼窩や頭蓋底に感染が広がる合併症が起こり得ます. 眼窩合併症では視力障害や複視，頭蓋内合併症では髄膜炎や脳膿瘍を起こして，高熱が出ることもあります. 「たかが鼻の調子が悪いだけ……」なんて放置してなんかいられません.

軽いものなら，点鼻薬やネブライザーなどで粘膜を収縮させ，排膿を促します. あとは抗菌薬や消炎鎮痛薬の併用ですね. 重症化してしまうと手術になることもあります. 以前は鼻の外側からが主流でしたが，現在では鼻腔内からの内視鏡手術が多いですね. ただ，注意しておいてほしいこと. 外科的処置のとき，痛みの強さからショックを起こすことがあります. ちゃんと事前に情報を提供したうえで，必要に応じて固定を行うこともありますよ.

❸外傷

鼻の外傷の例として，鼻中隔彎曲症をおはなしします. これは，鼻中隔が成長過程のゆがみや外傷などによってたわみ，鼻閉が起きるもの. 先ほどおはなししたアレルギー性鼻炎や慢性副鼻腔炎を起こしたときに，この鼻中隔彎曲があると，とくに鼻閉になりやすくなります.

根本的対処法としては手術をすることになりますが，鼻腔などに炎症があるならまずはその治療から.

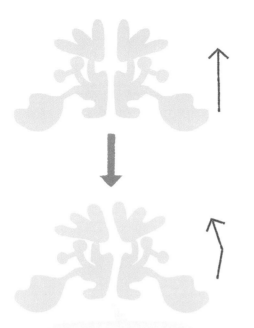

手術の後で固定のために鼻に入れたガーゼは2〜3日で外せます．手術をした後，その日は唾液がたまってきても，飲み込まずに吐き出すように事前説明をしておいてください．術後の出血があったときに，胃に血が入ってしまい，吐き戻してしまうことを防ぐためです．術後の注意は発熱，疼痛，術後出血．これらがなければ，1週間くらいで退院できますよ．

*

　以上が，鼻腔・副鼻腔で異常が起こったときのおはなしでした．
　鼻腔・副鼻腔を通った空気は，咽頭を通り，喉頭へと向かいます．喉頭の入り口には声帯もありましたね．咽頭・喉頭・声帯については，上部消化器系①（第5回）でおはなししてあります．必要に応じて，読み返しておいてくださいね．

曲がっているから
鼻閉しやすいぞ!!

気管・気管支の異常

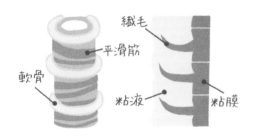

それぞれの役割を
イメージしてね！

　空気の通り道にあたる，気管と気管支はただの管ではありません．姿勢によってつぶれてしまわないように輪状の軟骨に覆われていて，太さを多少変えられるように平滑筋がついています．内側は粘膜で覆われ，異物侵入を防ぐための繊毛が生えています．
　鼻や口を経由し，食べ物と共通通路の咽頭を越えて，喉頭に入ってきた空気は気管に入ります．気管は，最初の枝分かれで右と左の主気管支に分かれますが，枝分かれは左右対称ではありませんね．右に向かう分かれ道は直滑降なので，異物は右に落っこちやすくなっています．どんどん枝分かれを繰り返し，20〜25回の枝分かれで，交換所の肺胞に到着です．

❶かぜ症候群

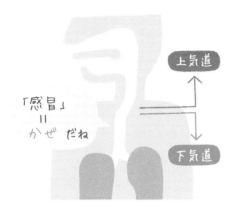

「感冒」
＝
かぜ だね

上気道

下気道

まずは，一番身近な「かぜ（かぜ症候群）」から．鼻腔から声門までの「上気道」，そしてここから声門以下の「下気道」に至る呼吸器系に，急性の炎症を起こし，約1週間の経過で治癒に向かうのが，かぜ症候群．上気道だけに限定して，主に鼻症状（鼻汁，鼻閉）で，発熱・頭痛・関節痛といった全身症状が少ないと，「普通感冒」とよばれることもあります．「あれ？風邪ひいた？」状態ですね．

80～90％は，ウイルスが原因．残りが細菌，マイコプラズマ，クラミジアなどのせいです．ウイルスのトップ2は，ライノウイルスとインフルエンザウイルス．ここでは，ライノウイルスとインフルエンザウイルスによるかぜ症候群に限定しておはなししますね．

ライノウイルス

ライノウイルス

少し涼しいところ大好き！
ヒトなら鼻腔！

ライノウイルスはRNAウイルス．自分の情報を伝える記録媒体がRNAということは，情報のお直しがなくて1本鎖なことから，すぐに変化する性質であることがわかりますね．100種類以上のタイプがあり，1つのタイプに免疫ができたと思ったら，次にかかった……ということも起こります．

ライノウイルスの大好きな温度は33～35℃．体温よりも低いところが好きなので，上気道のうちでとくに鼻腔で増えやすいですね．ただ，免疫が不十分な小児では，副鼻腔炎だけでなくもっと奥まで入り込んで，気管支炎や肺炎，中耳炎を起こすこともあります．主に手指経由の接触感染ですから，手洗いをしっかりと！

インフルエンザウイルス

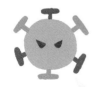

インフルエンザ
ウイルス

全身に影響が出るぞ！
毎年ワクチン接種が必要になるかもな！

インフルエンザウイルスもRNAウイルス．A型とB型に大別できますが，これまたすぐに抗体対象になる部分（抗原：表面構造）が変わってしまいます．気道で増殖して，咳，くしゃみが出るだけではありません．1～2日の潜伏期を経て，急性の強い全身症状が出てきます．高熱，頭痛，筋肉痛，全身倦怠感……肺炎を起こすこともあります．インフルエンザウイルスのワクチン接種が毎年問題になるのは，この急性・強力な全身症状があるせいです．

肺炎さえ合併しなければ，1週間ほどで改善してくるはず．肺炎合併のハイリスク因子は，免疫不全はもちろん，慢性呼吸器疾患，腎疾患，心疾患，高血圧，糖尿病．呼吸器疾患以外は，本書では学習済みですね．抗ウイルス薬はありますが，可能ならばワクチン（不活化ワクチン）接種をしておいたほうがいいですよ．

❷気管支炎

急性気管支炎と慢性気管支炎

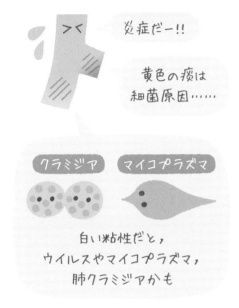

炎症だー!!

黄色の痰は細菌原因……

クラミジア　マイコプラズマ

白い粘性だと，ウイルスやマイコプラズマ，肺クラミジアかも

気管支粘膜の炎症が，気管支炎．原則2～3週間で治る急性気管支炎と，それ以上かかる慢性気管支炎に分かれます．

急性気管支炎は，主に微生物が原因で，咳や痰，発熱などの症状が出ます．痰が黄色の膿性だと，おそらく細菌性．抗菌薬が出されることが多いですね．痰が白色の粘性だと，ウイルス，マイコプラズマや肺クラミジアかもしれません．こちらはそれぞれの微生物に応じた薬物療法ですね．急性の基本は，3週間くらいまでには治ること．でも肺胞(肺実質)の炎症……肺炎になってしまうこともあります．だから感染する前に手洗い，うがい，マスクなどで予防しましょうね．

慢性気管支炎になってしまうと，咳や痰が3か月以上続きます．痰が出ているということは，追い出したい異物があるか，分泌が必要以上に亢進しているということ．分泌亢進の主原因はタバコの刺激．炎症を起こしている気管支を広げる薬(気管支拡張薬)や，痰を出しやすくする薬(去痰薬)を使うことになりますが，何よりもタバコを止めることが一番です．

びまん性汎細気管支炎

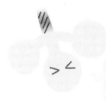

このあたりで気管支炎だと「びまん性」……

もしかして……副鼻腔の菌が細気管支に行っちゃった？

慢性気管支炎の1つが，「びまん性汎細気管支炎」．細気管支(呼吸気管支領域)に，広がって起こる(びまん性)炎症ですね．かなりの確率で，慢性副鼻腔炎(蓄膿症)とセットです．

副鼻腔は，外気を加湿し，加温する迷宮でしたね．慢性副鼻腔炎は長引く鼻づまり(鼻閉)，鼻水(鼻汁)，咳，膿性痰と呼吸不全が特徴．「副鼻腔で炎症を起こして，そのせいで鼻腔の空気通過が妨げられて，呼吸がうまくできない．さらに気道にまで炎症原因の細菌が入り込んだせいで，咳も痰も出ている……」という状態．

だから，慢性副鼻腔炎の治療(抗炎症薬，抗菌薬などの薬物療法)が行われると，気管支炎の症状も軽減します．いずれにせよ，膿性の痰が毎日大量に出ます．夜間にたまるので，朝起きたらしっかり痰を出しましょう．頭を下げた体位をとり，タッピングやバイブレーターも活用して，重力と振動の合わせ技で異物の追い出しをお手伝い．かぜやインフルエンザなどの感染症で症状が悪化しますから，家族ぐるみでワクチン接種の必要がありますね．あとは咳によるカロリー消費を考慮した食事と，不安定になりがちな精神状態をフォローしてあげてください．

❸気管支喘息

「気管支喘息」は，アレルギー疾患としての側面もありますね．可逆性の気道閉塞によって起こる，発作性の喘鳴・咳嗽(せき)・呼吸困難が特徴です．「喘鳴」というのは，呼吸に伴って聴き取れる「ヒューヒュー」や「ぜいぜい」という音．気道がいろいろな原因で狭窄・不完全閉塞を起こしたため，空気の流れが乱れ(乱流)，振動しているのです．

気管支喘息は，IgEが出る小児に多いアトピー型と，IgEの出ない成人に多い非アトピー型があります．そして，遺伝的要因と各種の環境因子が重なりあって発症します．白血球間の情報伝達物質(サイトカイン)がたくさん出ていることはわかっていますが，詳細なメカニズムは研究中です．

主症状は，夜から早朝に起こる，発作性の咳，喘鳴，息切れ．苦しいけど，横にはなれるのが小発作．横にはなれなくて，会話とトイレ歩行がぎりぎり可能な中発作．チアノーゼが出て汗をかき，起坐呼吸でなんとか……だと大発作です．大発作が続いてしまうと，酸素欠乏が原因で不整脈や意識障害も出てきます．これに，咳による失神・肋骨骨折，無気肺や皮下気腫，縦隔気腫まで合併してしまうと大変！ 薬物療法が，どうしても必要になってきます．しかもこの薬は「悪いものをやっつける！」ではなく，「うまくつきあっていく」ためのお薬です．

抗アレルギー薬，ステロイド薬，ロイコトリエン拮抗薬などは長期管理薬．重症度合いによって，頻度や種類，用量が変わります(段階的薬剤投与)．「苦しい！(急性増悪・発作時)」用の薬は，乱用禁止．気管支を広げて酸素を取り入れるためのβ_2刺激薬などが使われますが，炎症を抑えるものではありませんからね．原因(アレルゲン)がわかるなら，それを避けましょう．もちろん，タバコなんてもってのほかですよ．発作以後の来院時はぎりぎりの酸素状態でたどり着いた可能性がありますから，車椅子と酸素ボンベの準備も忘れずに．重症発作時では，脱水予防のために水分供給準備もしておきましょう．小児では，成人前に50～70％が治る(もしくはほぼ無症状)になります．成人では早期介入しない限り，自然寛解は望めませんよ．

うっ！ 閉塞！

狭いから，空気の流れで「喘鳴」だね！

IgEの出るタイプも，出ないタイプもあるよー！

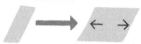

β_2刺激！

狭くなった気管支が広がるからβ_2刺激薬は呼吸を楽にするけど……

「本当に原因になっているもの」にはなんにも作用してないからね！

172

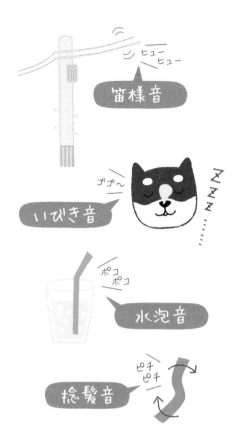

＊

「喘鳴」が出てきたので，肺雑音について少し補足しますね．胸部に聴診器を当てたときの，呼吸時の正常音はわかりますか？　自分の胸に聴診器を当てると聞こえる「スースー」「サーサー」という通過音，それが正常音です．正常がわかったところで，異常を確認．

笛のような「ヒューヒュー」という音（電線の風切り音）が，笛様音．「飛蜂音」と表記されることもあります．通り道の気管や気管支が狭く，勢いよく空気が出入りしている音です．

いびきのような「ゴゴ～」「ずぞー」という音（連続的なうなり音）が，いびき音．「乾性ラ音」と表記されることもあります．大きな分泌物などで通り道が閉塞されている音です．

水の泡のような「ぶくぶく」「ポコポコ」音が，水泡音．「湿性ラ音」と表記されることもあります．分泌物などの液体の中を空気が通っている音ですね．

そして髪をひねるような「ちりちり」「ピチピチ」という音が捻髪音．「湿性ラ音」と表記されることもあります．これはもう少し先でおはなしする肺胞がうまく伸び縮みできていないときに出る音．ちょっと音がイメージしにくいのですが……ゴムが古くなってきしんでいるところを思い浮かべてくださいね．

❹睡眠時無呼吸症候群（SAS）

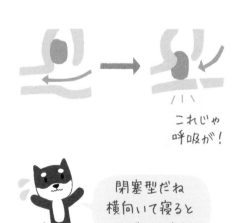

睡眠中の通り道が狭くなるのが「睡眠時無呼吸症候群（SAS）」．睡眠中に呼吸異常が起こるもので，気道が閉塞してしまって努力して呼吸している「閉塞型」と，閉塞はないけど呼吸異常の「中枢型」に分けられます．

ここでの「無呼吸」は10秒以上の呼吸停止のこと．「低呼吸」は，3～4％以上の経皮的動脈血酸素飽和度（SpO_2）低下を伴う，10秒以上の気流の減少です．3～4％も酸素と結合している赤血球のヘモグロビンが減る以上，空気の流れはあっても，細胞にとっては無呼吸と同じ扱い．実際に短期覚醒を引き起こして，睡眠の質が低下しています．

上気道の咽頭から喉頭にかけては，変な立体構造になっているのは事実．ここに肥満などの因子が重なると，俄然発症可能性が高まってきます．日中の過度の眠気や，家族などによる指摘（呼吸停止，大いびき）で気づくことが多いですね．

軽いうちならマウスピースで対応できます．中～重度では，鼻マスクによる持続気道陽圧療法（CPAP）を持続使用することに．甲状腺機能低下症

SAS：sleep apnea syndrome，睡眠時無呼吸症候群
CPAP：continuous positive airway pressure，持続気道陽圧療法

や末端肥大症を併発している人は，これらの基礎疾患の治療で改善することが多いですね．

睡眠時無呼吸症候群は，高血圧となる原因の1つです．なぜなら，途中の短期覚醒で，活動モード担当の交感神経系（血圧上昇）が優位になるタイミングが増えてしまうから．予防のためにも，栄養と運動の両側面から肥満を解消しましょう．酒やタバコ，睡眠薬や精神安定薬も可能な限り控えたいところです．眠るときに横を向く（側臥位睡眠）も，呼吸停止を防ぐ有効手段ですよ．

❺慢性閉塞性肺疾患（COPD）

炎症のせいで
換気できなーい！

俺のせいだな！

COPDという言葉を耳にしたことはありますか？　慢性閉塞性肺疾患が，COPDですね．タバコ煙を主にする有害物質を，長期にわたり吸入・曝露することで生じた，肺の炎症性疾患のことです．

タバコが原因のとき，主な炎症の場は末梢気道（呼吸細気管支）です．タバコを吸っている（吸っていた）高齢者の慢性咳，痰の主原因です．原因がタバコなら，何よりも禁煙！　あとは必要に応じて気管支拡張薬の頓用（必要なときだけ使用）．また，何か感染症にかかると増悪して，呼吸困難の度合いが上がります．SpO_2 が90を超えるように，酸素療法が行われるはずです．

SpO_2 は正常が95〜98．100になることはありません．細胞の立場に立ってみると，95を下回ると「む？　足りない？」とわかるくらい．90では「苦しい！　早く助けて！」という状態です．だからといって，ただ酸素を流せばいいというものではありません．その理由は「余分な酸素が無駄になる」だけではありませんよ．骨格と呼吸中枢（第15回）のところでおはなししますが，キーワードの「CO_2 ナルコーシス」だけは覚えておいてくださいね．

赤血球の異常

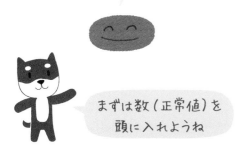

酸素を運ぶんだ！

まずは数（正常値）を
頭に入れようね

身体の中に酸素を取り入れる方法について，「正常」と「変！」を確認している途中ですが，酸素が身体の中（血液）に入っただけでは，実はまだ不十分．赤血球がいてくれるからこそ，全身の細胞まで酸素が届けられるのです．

赤血球は，酸素を全身に運ぶ血球で，男性と女性で正常値が異なること（男性約500万個／μL，女性約450万個／μL），寿命が120日ほどしかないことは生理学などで学習しましたね．だから，材料不足や造血幹細胞の異常があるとすぐに影響が出てきてしまいます．ここでは，赤血球が「変！」になる例として，貧血と赤血球増加症についておはなしします．

❶貧血

貧血にはいろいろな原因があります．一番多い鉄欠乏性貧血についておはなしした後，ちょっと特殊な貧血として巨赤芽球性貧血，再生不良性貧血，溶血性貧血，そして出血性貧血についておはなししていきますよ．

鉄欠乏性貧血　📖第102回午後83

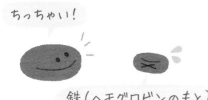

ちっちゃい！

鉄（ヘモグロビンのもと）
足りないよー！
酸素運べないー！

鉄欠乏性貧血は，体内の鉄がなんらかの原因によって欠乏したために出る貧血．鉄は，赤血球の中にある色素ヘモグロビンの材料です．ヘモグロビンが足りなくなると，赤血球は小さくなってしまいます．だから鉄欠乏性貧血は小球性貧血の代表です．

鉄は大事なミネラルなので身体の中にためておくのですが（貯蔵鉄），この貯蔵分まで使い果たしてしまうと，血清中の鉄まで減ってきます．こうなると，鉄欠乏性貧血一直線です．急に成長する小児・学童期や，妊娠・出産・授乳時には要注意ですね．男性で成人後だから安心……なんて言ってはいられませんよ．少量でも持続する出血は，鉄欠乏性貧血を引き起こします．女性の月経だけでなく，がん，潰瘍，大腸ポリープなどの消化管出血の存在もお忘れなく！

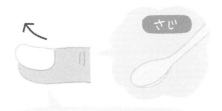

さじ

爪の曲面が逆（凹状）だね！
もろく反り返る「さじ状爪」だ！

鉄欠乏性貧血の特徴は，爪がもろく凹状に反り返る「さじ状爪」．爪のケラチンをつくるところが酸素不足で「変！」になった結果です．髪の毛の質が悪くなるのも同じ理由からですね．もちろん，一般的な貧血症状の動悸，息切れ，めまい，頭痛，全身倦怠感なども出てきますよ．

原則として，食事療法と鉄剤で回復します．食事はできるだけ動物性タ

できれば
動物性タンパク質から
とってねー！

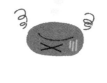

二次性貧血だ……

あれ？
量はあるのにどうして
赤血球に入ってないの？

ンパク質から鉄分を摂るように．植物中の鉄分よりも吸収効率がいいことを説明してあげてくださいね．鉄剤は便が黒くなり，ときに悪心（吐き気）・下痢・便秘が出ます．悪心は鉄剤の種類を変えると改善する可能性がありますから，その旨を早めに情報提供してください．食事と鉄剤で症状が回復しないときには，薬の飲み忘れがないか確認してください．あとは出血持続の可能性があることもお忘れなく．注射は，過剰症を起こして組織障害を起こす危険がありますから，よほどの緊急時以外には使われないはずです．

なお，「二次性貧血」というものもあります．単に「ほかの病気のせいで出た貧血」という意味だけではありません．身体の中に鉄はあるのに，使い方や配分を間違えて赤血球産生へと鉄がまわっていない状態です．だから，貯蔵鉄の量を示す「血清フェリチン」をみると，正常値もしくは高い値を示しています．貯蔵鉄を使い果たした後に起こる貧血の鉄欠乏性貧血では，血清フェリチンは低下していますよ．原因となり得るのは，慢性炎症や腫瘍，自己免疫疾患．腎臓が悪いせいでエリスロポエチンがつくれない腎性貧血もここに入ります．原因になっている病気の治療が，二次性貧血の一番の治療．とくに自己免疫疾患の貧血に効くのは，鉄剤ではなく副腎皮質ステロイド薬であることは覚えておいてくださいね．

巨赤芽球性貧血 📖 第96回午前17

分裂できない……
酸素運べない……

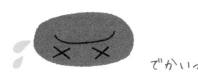

でかいっ!!

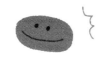

もしかして，胃に問題？
それともベジタリアン？
アルコール？

特殊型のスタートは，巨赤芽球性貧血です．これはDNA合成障害による貧血．欠けているものは，葉酸やビタミンB12，合成に使う酵素です．

DNAの合成は害されても，RNAやタンパク質の合成は邪魔されていないため，「赤血球になりたいもの（赤芽球・巨赤芽球）」はどんどん大きくなっていきます．でもDNAをつくれないと，赤血球になるために必要な細胞分裂ができません．赤血球になれないから酸素は運べない，細胞分裂できずにサイズは大きいまま……．だから巨赤芽球性貧血は，大球性貧血です．

ビタミンB12欠乏は，ベジタリアンや摂食障害などのほかに，胃切除などによる内因子欠乏が原因．ビタミンB12の吸収には，胃で出る内因子が必要でした．あと，慢性アルコール中毒（アルコール依存症）などでも，食事の不摂取からビタミンB12欠乏が起こります．

葉酸欠乏は，主に偏食による摂取不足．妊娠中は，必要量の増加に追いつけないと，そのまま欠乏になってしまいます．経口避妊薬（ピル）や抗けいれん薬などによる吸収障害で生じることもあります．貧血症状（動悸，息切れ，めまい，頭痛，全身倦怠感など）のほかに，舌の発赤・疼痛（ハンター舌炎）が起こることもあります．これは，舌の粘膜にいる味蕾の生まれ変わりの早さを思い出せればわかるはず．こちらも細胞がうまく生まれ変われずに困っている状態です．

欠けているものにより，メインになる治療方法が変わります．葉酸欠乏なら，経口食事療法．名前の通り，野菜（葉っぱ）に多く含まれますね．ビタミンB12欠乏なら，筋肉注射による補充療法．ビタミンB12欠乏で，脊髄の変性症も起こり得ます．それについてはいずれ中枢のところにいったら，おはししますね．

再生不良性貧血 第99回午前31

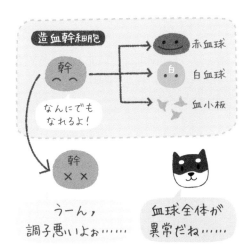

造血幹細胞

幹 ∽∽ → 赤血球
なんにでも → 白血球
なれるよ！ → 血小板

幹 ×× うーん，調子悪いよぉ……

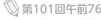
血球全体が異常だね……

再生不良性貧血は，末梢血の血球がすべて減ること（汎血球減少）と，骨髄の低形成が特徴です．成人で発生するときには，「造血幹細胞そのものの異常」よりも，後天性に生じた「特発性（大多数は免疫異常）」が多いですね．薬物や妊娠などのほかの原因があるものは「二次性」ですよ．

一般的な貧血症状と，粘膜出血がみられます．全ての血球が足りないのですから，血液と免疫①（第3回）の「白血球が足りない！」のおはなしでもありますね．

軽症なら，タンパク同化ステロイド薬による薬物療法．貧血が強いなら安静にしつつ，外傷（感染）に注意してくださいね．重症化してしまったら，特発性なら免疫抑制薬の適応になります．でも，可能なら骨髄移植をしてほしいところですね．

溶血性貧血 第101回午前76

ひゃー！破けたー！？
（これじゃ酸素を運べない！）

何かが変！サラセミアだ！
（グロビン異常の溶血性（小球性低色素性）貧血！）

溶血性貧血は，溶血によって赤血球寿命が短くなったために，骨髄での赤血球産生が追いつかない状態です．「溶血」というのは，なんらかの原因で赤血球の膜が破壊されてしまい，中に入っているヘモグロビンが外に出てしまうこと．急性溶血性貧血は「赤血球のせい」と「それ以外のせい」に分けられます．

「赤血球のせい」は，「赤血球の膜が弱すぎる！」などの先天性原因が多いですね．ここで覚えてほしいのがサラセミア．ヘモグロビンを構成するグロビンタンパクの合成異常を起こす遺伝性疾患です．溶血性貧血（かつ小球性低色素性貧血）のもとですね．地域によって発症タイプに差があり，日本人で発症するのは小球性貧血しか出てこない軽症型が大多数．だから，日本では病名がわかっても治療不要なものが大半です．ただし，病気本来の姿としては溶血性貧血を示すことを忘れないでくださいね．

「それ以外のせい」の多くは後天性．約60％は，免疫系が変になったせいで起こる免疫性溶血性貧血です．後天性の溶血性貧血としては赤血球破砕症候群もありますね．

赤血球破砕症候群というのは，赤血球が血管内で物理的に砕かれてしまい，そのせいで貧血が起こるもの．心臓や大血管の異常で生じる乱流によ

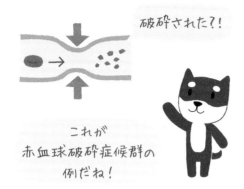

破砕された?!

これが
赤血球破砕症候群の
例だね!

るものや，マラソン時の足底の血管のように長期的な物理的刺激によって起こるもの(「行軍症候群」)もあります．

「赤血球のせい」で溶血になるなら，葉酸の補充と一緒に脾臓の摘出(摘脾)もされることがあります．溶血が，主に脾臓で行われているせいです．だから，脾臓の機能亢進が起こると，貧血が出てくることがありますよ．摘脾は急性溶血性貧血でよく効きますが，その後で免疫不全を起こすこともあるので注意していてくださいね．

「それ以外のせい」で起きた溶血なら，多くは免疫性でしたから，副腎皮質ステロイド薬の薬物療法がとられます．赤血球破砕症候群では，原因への対処が一番の貧血治療ですね．慢性の溶血性貧血は，貧血よりも黄疸で気づかれることが多いですね．きっかけとして，胆石の可能性があることは覚えておいてください．

出血による貧血

出血による貧血は，すぐにイメージできますね．急性は外傷や手術によるもの．慢性は消化管潰瘍やがん，痔などで起こります．ここについては血管系(第2回)や，上部消化器系①〜③(第5〜7回)などを見直しておいてくださいね．あとはショックの可能性も忘れてはいけませんよ!

❷赤血球増加症

🖎第97回午後1

今まで，赤血球の数や働きが足りないために酸素が不足する貧血についておはなししてきました．反対に，赤血球が増えてしまったのが赤血球増加症です．本当に赤血球の数が増えるものが「絶対的」，本当の数は増えていないのにみかけ上で増えたようにみえるものが「相対的」です．

絶対的赤血球増加症には，骨髄の幹細胞が増えたせいで起こる「真性多血症(PV)」と，腫瘍もしくは腎臓のエリスロポエチン亢進による「二次性多血症」があります．この2つは，SpO_2を測定すればわかりますよ．真性多血症なら，たくさんある赤血球は働けるはずですから，SpO_2は92以上のはず．二次性多血症は，そもそも高地やヘビースモーカー，COPDなどで体内の酸素が足りないことが出発地点．必死で酸素を運ぶ赤血球をつくろうと，エリスロポエチン産生が亢進します．だからSpO_2は92を下回り，自覚症状はないとしても，細胞としてはかなり苦しい状態です．

相対的赤血球増加症は，SpO_2は正常(95以上)．やけど(熱傷)，下痢，発汗，脱水などで血液の血漿成分が足りなくなったために，「赤血球が多くなったようにみえる」状態です．

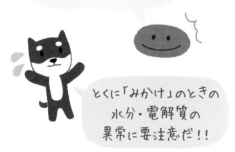

「赤血球が多い」は，
みかけのことも，
本当に多いこともある!

とくに「みかけ」のときの
水分・電解質の
異常に要注意だ!!

これらはすべて，原因疾患の治療が一番ですね．単に赤血球増加だけを
みるのではなく，同時に起こっている水・電解質異常にも注意してくださ
い．下部消化器系の復習ですね．やけど（熱傷）については末梢神経③（第
24回）でおはなししますからね.

つなげて知ろう　赤血球が酸素を運べる理由：ヘモグロビン

ヘモグロビンは鉄を含む「ヘム」とタンパク質の「グロビ
ン」からできています.

ヘモグロビンが酸素とまったくくっつかないと，酸素
を運ぶことができません．ヘモグロビンが酸素とがっち
りくっついてしまうと，細胞のところで酸素を手離すこ
とができません．ヘモグロビンが酸素と「適度にゆるく
くっつく」から，ヘモグロビンの入っている赤血球は酸素
を運搬できるのです.

母体内にいる胎児でも，ヘモグロビンが酸素と「適度に
ゆるくくっつく」ことが必要.

だけど母体と同じタイミングで酸素を手離してしまっ
たら，胎児の全身細胞まで酸素が届きません．胎児型ヘ
モグロビンは，胎盤（母体血が酸素を手離すところ）で酸
素と手をつなぎ，そこから胎児の全身細胞まで酸素を運
べるようになっていますよ．酸素解離曲線を見れば，酸
素がどれくらいの分圧（ぎゅうぎゅう度合い）でヘモグロ
ビンから細胞に向かうかがわかります.

胎児型ヘモグロビンは，母体外に出たらもう不要．胎
児型ヘモグロビンを壊し，普通のヘモグロビンに作り変
えるために出るのが新生児黄疸です．黄疸は肝臓で分解
されるはずの血液中ビリルビン（ヘモグロビンの分解産
物）が増えて，皮膚・粘膜にくっついた（沈着した）もの.

一般的な黄疸は主に肝臓や胆道の病気のサイン．だけ
ど新生児黄疸は，原則として病気ではない「生理的黄疸」

です．異常なレベルの新生児黄疸が例外的に出たときに
は，光線療法によって過剰なビリルビンを分解すること
になりますよ.

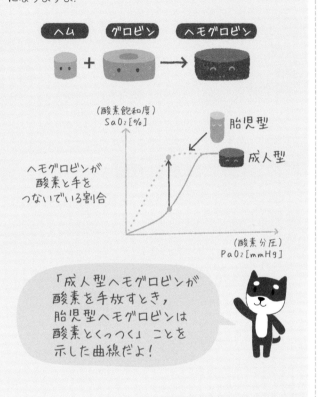

ヘモグロビンが
酸素と手を
つないでいる割合

「成人型ヘモグロビンが
酸素を手放すとき，
胎児型ヘモグロビンは
酸素とくっつく」ことを
示した曲線だよ！

まとめ

気道と赤血球の異常について，イメージがつ
くようになりましたか？　血球つながりで，
第3回の血小板と白血球のところも復習して
おきましょうね．血球全体に悪影響の出る白
血病の理解はお忘れなく！

といてみよう！ 国試問題

第105回午前47 ➡p.167

慢性副鼻腔炎についての説明で適切なのはどれか.

1. 1週間の内服で症状が軽減すれば受診の必要はない.
2. 発症後1週は空気感染の危険性がある.
3. 眼窩内感染を起こす危険性がある.
4. 透明の鼻汁が特徴的である.

第99回午後15 ➡p.170

感冒の原因で最も多いのはどれか.

1. 真菌
2. 細菌
3. ウイルス
4. クラミジア

第102回午後83 ➡p.175

鉄欠乏性貧血(iron-deficiency anemia)の症状または所見として考えられるのはどれか. **2つ選べ**.

1. 動悸
2. 匙(さじ)状爪
3. ほてり感
4. 運動失調
5. 皮膚の紅潮

第96回午前17 ➡p.176

不足すると貧血になるのはどれか.

1. ビタミンA
2. ビタミンB_{12}
3. ビタミンD
4. ビタミンE

第99回午前31 ➡p.177

貧血で正しいのはどれか.

1. 再生不良性貧血では易感染性がみられる.
2. 溶血性貧血では直接ビリルビンが増加する.
3. 鉄欠乏性貧血では血清フェリチンが増加する.
4. 悪性貧血では通常赤血球以外の血球系は保たれる.

第101回午前76 ➡p.177

脾機能亢進症(hypersplenism)でみられる所見はどれか.

1. 貧血
2. 低血糖
3. 発汗過多
4. 血小板数の増加
5. 低カリウム血症

第97回午後1 ➡p.178

エリスロポエチンの産生が高まるのはどれか.

1. 血圧の低下
2. 血糖値の低下
3. 腎機能の低下
4. 動脈血酸素分圧の低下

国試問題の答え			
第105回午前47	3	第99回午前31	1
第99回午後15	3	第101回午前76	1
第102回午後83	1, 2	第97回午後1	4
第96回午前17	2		

第14回　呼吸器系全般②（肺）

酸素と二酸化炭素の交換所は，肺胞．「交換所」がおかしくなるとどうなってしまうか，ですね．
肺胞自体は薄い細胞でできている伸び縮みする袋．その周囲を毛細血管がネットのように取り巻いています．
肺胞も毛細血管壁も，どちらもとても薄く，気体（酸素や二酸化炭素）の移動を邪魔しません．
今回はそんな肺の中の「変！」を中心にみていきます！

肺炎

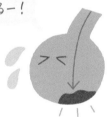

いやーん！
炎症起こしてるー！

　肺胞（肺実質）の炎症が，肺炎ですね．肺実質になんらかの病原微生物が入って感染性の急性炎症を起こした状態が，肺炎です．死亡率は，2019年現在で第5位．発熱，痰，咳，胸痛，呼吸困難などの典型的な呼吸器症状が出ます．高齢者や脳血管障害があるときには，呼吸器症状が出ずに微熱や食欲不振のみということもありますよ．対処が遅れて重症化してしまうと，チアノーゼや意識障害，血圧低下を起こし，ショック状態に陥ります．そんな肺炎は，市中感染と院内感染に分けられます．

❶市中感染による肺炎

インフルエンザ菌

肺炎球菌

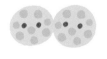

クラミジア

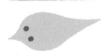

マイコプラズマ

俺たちが原因だと
非定型肺炎だ

　市中感染（普通の生活で感染）による肺炎の原因は，口腔内細菌が主流の内因性と，外から入ってきた外因性に，さらに分けられます．内因性については，「誤嚥」を無視しておはなしできません．ここは，あとで独立しておはなししましょう．外因性のメインは，肺炎球菌とインフルエンザ菌，マイコプラズマ，クラミジア．マイコプラズマとクラミジアによる肺炎をまとめて，「非定型肺炎」とよぶこともあります．

　非定型肺炎は痰が少なく，しつこい乾性咳嗽に加え，頭痛・関節痛・消化器症状といった全身症状が出るのがポイント．「痰が少ない」ということは，本来肺炎で聞こえるはずの水泡音が，聞こえない可能性がありますね．

　原因に合った薬で対処すれば，1週間くらいで治るのが若年者．高齢者や基礎疾患（慢性呼吸器疾患，糖尿病，酒，タバコ……）がある人では，長引きます．

過敏性肺炎

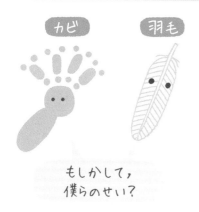

もしかして，
僕らのせい？

「市中感染」というより「家内感染？」なのが過敏性肺炎．急性過敏性肺炎は「アレルギー性肺炎」ともよばれます．

原因（抗原）になるものは本当にいろいろ．女性に多い夏型過敏性肺炎の原因は細菌．羽毛布団も原因になり得る動物由来タンパク質．真菌（カビ）や化学物質も原因になり得ます．

発熱，悪寒，咳，呼吸困難，全身倦怠感などが出ますが，知らないと「かぜ，引いたかな？」で済ませてしまうかも．

原因がわかるなら，避けることが一番．とくに夏型過敏性肺炎は，自宅や職場の腐食木やカビが関連している可能性が高いので，掃除の工夫などが必要です．でも，職業と関連しているときにはなかなか転属もできず，慢性過敏性肺炎から，あとでおはなしする特発性肺線維症を起こしてしまうことも多いようです．

誤嚥性肺炎 　第98回午前12，第109回午前16

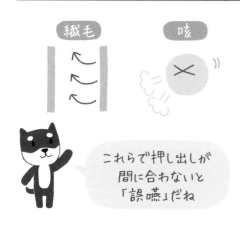

これらで押し出しが
間に合わないと
「誤嚥」だね

同じく「家内感染？」なのが誤嚥性肺炎．キーワードは「誤嚥」．誤って嚥下してしまうこと，ですね．本来消化器系ルートに飲み込まれる（嚥下する）はずのものが，気管（空気ルート）に入ってしまったものです．

多少の誤嚥なら，気管の繊毛や咳の力によって，空気ルートから消化管ルートへと押し出されていきます．でも，入り込むものが多くなってくると，押し出しが間に合わずに，気管支を通って肺胞へと到達してしまいます．肺胞は袋状の行き止まり．そこで，消化器系ルートに行くはずだった食べ物のかけらなどを餌に，細菌などが増えて，炎症を起こしたものが誤嚥性肺炎です．

予防のためには，誤嚥対策とワクチン接種．肺炎球菌だけでなく，インフルエンザもワクチンで予防しておきましょう．

誤嚥対策のためには，嚥下に必要なものを簡単に復習．嚥下（飲み込み）には，舌が動き，口が閉じ，神経の命令に従って，周囲の筋肉が協同することが必要です．「各筋肉と神経が正常に働かないとうまく嚥下できない」ということですね．筋肉・神経疾患，意識障害などがあったら，誤嚥警報です．また，これらは正常でも，姿勢には注意！ 椅子に浅く腰掛け，あごを上げた姿勢では，私たちでもすぐにむせてしまいます．「むせ」というのは，間違ったほう（空気ルート）に入りかけた水分（や食べ物）を，肺に残った空気の力で正しいほう（消化器系ルート）へと押し戻すこと．筋肉や神経がおかしくなってうまくむせることができないと，あっという間に「誤嚥」です．椅子に深く腰掛けて，少し前傾気味に，あごを引いて（頸部前屈）．食事に集中できる環境を準備です．坐位をとれないなら，横向き（側臥位）で食べることも検討してみてください．もちろん，上部消化器系①（第5回）でおはなしした口腔衛生もお忘れなく！

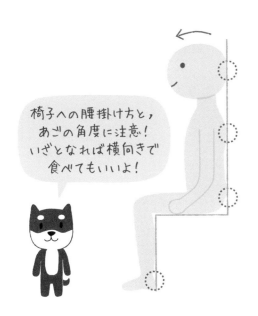

椅子への腰掛けちと，あごの角度に注意！いざとなれば横向きで食べてもいいよ！

環境要因による肺炎と，塵肺症 📎 第103回午後2，第109回午後3

市中感染とはいえないけど，院内感染ともいえないのが，環境要因による肺炎．鳥類飼育によるオウム病，家畜の飼育や猫との同居などによるQ熱．あとは循環式風呂や温泉などで生じるレジオネラによる肺炎です．これらは，生活歴や行事などを把握しないと確定が遅れます．対処が遅れると呼吸困難が長引くことになりますから，要注意ですよ．

環境因子ではあるけれど，独立しておはなしする必要があるのが「塵肺症（じん肺）」です．塵肺症は，無機粉塵を継続的に吸い込むことで，呼吸細気管支から肺胞の線維増殖が起こってしまうもの．「線維（化する）」ということは，伸び縮みできていたものが伸び縮みできなくなることを意味します．

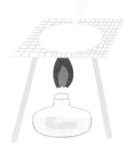

ここが石綿！便利なんだけど，肺には悪いよ……

無機粉塵で覚えておいてほしいものが「アスベスト（石綿）」．不燃断熱材として便利だったため，かつては各所に使われていましたが……現在，新規建物などには使われていません．改修が済んでいない建物などでは，残っていることがありますよ．

塵肺症が進むと，肺がんや中皮腫を引き起こします．中皮腫は腫瘍の1つなので，「がん」のところでもう一度おはなししますね．

塵肺症の肺胞線維化が進むと，膨らめていた肺胞が膨らめなくなります．肺胞が拘束されたように膨らめなくなる病気をまとめて，「拘束性肺疾患」とよんでいます．塵肺症はその1つ．

間質
(線維化しちゃ，や～よ～)

うぅっ……
うまく膨らめない！

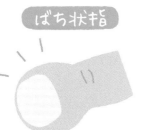

ばち状指

太鼓を叩く
「ばち」の形

あとは，特発性間質性肺炎を覚えておきましょう．「特発性」とあるので，ほかに原因のある二次性ではありませんね．二次性間質性肺炎の例としては，膠原病随伴の間質性肺炎があります．一方，特発性間質性肺炎は，肺胞を隔てる肺胞壁（間質）を中心とした，原因不明の炎症性肺疾患．その中で一番多いのが，特発性肺線維症です．

肺胞のゴム風船の外側にある，ほかの肺胞との貼りつき防止，かつ，強度維持のための膜が，「間質」だと思ってください．この間質が線維化してしまうので，肺胞がうまく膨らめません．

痰は出ないので，乾いた咳が出ます（乾性咳嗽）．肺胞の外側が硬くて広がりにくいので，呼吸時に捻髪音（「ちりちり……」「ピチピチ……」）が聞こえます．酸素をうまく体内に取り入れることができないので，少し身体を動かすなどの労作時に呼吸困難が出ますよ．指先が，太鼓を叩く「ばち」のように丸く膨らむ「ばち状指」になることも特徴です．

いかんせん原因がわからず，酸素療法以外の有効対策がありません．できるだけ労作を最小限に抑える工夫が必要です．入浴やトイレへの移動だって，立派な「労作」です．かぜ感染や気管支炎を起こすと，一気に急性増悪の危険性があります．そのときには緊急入院という選択肢もためらわないでくださいね．

❷院内感染による肺障害と肺結核

第107回午後73，第95回午後18

院内感染の主な原因は，メチシリン耐性黄色ブドウ球菌（MRSA）や緑膿菌．肺炎球菌や結核菌も多めです．耐性菌の存在と，かかった後に重症化しやすい状態にあることに注意が必要でしょう．肺炎球菌はそもそも敗血症を起こしやすい菌です．

病院にかかっている以上，患者さんたちは「どこかがおかしい」はず．その「おかしい！」のせいで免疫系が弱っていたら，一大事です．ここでは，とくに結核菌についておはなししますね．

結核というのは，抗酸菌属の結核菌が，ヒトに感染して発症するもの．抗酸菌だけど結核菌ではないものが肺炎を起こすこともあります．そちらはヒトからヒトへ感染しないので，少し安心．治療自体は，結核菌によるものと同じになります．

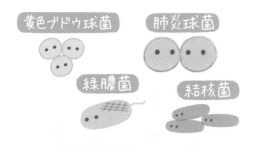

院内だと
耐性菌化していることもあるよ

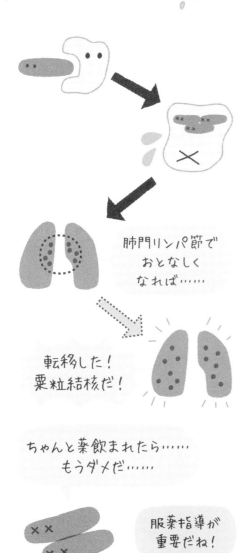

肺門リンパ節で
おとなしく
なれば……

転移した！
粟粒結核だ！

ちゃんと薬飲まれたら……
もうダメだ……

服薬指導が
重要だね！

結核の主流は，肺が病巣になる「肺結核」．くしゃみ，咳，会話時に飛び出した小粒子を吸い込んで，細気管支や肺胞に入り込んで増えたものが原発巣です．あとは，貪食した単球（マクロファージ）の中で増えて，肺の入り口（肺門）付近のリンパ節でも病巣をつくります．ここでおとなしくなれば（石灰化すれば），発症せずに免疫獲得．約10％がおとなしくならずに発症し，これが転移を起こすと粟粒結核です．ただ，おとなしくなった結核も，ずっといい子でいるとは限りません．免疫が弱る（もしくはおかしくなる）と，半年から数十年後でも血行に乗って全身に転移しまくります．これが二次結核です．免疫抑制やがん，低栄養状態や過労，加齢，糖尿病や腎症などの代謝性（消耗性）疾患で，二次結核が起こりえます．身体にとっては「弱り目にたたり目」です．

症状は，微熱，食欲不振，倦怠感，寝汗，体重減少からスタート．咳や膿性痰，血痰，胸痛が3週間続いてしまったら，肺結核を疑ってください．大概の呼吸器疾患は，3週間ほどで治るはずですからね．ツベルクリン反応は，結果が出るまでに48時間以上かかります．アレルギー（過敏症）反応の，遅滞型（Ⅳ型）だったからですね．発赤腫脹部が9mm以下なら陰性，10mm以上だと陽性です．陽性のときに「今かかっているか否か」をみるときには，インターフェロンを調べることで判別できますよ．

治療の基本は，抗結核薬4剤併用の6か月持続服用です．ちゃんと飲めば，100％治ります．だからこそ，服薬指導が重要になってきますよ！

服薬の重要性をおはなしした直後ですが，薬剤性の肺障害も存在します．新しい薬を使い始めて，数か月以内に始まった発熱・発疹，乾性咳嗽，呼吸困難は，薬剤性肺障害かも．とにかく，使っている薬をストップすることになります．病院の薬だけではなく，民間療法薬やサプリメント，非合法薬も原因になり得ます．服薬情報確認のときに，これらについても頭に置きつつ話を聞けるようにしておきましょうね．

がん，胸痛，サルコイドーシス

❶がん

　肺でも腫瘍（がん）は起こります．男性の死亡率は1位，女性では大腸がんに次いで2位．死亡者数が増加傾向にある危険ながんです．「肺がん」といいますが，90％以上は気管支からできたがん．「これが肺がんだ！」という特異的な症状はありません．あえて言うなら，多めの咳・痰（血痰含む），胸痛，呼吸困難ですが，ほかの呼吸器疾患と同じ症状ですね．

　種類分けが少々細かいので戸惑うかもしれませんが，まず「がん細胞が小さいか否か」で分けます．「小細胞性肺がん」が約20％，残りが「非小細胞性肺がん」です．

小細胞性肺がん 📖 第109回午前27

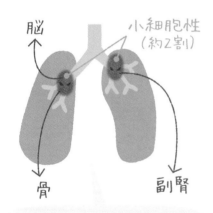

脳

小細胞性
（約2割）

骨　　副腎

転移してることが多いよ！
化学療法と放射線療法だ！

　小細胞性肺がんは，入り口付近（気管支でも中枢側：まだ太いところ）にできる，成長しやすくて転移しやすいがん．タバコの悪影響がとても大きいのが特徴です．みつかったときにはたいてい脳や骨，副腎などに転移した後なので，手術対象になるのは10％未満．不幸中の幸いとばかりに化学療法も放射線療法も効くので，原発巣も転移部も化学療法・放射線療法で対処することになります．

　肺がん治療に限定せず，一般的にがんの化学療法や放射線療法で，何に気をつけるかイメージできますか？　骨髄で血球が分裂できない悪影響を受けますから，貧血，易感染性，出血傾向（止血遅延）．舌や小腸の上皮細胞の生まれ変わりが阻害されて，栄養吸収不全や味覚異常の消化器系症状．さらに腎障害，悪心・嘔吐，脱毛や末梢神経障害も起こりえますよ．つまり，「がん細胞は異常増殖する細胞．細胞分裂を止めたらがん細胞は困るけど，正常細胞も分裂が盛んなところは困る！」です．

非小細胞性肺がん

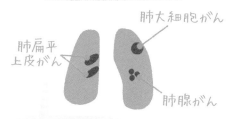

非小細胞性肺がん

肺大細胞がん
肺扁平
上皮がん
肺腺がん

これはタバコの
せいかもね！

　非小細胞性肺がんは，さらに3つに分けられます．気管入り口付近で，本来ないはずの扁平上皮のような形をつくる「肺扁平上皮がん」．分泌液を出すところ（腺）由来の「肺腺がん」．肺扁平上皮がんでも肺腺がんのどちらでもない（未分化な）「肺大細胞がん」です．気管入り口の肺扁平上皮がんは，タバコの悪影響を大きく受けたものですね．

　非小細胞性肺がんは，手術で切ることも化学療法・放射線療法になることもあります．注意するところは，小細胞性肺がんと同じですよ．

❷縦隔腫瘍

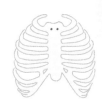

胸郭の骨パートは
大丈夫かな？

　腫瘍は，がんだけではありません．縦隔腫瘍も呼吸に関係の深い腫瘍です．
　まず，縦隔とはどこか．「縦隔は胸郭内の左右縦隔胸膜で囲まれた部分」とされますが，これだけではよくわかりませんね．呼吸器系は，「通路の気管・気管支」「交換所の肺胞」だけではありません．それらが入る空間である「胸郭」と，胸郭の大きさを変える「筋肉」が必要です．

胸郭とは

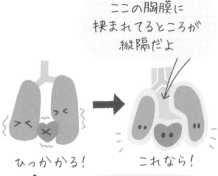

ここの胸膜に
挟まれてるところが
縦隔だよ

ひっかかる！　　これなら！

あとは周りを
膜と筋肉で囲んで，
骨パートの中に入れると
「胸郭」だね！

　せっかくなので，胸郭を確認して，胸痛についておはなししてしまいましょう．
　胸郭というのは，肋骨，胸骨，椎骨（骨的胸郭）と，それに付く筋肉によってできている部分．肋骨は「あばら骨」ですね．肋骨や胸骨横や上には内外肋間筋や補助呼吸筋群が付いています．胸郭と，その下を覆う横隔膜でできる体腔が，胸腔です．これら筋肉のおかげで胸郭（外枠）の大きさが変わり，そのせいで肺胞が膨らんだり押し縮められたりします．
　肺がひっかかってしまうといけないので，胸郭の内側は膜で覆われています．さらに，左右の肺の周りも膜で覆っておけば，滑らかに動きますね．心臓まわりの構造と一緒です．胸郭の中を，左右に（縦に）隔てる胸膜に挟まれた，気管や気管支，心囊があるところが「縦隔」．これなら，どの辺りにあるかイメージできますね．

つなげて知ろう　骨と関節の基本

　骨は，コラーゲン線維(有機基質)と骨塩(無機塩)からなる硬組織．Ⅰ型コラーゲン(タンパク質)が，有機基質の90％を占めます．無機塩の約70％はヒドロキシアパタイト(リン酸カルシウム)．水も5％ほど含まれますよ．

　骨の目的は，身体の支え(支持・支柱)になり，重要器官を保護すること．同時に，造血能力(骨髄は血球のふるさと)と，カルシウムとリンの貯蔵庫であることもお忘れなく！　成人では耳小骨と膝蓋骨を入れて206個の骨がありますよ．

　骨にはいろいろな形がありますが，一番イメージしやすい骨の形が「長骨」．中央の円柱部が骨幹．両端の少し広がっているところが骨端．骨幹と骨端をつなぐところが骨端線です．骨幹の外側にあたるのが皮質骨．たくさんの骨細胞があるので(緻密な構造なので)，緻密骨ともよばれます．

　皮質骨は曲げに強く，壊れにくい(強度も剛性もある)のは，その構造のせい．骨に酸素などを送る栄養血管の周りを，同心円状に骨層が取り巻き，ハバース系(骨単位)をつくっているからです．芯に血管の入ったバウムクーヘン(ただし白くて層が硬い)をイメージです．円柱(円筒)は，横からの力にはそれほど強くありませんが，縦からの力にはとても強いものです．トイレットペーパーの芯を捨てるためにつぶすとき，円柱(円筒)の途中に(横から)力を加えてつぶしますよね．断面方向(縦から)に力を入れたら，なかなかつぶれませんよ．

　「なぜ骨に血管が？」そう思ったら，まず思い出すものは骨髄．皮質骨の中央部分には骨髄があります．造血幹細胞のいるところで，血球たちのふるさとですね．さらに，骨は生まれ変わるために，骨芽細胞と破骨細胞の働きが必要でした．

　破骨細胞が少しずつ壊し，骨芽細胞が少しずつつくり直し．これが骨代謝(骨のリモデリング)．骨芽細胞も破骨細胞も「細胞」ですから，生きて働くためには，血液が運んでくれる酸素と栄養物が必要ですよ．

　骨端部は主にスポンジ状の海綿質でできています．骨全体をぐるりと覆うのが骨膜．ここに，骨芽細胞に分化できる細胞がスタンバイしています．血管だけでなく，神経も通っているところですね．

　骨だけでは，重さを支えることはできても，動けません．「動く」ためには，筋肉と，骨のつなぎ目の「関節」が必要

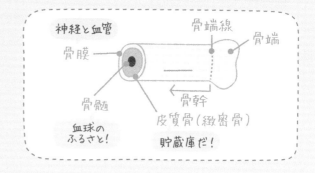

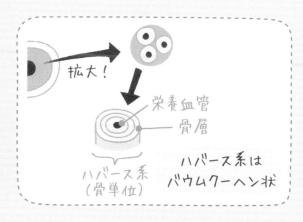

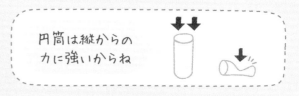

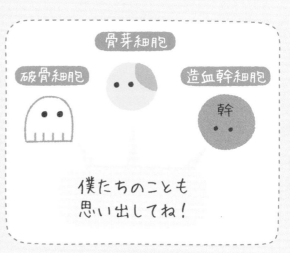

です．関節は，可動性と支持性を備えた，骨と骨とを連結する構造．一般的なイメージ通りの関節は「可動関節」．可動域がわずかしかない関節は「不動関節」です．「呼吸のときに胸骨と肋骨が動く」というのは不動関節にあたります．イメージしやすい可動関節でおはなししますね．

可動関節は，骨と関節軟骨，滑膜，関節包，靱帯でできています．2つの骨の端（骨端）を包む袋が，関節包．関節包の中で骨の端同士を直接つなぎとめておくところが靱帯．関節包の内側は，関節液の量と質を保つための滑膜に覆われています．

関節液は，動くための潤滑かつ軟骨の栄養成分になる糖タンパクや，ヒアルロン酸を含んだ血漿に似た成分です．

関節軟骨は，衝撃を和らげて骨を守るためのもの．Ⅱ型コラーゲンと，ヒアルロン酸と水分とコラーゲンがくっついたプロテオグリカンが主成分．ここも少しずつつくり直しが行われているところ．つくり直しのバランスが崩れると，次回おはなしする「変形性関節症」になってしまいます．

半月板も，衝撃を和らげるもの．膝が有名かつ重要ですが，ほかの関節にもありますよ．使われているコラーゲンは，骨と同じⅠ型です．

さらに衝撃を和らげているものとして忘れてはいけないものが，椎間板．中心の「髄核」という部分は，水分が70〜90％を占める白いゲル状．お菓子のグミのようなイメージです．髄核の周りには線維輪というコラーゲンの層があります．支持性と運動性を両立し，荷重と衝撃を和らげる（緩衝）素晴らしい存在ですが……．ここがつぶれてしまうと，これまた次回おはなしする「椎間板ヘルニア」ですね．

以上，簡単な骨と関節についてのおはなしでした．

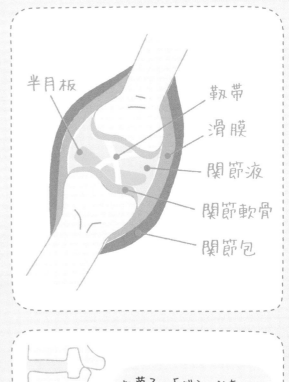

半月板　靱帯　滑膜　関節液　関節軟骨　関節包

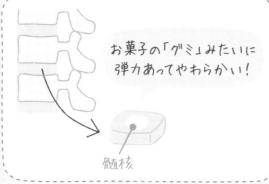

お菓子の「グミ」みたいに弾力あってやわらかい！

髄核

胸痛とは

「胸が痛い！（胸痛）」というとき，思い出してほしいことは「肺胞や中小気管支は痛みを感じない」ということです．だから，痛みの原因（もしくは痛みを感じているの）は，皮膚，筋肉，血管や胸膜のはずです．

心臓や血管の痛みだったら，生命大ピンチ．狭心症や心筋梗塞（冠動脈の痙攣や，狭窄，心筋壊死による）の痛みです．心窩部に痛みが直接出ることもありますが，左の肩や腕に放散痛が出うることも覚えておいてください．

横隔膜は，横隔神経や肋間神経のコントロールを受けています．だから横隔膜に「変！」が起きたとき，中心部の「変！」は肩の痛み，辺縁部の「変！」は肋間部に痛みが出てきます．咳や呼吸で痛みが強くなるのがポイントですね．

胸膜は，臓側と壁側の2つがありますが，壁側（外側）のほうが痛みに敏感です．肋間神経の担当で，胸膜炎や気胸，肺で梗塞が起こったサインかもしれません．いわゆる「肋間神経痛」は，肋間神経が担当しているところで「変！」が起きているということ．ほかに原因のある続発性と，原因がみつからない原発性があります．

外傷による肋骨骨折はもちろんですが，側彎症，椎間板ヘルニア，変形性脊椎症や腫瘍といった，次回でおはなしする骨の「変！」は続発性の原因．胸腔内病変で起こることも，イメージしやすいですよね．あとは，帯状疱疹の表面のピリピリ感も原因ですよ．

原発性を引き起こすものとしてはストレス，筋肉のこり，姿勢による刺激などがあります．原発性の肋間神経痛は比較的早く治まる，発作的症状が多いはずです．続発性なら，もとになっている病気の治療が胸の痛みの治療になりますよ．

気管や気管支は，迷走神経が担当しています．とくに危険なのは，食道破裂による激しい痛み．生命，危険信号です．軽度の胸痛は，消炎鎮痛薬の湿布や内服，リハビリテーションや運動療法を行うことになります．

続発性の胸痛には，何より原因治療ですね．とくに帯状疱疹は，抗ウイルス薬を早く入れないと胸痛が悪化して長引きます．

「どうしても痛い！」というときには，肋間神経自体に麻酔をする肋間神経ブロックをすることもありますよ．

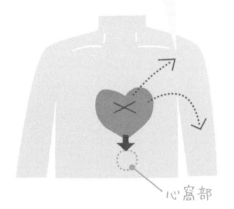

うっ……
痛い……

放散痛は，
コントロールしている
神経のところへ……
（横隔膜が変だと，
肋間と肩に!!）

心窩部

あらためて縦隔腫瘍とは

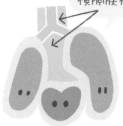

ここの腫瘍は血管や気管を圧迫するよ！神経も圧迫されて，横隔膜が麻痺するかも！

おはなしを「縦隔」の腫瘍に戻しましょう．

縦隔に腫瘍ができても，多くは無症状．でも，周りの圧迫や浸潤による悪影響は出てきます．上肢の血管拡張やむくみが生じる「上大静脈症候群」．喘鳴や窒息を起こす「気道狭窄症状」．ほかにも，横隔膜の動きをコントロールする横隔神経麻痺などの神経症状が出てきます．先ほど確認した場所を思い出せば，どうしてこんな症状が出るかわかりますね．

周りに悪さをしてしまったら基本的には手術．もし悪性だったら，加えて化学療法・放射線療法ですね．

❸中皮腫

第103回追試午後38

同じく胸膜の，表面を覆う中皮細胞由来の腫瘍が「(胸膜)中皮腫」．5〜9割は，塵肺症と同じくアスベスト(石綿)が原因で生じます．アスベストの微粉末を吸い込み，20〜40年かけて腫瘍化．

こちらは早くから胸水，胸痛，咳嗽が出ます．進行すると呼吸困難と体重減少です．

早く気づいて切り取ってしまわないと，予後がよくありません．補助的に疼痛コントロールや咳止めの薬物療法，酸素療法も使われますよ．

❹サルコイドーシス

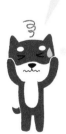

なんだか変……
まぶしいし……
霧がかかったような……

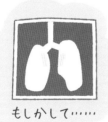

もしかして……

なんだかよくわからないけど，肺もおかしくなる対象の1つに入っているのが「サルコイドーシス」．原因不明の多臓器疾患です．おかしくなってしまうところで多いのが，肺，肺門リンパ節，目と皮膚．

羞明(しゅうめい)(まぶしく，強い光に不快感や目の痛みが出る)や，霧視(むし)(霧がかかったようにみえる)といった視力障害で気づくか，無症状のまま健診の胸部X線撮影で変な影がみつかって……ということが多いですね．

80％以上は，2年以内に自然と治ります．でも，肺や目の病変が長引いてきたり，持続性高カルシウム血症などが出たりしたなら，ステロイドの長期内服になります．少なくともストレスが，発生と増悪双方に関係するので，できるだけストレスを回避し，解消する生活を提案していきたいですね．

換気障害

今まで，通り道や交換所の何か「変！」についておはなししてきました．でも，そこには問題はないのに呼吸が「変！」になることもあります．それが換気障害．ここでは過換気症候群と気胸についておはなししますね．

❶過換気症候群

過換気症候群は，肺胞換気量増加のため，動脈血二酸化炭素分圧（$PaCO_2$）が低下して，呼吸性アルカローシスを起こした結果，呼吸困難や手足のしびれを示すものです．「血液がアルカリ性に傾く（アルカローシス）」の頭に「呼吸性」の文字がありますから，肺が原因ですね．

肺のpH調節方法は二酸化炭素でしたから，「肺が二酸化炭素を吐き出しすぎたせいで起きた異常」です．高齢者や男性でも起こりますが，多いのは25歳以下の女性．そして原因と機序が不明だらけの，心因性症候群です．

出る症状はとてもたくさんあります．呼吸器系のあくび（欠伸），ため息だけではありません．消化器系の吐気，げっぷ，鼓腸．循環器系の動悸，胸痛，胸の締めつけ．ほかにもめまい，失神，振戦などが出てきます．こんなにいろいろ症状が出るのに，個々の器官系を調べると「異常なし」とされてしまうので，病院を転々としてしまうことも起こります．

治療の最初かつ最大の一歩は，何が起こっているのかを理解してもらい，不安や緊張を解くこと．心理面が落ち着かないと，治りません．不安や緊張の原因を多角的に捉えて，解消していく方法を一緒に模索する．まさに看護が得意とする介入方法ですね．

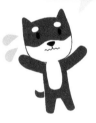

過換気症候群は，二酸化炭素の吐き出しすぎで呼吸性アルカローシスだね……

❷気胸

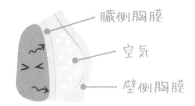

臓側胸膜
空気
壁側胸膜

そこに空気があると
膨らめないよ！

空気抜きしなきゃ！
左右同時は大ピンチ！

これもすぐに水抜き！

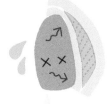
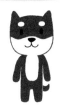

水がたまって
膨らめない……
呼吸できない……

気胸というのは，肺の外と胸郭の間に空気がたまったもの．「臓側胸膜と壁側胸膜で囲まれた胸膜腔の気体貯留」ですね．そこに空気がたまると，呼吸筋が胸郭の大きさを変えても，肺がうまく膨らみません．肺が膨らまないイコール，肺胞の中に空気（酸素）が入ってこないということです．

原因となる疾患があるのが，二次性気胸．肺炎は原因ですし，肺気腫（肺胞の破壊を伴う気腫の拡大）も原因となります．でも，多いのは原因疾患のない原発性気胸です．

胸痛と呼吸困難が主症状になります．左右で同時に起こってしまうと，呼吸不全を起こして死に至ることも．初めての発生で軽いものなら，安静にしていれば治ります．少し重くなると，胸郭に空気抜きのチューブを入れて（胸腔穿刺），持続的に吸引です．それでもたまった空気が抜けないと，手術ですね．再発のときはいきなり手術になる可能性が高いですよ．部分的に胸膜がくっついて（癒着），剥がれたときに出血（血気胸）してしまったら，緊急手術です．

胸水は，胸郭に貯留した液体のこと．イメージとしては，組織液のようなものだと思ってください．多すぎても，普通ならリンパに流れ込み，問題は起こらないはずなのですが……．心不全による静脈血圧上昇，ネフローゼや肝不全による血液中アルブミン不足，各種炎症による胸膜透過性亢進など，度が過ぎると，胸水がたまってきます．

胸水がたまると，肺が外から圧迫され，呼吸が浅く，早くなります．静脈灌流障害を起こすと，気管内に組織液が染み出して咳嗽も出てきますね．呼吸困難になるだけでなく，胸水自体にタンパク質が溶け込んでいるため，血液中タンパク質（アルブミン）が不足してくることもあり得ます．

これでは悪化待ったなしです．一刻も早く胸腔穿刺をして，過剰な胸水を抜きましょう．ドレーンを留置する必要が出てくることもあります．

呼吸不全

第101回午前41

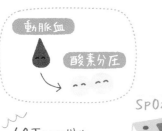

動脈血　酸素分圧

SpO₂ 90

60Torrじゃ
足りないよー！

≒

細胞，
ピンチだぞー！！

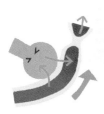

「呼吸はできても
運べない」

のがⅠ型

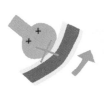

「呼吸自体が
できていない」

これはⅡ型！

今までみてきたさまざまな原因（と次回おはなしする原因）によって，うまく呼吸ができない状態が「呼吸不全」．「動脈血ガスが異常な値を示し，そのために生体が正常な機能を営めなくなった状態」です．具体的には，動脈血酸素分圧（PaO_2）が60Torr以下が，呼吸不全．Torr（トル）は，水銀柱ミリメートル（mmHg）と同じく圧力の単位です．とりあえず1Torrは1mmHgでいいですよ．経皮的動脈血酸素飽和度（SpO_2）90％以下も，ほぼ同じ状態です．1か月以上続くと慢性，そうでなければ急性です．

急性呼吸不全は，血液中の二酸化炭素濃度が増えないⅠ型と，二酸化炭素濃度が上がって高炭酸ガス血症（$PaCO_2 > 45$mmHg）を起こしたⅡ型があります．たとえば，急性のⅠ型は，がん，喘息，肺炎，血栓，塞栓で起こります．酸素を吸い込み二酸化炭素を吐き出す「呼吸」はできているけど，酸素をうまく取り入れられない（酸素をうまく運べていない）状態です．

一方，急性のⅡ型は，重症筋無力症や筋ジストロフィー症などの「呼吸筋障害」，外傷，異物狭窄・閉塞，胸部運動制限などの「気道・胸部異常」で起こります．こちらは呼吸自体ができていない状態ですね．神経異常（ポリオや薬による呼吸中枢抑制など）でも起こりますよ．

慢性呼吸不全は，先天性疾患に加えて，肺がん，肺線維症，呼吸筋異常や神経異常でも起こります．もちろん，今まで学習してきた病気（COPD，塵肺症，間質性肺炎，肺結核など）の急性増悪でも起こりえますね．症状は息切れ，チアノーゼ，肺性脳症．息切れとチアノーゼは，どちらもすぐに細胞酸素不足をイメージできますね．取り込む酸素が足りないのも，酸素を運ぶ血液が届かないのも，細胞にとっては息苦しくてたまりません．

肺性脳症は，呼吸機能障害による脳神経症状の総称です．具体的には，めまい，頭痛，思考力の低下，見当識障害，傾眠，昏睡．これらの症状は低酸素血症によるものと，高炭酸ガス血症によるものの双方がありますよ．原則として，呼吸不全には酸素療法が行われますね．筋肉および神経疾患の一部に対しては，人工呼吸療法も導入されます．最初は非侵襲的療法（NPPV）で，進行して自発呼吸の力がなくなってきたら侵襲的療法（IPPV）に移行する流れです．

COPD：chronic obstructive pulmonary disease，慢性閉塞性肺疾患
NPPV：non-invasive positive pressure ventilation，非侵襲的陽圧換気
194　IPPV：intermittent positive pressure ventilation，間欠的陽圧換気

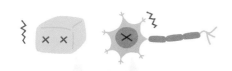

酸素が……足りない……
(早く酸素療法を……)

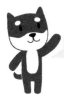

腎臓，大丈夫？

酸素足りてる？二酸化炭素出せてる？

尿量と，精神機能も，忘れずに確認してね！

呼吸不全は，病院内なら，酸素療法とバイタルチェック．各所ケアの際にチアノーゼの有無も確認していきましょう．尿量や精神機能についてもチェックリストに入れてくださいね．低酸素による腎機能不全の徴候を見逃してはいけませんし，低酸素血症も高炭酸ガス血症も，どちらも意識障害などの精神症状が出てきますからね．

在宅療法では，医療職がみることのできる時間に限界があります．確認したい事項をチェックリスト化して，家族とも情報を共有してください．細胞に酸素が届きにくくなっているサインを見逃すと，細胞の，そしてヒトの生命の危険ですからね！

つなげて知ろう　閉塞性障害と拘束性障害

さまざま原因で呼吸がうまくできなくなることがわかりました．

酸素が不足すると何が起こるかもイメージできますね．どれくらい呼吸できているか，という呼吸機能を調べる検査がスパイロメトリー．使う機械がスパイロメーターで，その測定図がスパイログラムです．小さく規則的な波の上端から下端までが「1回換気量」．特大の波の上端から下端までが「努力肺活量」です．

努力肺活量のうち，最初の1秒で吐き出せた量はどのくらいかを見るのが「1秒率」．この数字が低いと，通り道が狭くて一気に空気が通れないことを意味します．気管支ぜんそくや慢性気管支炎に代表される「閉塞性障害」ですね．空気が肺胞に入っても押し出せない（肺胞が壊れて縮まなくなる）肺気腫も，閉塞性障害に入りますよ．

「％肺活量」は予測肺活量を100としたときに，実際の肺活量はどのくらいかを見るもの．

予測肺活量は性別，体格，年齢から計算する必要がありますよ．％肺活量が低いと，肺胞が思ったよりも膨らめていないことを意味します．肺線維症や気胸，肺結核等の各種肺炎が含まれる「拘束性障害」です．

「うまく呼吸できていない！」というときに，それは「狭い（又はうまく空気を押し出せない）せい（閉塞性障害）」なのか，「膨らめないせい（拘束性障害）」なのか．それによって薬の選択などが変わってきます．閉塞性障害・拘束性障害のどちらであっても，多くは適切な呼吸訓練によって1回換気量を維持・回復させることが可能です．

姿勢や呼吸法によって，患者さんの酸素不足が少しでも解消できるかもしれません．実習等で患者さんの苦しみを少しでも緩和できるよう，理学療法士さんと協力できる機会があったらぜひ教えてもらってくださいね．

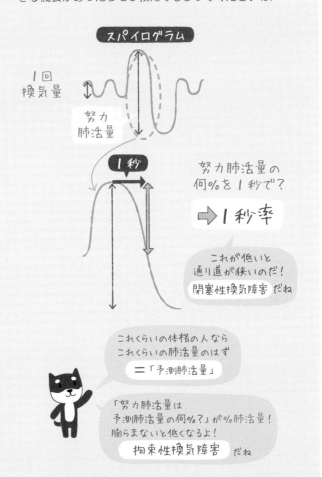

スパイログラム

1回換気量

努力肺活量

1秒

努力肺活量の何％を1秒で？

➡ 1秒率

これが低いと通り道が狭いのだ！
閉塞性換気障害 だね

これくらいの体格の人ならこれくらいの肺活量のはず
＝「予測肺活量」

「努力肺活量は予測肺活量の何％？」が％肺活量！膨らまないと低くなるよ！
拘束性換気障害 だね

といてみよう！ 国試問題

第98回午前12 ➡p.182

誤嚥で発症するのはどれか.

1. 肺炎
2. 胃炎
3. 肝炎
4. 膵炎

第109回午前16 ➡p.182

誤嚥しやすい患者の食事の援助で適切なのはどれか.

1. 食材は細かく刻む.
2. 水分の摂取を促す.
3. 粘りの強い食品を選ぶ.
4. 頸部を前屈した体位をとる.

第103回午後2 ➡p.183

循環式浴槽の水質汚染によって発生するのはどれか.

1. B型肝炎
2. マラリア
3. レジオネラ肺炎
4. 後天性免疫不全症候群〈AIDS〉

第109回午後3 ➡p.183

じん肺(pneumoconiosis)に関係する物質はどれか.

1. フロン
2. アスベスト
3. ダイオキシン類
4. ホルムアルデヒド

第107回午後73 ➡p.184

院内感染の観点から，多剤耐性に注意すべきなのはどれか.

1. ジフテリア菌
2. 破傷風菌
3. 百日咳菌
4. コレラ菌
5. 緑膿菌

第95回午後18 ➡p.184

ツベルクリン反応の機序はどれか.

1. I型アレルギー
2. II型アレルギー
3. III型アレルギー
4. IV型アレルギー

第109回午前27 ➡p.184

小細胞癌(small cell carcinoma)で正しいのはどれか.

1. 患者数は非小細胞癌(non-small cell carcinoma)より多い.
2. 肺末梢側に発生しやすい.
3. 悪性度の低い癌である.
4. 治療は化学療法を行う.

第103回追試午後38 ➡p.191

健康問題と主な原因となる環境要因の組合せで正しいのはどれか.

1. 熱中症——————低湿度
2. 水俣病——————カドミウム
3. 中皮腫——————アスベスト
4. 白ろう病——————騒音

第101回午前41 ➡p.194

貧血がなく，体温36.5℃，血液pH7.4の場合，動脈血酸素飽和度〈SaO_2〉90％のときの動脈血酸素分圧〈PaO_2〉はどれか.

1. 50Torr
2. 60Torr
3. 70Torr
4. 80Torr

国 試 問 題 の 答 え			
第98回午前12	1	第95回午後18	4
第109回午前16	4	第109回午前27	4
第103回午後2	3	第103回追試午後38	3
第109回午後3	2	第101回午前41	2
第107回午後73	5		

第15回　骨格と呼吸中枢

第13，第14回からみてきた，身体のどこかがおかしくなって「呼吸」に反映されるおはなしの続きです．
胸郭の外側になる肋骨と胸骨がないと，胸郭を保てません．呼吸筋に「動け！」と命令してくれる
神経（呼吸中枢）がないと，胸郭の大きさが変わらず，肺胞に空気を出し入れすることができません．
そんな「呼吸」のおはなしを支える土台になっているのが，今回の内容です．もちろん肋骨と胸骨だけが骨では
ありませんね．骨と関節の基本については前回おはなししてありますので，今回は「骨と関節の異常」に
注目しましょう．呼吸中枢については「中枢（脳）」にも関係するので，今回の最後におはなししますよ．

骨・関節の異常

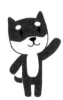

骨折ではとくに
基本を理解してから
「年代別特殊事情」を
みていこう！

骨の「変！」でイメージしやすいのは骨折ですね．血球のできる場所，骨髄の炎症（骨髄炎）もお忘れなく．ただ，骨髄炎の原因の1つは骨折ですから，先に骨折についておはなししましょう．

最初に注意．結構年代別で特殊な事情が多いところです．でも，基本がわからないと，何が特殊かを説明できません．だから，骨折の基本事例として「大腿骨骨幹部骨折」と「脊椎骨折」を先におはなしします．その後，年代別の特殊な事情として「小児の骨折」と「高齢者の骨折」のおはなしをしますからね．

①骨折

大腿骨骨幹部骨折　第95回午前17

大腿骨骨幹部は，太ももの骨のど真ん中．大腿骨近位部は股関節の一部，大腿骨遠位部は膝関節の一部ですね．

大腿骨は人体最大の強靭な長管骨．しかも周りは，大腿四頭筋や大腿二頭筋などの分厚い筋肉で覆われています．だからそうそう折れることはないはずですが……折れてしまったら，転落や交通事故などのよほどの力が加わった証拠．ほかの骨も折れている可能性がありますよ．

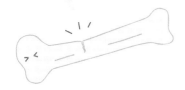

（よほどの力が加わらないと折れない骨なのに……）

やだっ！ 折れた！

これ，閉鎖骨折
（これでも1Lくらいは出血するよ……）

こっちは開放骨折！
（出血だけでなく，感染の意味でもピンチ！）

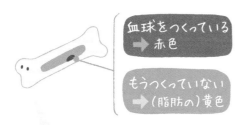

血球をつくっている
→赤色

もうつくっていない
→（脂肪の）黄色

折れると脂肪が血液中に出てきて塞栓子に！

大腿骨が折れると，立つことができません．すごく腫れ（高度腫脹），痛み（疼痛），時間がたつと血圧低下を起こしてショックの危険です．大腿骨骨折は，単独骨折かつ皮下骨折で済んでも，1Lくらい出血しますよ．

皮下骨折というのは，折れた骨が皮膚の下でとどまっている状態．身体の外側からみれば「閉じた空間」内での骨折なので，「閉鎖骨折」ともよびますね．「開放骨折」は，皮膚の外（身体の外）に骨が出てしまった状態．こちらは格段に感染の可能性が高まります．また，「単純骨折」というのは，1本の骨の骨折．「複雑骨折」というのは，複数の骨の骨折です．「ひびが入った」も立派な骨折であることをお忘れなく！

大腿骨骨折で怖い合併症は，感染症のほかにも「静脈血栓塞栓症（VTE）」と「脂肪塞栓症候群」があります．この辺りは血管系（第2回）でおはなししてありますから，簡単に．

静脈には，浅いところを走る皮静脈と，深いところを通る深部静脈があります．主に深部静脈で生じる血栓が流れて詰まること（塞栓）が問題になりますね．血栓の危険因子は，血行障害，静脈内皮障害，凝固能亢進．骨折して血管（骨への栄養動脈・静脈）が傷つくことで，これらの危険因子が重複していることがわかるはずです．脂肪塞栓症候群の発生原因にはいろいろありますが，とくに長管骨（大腿骨や脛骨といった細長い骨）の骨折で起こりやすくなります．脂肪塞栓症候群の三徴は，皮膚の点状出血，意識障害，呼吸不全．骨折して数時間から数日で，意識障害や呼吸障害でみつかることが多いですよ．予防には，骨折して24時間以内の早期固定が一番です．

骨折の治療方法としては，小児だと，ギプスで固定することが多いですね．場合によっては，創外固定になることもあります．小児は治りやすい（骨癒合しやすい）ので安心ですが，ときには変形や遅れ（遅延癒合），骨がくっつかないこと（偽関節）もありますので，注意して経過を観察してくださいね．成人では，即手術になることが多いですが，全身状態いかんによっては創外固定で状態回復を待つこともあります．あとでおはなしする人工関節を使っているなら，プレートとワイヤーで固定することになりますね．合併症を防ぐためにも，早く骨折部をもとの位置に戻してあげましょう．急性期にはショックの危険もありますから，危険徴候を見逃さないように．あとは血栓予防のために足関節の運動もしていきましょう．

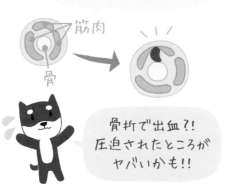

筋膜に包まれたこれらが「コンパートメント」!

筋肉

骨

骨折で出血?!
圧迫されたところが
ヤバいかも!!

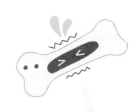

痛いよー!
（骨髄炎は皮膚の潰瘍からも
起こるからね！注意！）

もう1つ忘れてはいけないことは「コンパートメント症候群」．「コンパートメント」とは，筋膜に囲まれた区画（主に筋肉の入っている場所）のこと．骨折して出血があると，出た血が身体の中にたまり，筋膜に囲まれたコンパートメントを圧迫します．その圧迫のせいで循環不全が起きて，筋肉，腱，神経の機能障害や壊死につながるものです．異常感覚や疼痛，麻痺，冷感や部分的蒼白，脈拍が触れないなどの症状がみられたら，すぐに医師に報告です．きっとコンパートメント内の圧力を下げる緊急手術（筋膜切開）になるはずです．

骨の中央部である骨髄の炎症が骨髄炎．主には細菌感染による化膿性骨髄炎です．血液中を流れる細菌による血行性と，骨折・手術・骨髄穿刺などによる外傷性のものに分けられます．褥瘡のような局所血行障害による皮膚の潰瘍から骨にまで感染が及び，高熱，悪寒，局所の痛み（疼痛）が出て，再発を繰り返すと慢性化することもあります．基本的には，安静にして，抗菌薬で治療することになりますね．

脊椎骨折 📄 第96回午前13

上からみると……

椎弓

椎体

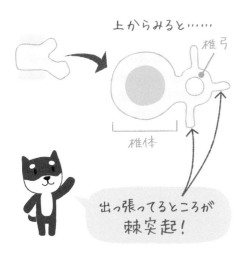

出っ張ってるところが
棘突起!

続いて脊椎骨折のおはなし．脊椎とは，背骨のこと．背骨は小さな平べったい円柱状の骨がたくさん集まってできています．上から，頸椎，胸椎，腰椎，仙椎．そして尾椎．頸椎7個，胸椎は12個，腰椎は5個で，仙椎は5個．尾椎は退化して1つの骨になってしまいました．仙椎と尾椎は，骨盤と合体してしまっている部分がありますよ．これら椎骨は，腹側が円筒状の「椎体」．背側は丸みの中を脊髄が通る「椎弓」，そして筋肉がくっつく場所の「棘突起」があります．上下の椎骨がつながるところが椎間関節で，椎体の間に挟まっているのが「椎間板」ですね．

「脊椎が骨折した！（脊椎損傷）」というときには，たいがい脊髄もおかしくなって手足に麻痺が出ます．これが脊髄損傷です．なお，脊椎は無事でも脊髄がおかしくなってしまうこともありますよ．交通事故などで起こるむち打ち症に代表される「非骨傷性脊髄損傷」ですね．脊髄に注目するおはなしは，中枢神経系①（第16回）でしましょう．今回は骨の「脊椎」に注目です．

脊椎骨折は外傷由来が多いですね．頚椎なら，頚部痛（首の痛み）が出て，たいがい意識障害を伴います．知覚異常や筋力低下も重なることが多いですね．胸椎なら，胸部大動脈損傷も起きているかもしれません．腰椎や仙椎だと，腰痛に加えて排便・排尿障害を起こすことがありますよ．

これらの脊椎骨折に対しては，安静で骨癒合を待つものから，すぐに手術をして内固定をするものまで，状態に応じて対応が異なります．

＊

以上が，基本的な骨折（と骨髄炎）のおはなし．ここから，小児と高齢者の骨折についておはなしします．

小児の骨折 📖 第105回午前54

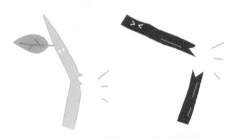

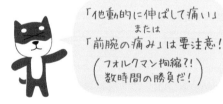

小児の骨折は，「子どもの骨」の性格がわかれば簡単です．子どもの骨は粘性が高く，多孔性で骨膜が厚い特徴があります．イメージしてほしいのは，若い枝と古い枝．太さが同じなら，古い枝は「バキッ！」と2つに折れるところ，若い枝では「ぐにゃっ」と曲がるだけです．この「外力によって2つに割れるのではなく，曲がる」骨折を，若木骨折とよびます．部分的につながっているので，不全骨折ともよびますよ．骨成長点の骨端軟骨部が骨折してしまうと，骨癒合の関係上，骨端線が予定よりも早く閉鎖してしまいます．そこに変形・成長障害が出てくる可能性がありますね．骨折しやすいところは，上肢なら橈骨と手指骨，下肢なら脛骨・腓骨．関節周辺でも骨折は起こりやすいですね．

再骨折に注意する必要はありますが，癒合は簡単．90％が保存療法（ギプス固定のみ）になるのはこのためです．覚えておいてほしいのは，ギプスのやり方によっては血管損傷やフォルクマン拘縮が起こり得ること．これらは手術が必要になってくるかもしれません．「フォルクマン拘縮」というのは，コンパートメント症候群の前腕版．とくに小児の前腕顆上骨折（肘周辺）で危険です．コンパートメント症候群の徴候や，他動的に伸ばしたとき（伸展）に，前腕に痛みが出たらすぐに医師に報告です．2〜3時間で筋肉の不可逆的変化が始まりますから，アセスメントを怠ってはいけませんよ．もちろん，開放骨折なら6時間以内のゴールデンアワー内に緊急手術！　すぐに洗浄して，創を閉じて，固定！ですね．

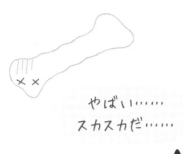

やばい……
スカスカだ……

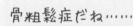

骨粗鬆症だね……

破骨細胞　骨芽細胞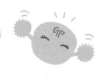

女性では卵胞ホルモンの
影響が大きいよね

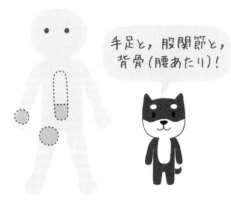

手足と，股関節と，
背骨（腰あたり）！

続いて高齢者の骨折．こちらは骨粗鬆症と深く関係してきます．

骨粗鬆症というのは，骨の強度（骨密度と骨質）の低下によって骨折リスクが高まる骨の障害．加齢（含む閉経）で生じる原発性と，原因疾患のある続発性に分かれます．

続発性の原因はとても多いのですが……骨の構造と骨代謝を頭に思い浮かべてください．先天性の形成不全や，骨折は理由として簡単．ゴナドトロピン機能不全，甲状腺機能亢進，クッシング症候群などの内分泌系による骨粗鬆症や，ビタミン（A，D，C），ミネラル（Ca），タンパク質などの栄養性による骨粗鬆症も，骨代謝で理解できますね．カロリー制限は，骨粗鬆症のリスクになりますよ．また，ヘパリン，コルチコステロイド（副腎皮質ステロイド），メトトレキサートなどによる薬剤性，糖尿病，関節リウマチ，肝疾患や宇宙旅行・安静臥床でも骨粗鬆症は起こり得ますよ．

原発性骨粗鬆症の大部分を占める閉経は，女性ホルモン（とくに卵胞ホルモン）の分泌が止まること．その結果，骨芽細胞の働きは悪くなり，破骨細胞の働きが亢進します．最大骨量自体は，性（ホルモン），人種といった遺伝的要素に加え，運動，カルシウム摂取などの環境的要素も加味して決まります．骨量が減るだけでは，何も悪いことは起こりませんが，骨折してしまうと急に生活の質（QOL）が低下します．だからそれを予防するために，運動しつつカルシウムやビタミンDを摂取するような生活習慣への改善と，ヒッププロテクター装着を行いつつ，破骨細胞の働きを邪魔する薬（ビスホスホネート：骨吸収抑制）の併用になります．

高齢者の転倒・骨折は「寝たきり」の原因にもなります．骨折部位で多いのは「大腿骨骨頭・転子部」，「椎体（圧迫）」，「橈骨遠位端」．大腿骨の股関節部分と，背骨と，前腕の手首付近ですね．

大腿骨骨頭と転子部をまとめて「大腿骨近位部骨折」ということもあります．多くは転倒が原因．痛みを嫌がり（歩行困難），寝たきりの第一歩を踏み出してしまうことになります．内固定か，人工骨頭置換術の手術になりますね．手術後は肺炎と肺塞栓に要注意ですよ．

橈骨遠位端骨折も，転倒時に手をついたことが原因．こちらも内固定になることが多いのですが，指の可動域制限に注意してくださいね．一度，伸展拘縮を起こしてしまうと，なかなか治りませんよ！

椎体骨折は，自重でつぶれてしまう圧迫骨折が特徴．1か所で起こると，ほかのところでも起こるリスクが4倍跳ね上がるといわれます．進行すると，背中が丸まり過ぎてしまい（亀背），仰向け（仰臥位）で寝られず，各所に圧迫・麻痺が生じる危険があります．ある程度安静にしつつ，薬も併用

QOL：quality of life，生活の質（クオリティ・オブ・ライフ）

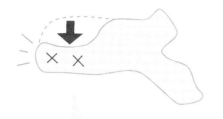

つぶれちゃった……
（ほかのところでも
圧迫骨折が起こるかも！）

してつぶれた部分の骨癒合を促すことになります．床上安静なら，静脈血栓塞栓が要注意であることはもうわかりますね．下肢の自発運動だけではなく，フットポンプ，弾性ストッキングなどの道具も活用していきましょう．もちろん，褥瘡予防も忘れてはいけませんね．夜も最低3時間に1回は身体の向きを変えましょう．さもないと，下になって圧迫されているところが血流不足でピンチですよ．

❷骨の変形・変性，腫瘍

同じく高齢者に多い椎体の変形・変性についてもおはなししていきますね．椎体がおかしくなると，中に入っている脊髄の働きが害されて症状が出てきます．「中枢」のおはなしの導入編でもありますね．ここでは，原因となる，椎体が「変！」に注目しますよ．

変形性頸椎症と脊柱管狭窄症

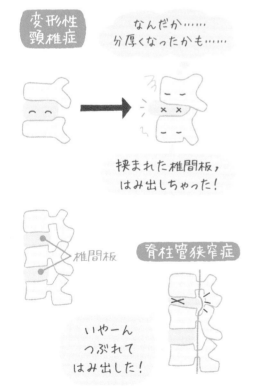

変形性
頸椎症

なんだか……
分厚くなったかも……

挟まれた椎間板，
はみ出しちゃった！

椎間板

脊柱管狭窄症

いやーん
つぶれて
はみ出した！

変形性頸椎症は，頸椎が変になって（骨が分厚くなり），挟まれた椎間板が薄くはみ出してしまったもの．深呼吸できない，あぐら（胡坐）をかけない，足元をみることができないなどの「脊椎症状」と，四肢のしびれや歩行障害，さらには膀胱直腸障害（排尿・排便障害）などの「頸髄症（神経症状）」が出ます．

神経症状に対しては，薬物療法や手術が行われます．脊椎症状に対しては，適度なストレッチによって可動域が改善され，痛みも和らぎます．ちゃんと睡眠をとることも大事ですよ．

変形性頸椎症と同様，脊髄やそこから出る神経が圧迫を受けてしまったものが「脊柱管狭窄症」．脊柱管あるいは椎間孔部で，神経が周囲の骨・椎間板・黄色靱帯などによって圧迫・絞扼された結果，物理的圧迫や血液・髄液が障害されて出た症状のことです．先天性もありますが，後天性の脊柱管狭窄症はよく起こります．殿部や下肢の疼痛，神経性の間欠性跛行，下肢や会陰部のしびれが出てきます．間欠性跛行は，腰椎を屈曲位（腰を曲げた状態）にすれば痛みが和らぐので，「カートなどを押せば歩けるけど，1人だと歩けない」ことが増えますね．50歳代以降に多く起こります．

原則は保存療法．循環改善薬を用いつつ，体幹装具をつけて，適度な運動（歩行など）が必要です．疼痛に対しては神経ブロックや降圧手術の対象になることもありますね．変形性頸椎症も脊柱管狭窄症も，脊髄自体につ

いては中枢のところでもう一度おはなししますよ．

変性すべり症と腰椎分離症

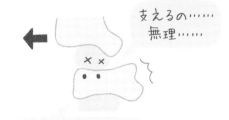

支えるの……
無理……

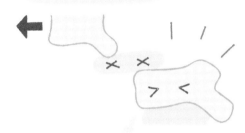

うわっ！ すべってる！
変性すべり症！

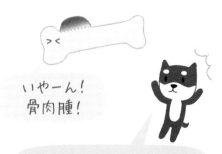

ひゃーっ!!
離れちゃったー！
（さすがにこれは外力だ！
腰椎分離症だね！）

腰部の椎骨に起こるのが変性すべり症．脊椎が，尾椎側の脊椎に対して前方に滑った状態です．加齢による椎間板の支持性低下と，骨粗鬆症などによる微小骨折が原因なので，50歳代以降に増えてきます．腰部の不安定感・腰痛から始まり，やがて殿部痛・下肢痛が出てきます．ひどくなると「馬尾神経症状」とよばれる下肢・殿部・会陰部のしびれや灼熱感・脱力感，残尿感や排尿遅延が出てきます．

もっと滑って完全に離れた状態のものが「腰椎分離症」．こちらは青少年期の，外力による疲労骨折で起こります．スポーツをする人に多いので，1〜2週間はスポーツ禁止．それで症状は和らぐのですが……スポーツ再開で痛みもぶり返してしまいます．ちゃんと治したいなら4〜6か月間はスポーツ禁止．硬い体幹装具をつけて，骨癒合をじっと待ってくださいね．

骨の腫瘍（骨肉腫）と軟部腫瘍

いやーん！
骨肉腫！

化学療法と患肢温存手術だ！
（メンタルケアも忘れずにね）

骨の腫瘍は，ほかから飛んでくる「転移性」が多いですね．でも，骨が原因（原発）の腫瘍も，かなりの種類があります．ただ，種類の割に発生数は少ないので，一番発症が多い骨肉腫の存在を覚えておいてください．

骨肉腫は，腫瘍細胞が直接骨（あるいは骨に似た類骨）をつくる悪性腫瘍です．10歳代の足が好発年齢・場所です．腫脹，疼痛，熱感，可動域制限で発症して，急に増悪する特徴があります．できるだけ腫瘍のできた足を残すようにする（患肢温存）手術と化学療法がメイン．本人のメンタルケアと，家族も含めたインフォームドコンセントが必要になってきます．「悪性」なので，ほかのところにも転移します．肺に転移してしまうと，残念ながら予後不良です．

骨以外の軟部組織にできる軟部腫瘍もあります．結合組織，線維組織，脂肪組織，筋組織，血管・リンパ系組織，筋肉に命令を伝える末梢神経組織に腫瘍ができる……ということですね．上肢と下肢にできるものが約70％．しかも大部分は良性です．これまた種類が多すぎますので「そこにもできるんだねー」と思ってください．

❸関節の変形・変性

骨の「変！」が一段落したので，関節周りの「変！」に入りましょう．変形性関節症，ヘルニア，スポーツ障害についてのおはなしです．

変形性関節症

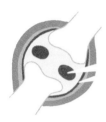

変になるのは
軟骨と滑膜……

変形性関節症は，関節軟骨を中心とした関節構成体の退行変性を基盤とする，軟骨破壊・増殖と二次性滑膜炎を随伴する慢性・進行性関節病変．つまり，関節の，軟骨と滑膜が「変！」ですね．影響が大きい膝と股関節の関節症についておはなしします．

膝の変形性関節症は，変形性関節症の中で一番起こりやすいもの．50歳代以降の肥満女性に多く，遺伝的要因に加えて外傷なども要因になり得ます．膝のこわばりから始まり，動き出しに痛みが出てきます．進行すると屈曲不能．伸展障害が軽度なら適切な装具をつけ，NSAIDsなどの鎮痛薬を飲みつつ，適度な運動の保存療法です．「肥満解消！　やせなきゃ！」とウォーキングをしすぎるあまり，変形症を悪化させてしまうこともあります．栄養士とも相談しつつ，肥満解消は着実に，ゆっくりと進めていきましょう．手術になったときは，人工関節を入れることもありますね．そのときには静脈血栓塞栓と，感染症に要注意です．膝以外に感染症があるなら，そちらの治療が先になります．虫歯は立派な感染症！　血行感染の危険性は，上部消化器系①〜③（第5〜7回）でおはなししてありますね．

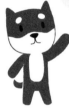

膝が多いねー
手術になったら各種の
感染症に注意！

続いて股関節の変形性関節症．股関節は，大腿骨骨頭と寛骨臼からできています．自由度が高いけど，外れやすい球関節です．先天性原因によるものが多いのですが，関節痛を自覚して医療機関にかかるのは30歳代を過ぎてから増えてきます．違和感から始まり，歩き出しや歩いた後に痛みが出てきます．そのまま放っておくと，夜間も痛む持続痛になってしまいます．

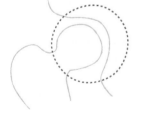

球関節！

あまりに関節が変形・破壊されてしまっているなら，人工関節置換になります．でも，多くは保存療法になるはず．NSAIDsで痛みを抑えて（薬物療法），杖などの装具をつけて（装具療法），温めつつ（温熱療法），ストレッチ（運動療法）です．適度な運動と負荷は，骨と筋肉にとって不可欠ですからね．

股関節も
変形性関節症多い……

ヘルニア 📖 第107回午前46

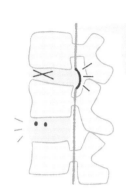

神経

いやーん！
圧迫されて
痛いー！

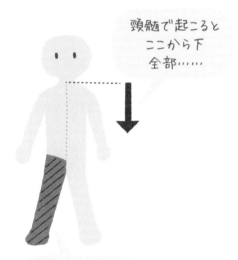

頸髄で起こると
ここから下
全部……

腰髄（L）以下の
デルマトームだよ

ヘルニアについては，「胃や腸のはみ出し」として前におはなししました（第6回）．ヘルニアは，臓器や組織の一部が，裂孔を通過して，異常な部位へと突出すること．ここでは椎間板ヘルニアのおはなしです．

椎体の間のクッションが，椎間板．主に後（背中側）にはみ出す（突出）ため，神経の通っている脊柱管を圧迫．圧迫のせいで炎症介在物質も出るため，物理的にも化学的にも神経が障害されてしまいます．多発して問題の起きやすい，頸椎部と腰椎部の椎間板ヘルニアについておはなしします．

一番多いのは腰椎部．腰痛と片側下肢痛が主症状です．片側下肢痛が，デルマトーム（皮膚分節知覚帯）に対応した神経根症状．神経根症状というのは，デルマトームに一致した疼痛，放散痛，知覚障害のことです．10歳代で発症すると，痛みが出ずに筋緊張が高まるだけのこともあります．ケースによっては，排尿障害が出てくることもありますよ．排尿障害で日常生活が害されてしまったら手術です．それ以外は，痛み止めをしつつ（薬物療法），安静にし，牽引して，装具などもつける保存療法になるはずです．痛みの出る姿勢をとってはいけませんよ．中腰や前かがみはもってのほかです．痛みが治まったら，腹筋や背筋を無理なく鍛えましょう．負担や負荷の少ない水泳や水中歩行がおすすめされると思いますが，腰を冷やさないように注意してくださいね．

次に多いのが頸椎部．頸椎症状とよばれる肩こり，不快感，拘縮，姿勢異常がスタートです．やがて脊髄症（ミエロパチー），筋力低下，運動障害や麻痺が出てきます．脊髄症も神経根症の1つ．先ほどの腰椎と，この頸椎とで，症状の出る場所の違いはデルマトームの違いですよ．さらに脊髄は，上がおかしくなると，情報伝達ができずに，そこから下もおかしくなってしまいます．つまり，頸椎でヘルニアが起こると，肩から下すべてに異常が出る可能性があるのです．だから，脊髄症が出たらすぐに手術になるはずです．まだ肩周りの頸椎症状で済んでいるなら，保存療法になりますね．痛み止め，安静，牽引，装具……ここは腰椎のおはなしと同じです．首を後ろにそらす（後屈位）姿勢はダメですよ．また，首周りを冷やすことや，長時間のパソコン・スマートフォンもダメですからね．

スポーツ障害

運動は原則として身体によいものですが，関節を痛めてしまうことがあります．外力が1回働いたせいで起こる骨折・脱臼のような「スポーツ外傷」と，過度の繰り返しで起こる「スポーツ障害」に分けることもあります．

これらの60％は下肢（とくに膝）で起こります．膝では半月板損傷や靱

帯損傷が多く，手術をして治すことがほとんど．ただし，中高年や趣味の域にとどまるときには，固定安静を中心にした保存療法になることもあります．

　人体で一番太い腱の「アキレス腱」．これは下腿三頭筋（ヒラメ筋と腓腹筋）の遠位部で，かかとの骨（踵骨）に付く腱ですね．足関節の底屈をしてくれる筋の腱なので，断裂してしまうと痛いだけではなく，つま先立ちできません．痛みを我慢すれば歩行自体は不可能ではありませんが，蹴り返しのできない「ぺたぺた歩き」です．断裂してしまったら，手術になると思ってください．似た状態はアキレス腱周囲の炎症でも起こります．炎症だけなら，原則保存療法です．このときの痛み止めの薬（鎮痛薬）で，ステロイドの筋肉注射はされないことを覚えておきましょう．アキレス腱断裂原因の1つとされているからです．

　上肢は，ラグビーや相撲などのぶつかるスポーツによる肩関節脱臼が多いですね．球関節の可動域と危険性（外れやすさ）を再確認です．肘は野球肘，テニス肘が多くなります．「テニス肘」はテニスをする人にだけ起こるものではありませんよ．肘から前腕，手を酷使する人に発生する腱付着部炎が，いわゆるテニス肘．キーボードの長時間使用などで圧痛が出てきたら，立派なテニス肘です．原則は安静，温熱治療，消炎鎮痛薬の保存的療法ですよ．

　ここまで重症ではありませんが，捻挫も関節の「おかしい！」に入りますね．関節包や靱帯が傷ついたものが捻挫．関節を形作る2つ以上の骨の結合面が完全に外れてしまったものが脱臼．結合面が一部外れてしまったものが亜脱臼です．結合面が一度完全に外れても，もとの位置に戻れば捻挫になります．スポーツなどでみられる突き指は捻挫のこともありますが，脱臼や骨折を伴うことも少なくありません．動かさないように冷やしつつ，固定して病院へ．外から力をかけて無理に戻そうとすると，もっと悪化させることになりますよ！

＊

　以上，骨と関節についてのおはなしでした．今までの学習の復習の部分も，次回の予習になっている部分もありましたよ．「あれ？　これ前みたことあったけど……？」と思ったら，ぜひ前の部分も見直しておいてくださいね．

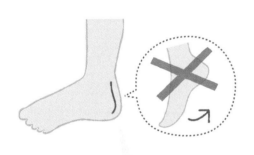

スポーツ外傷・障害の
約6割は下肢！
（とくに膝の半月板と靱帯）

アキレス腱が切れると蹴り返し
（つま先立ち）できないよ！

呼吸中枢とその異常

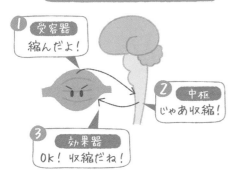

反射（と反射弓）の基本

1 受容器 縮んだよ！
2 中枢 じゃあ収縮！
3 効果器 OK！収縮だね！

骨が一段落したので，呼吸の大元締め「中枢」のおはなしです．意図して（意識して）筋肉に「縮め！」の命令を送るのは，大脳のお仕事．でも，意識しなくとも呼吸はできますね．これは反射と呼吸中枢のおかげです．

反射というのは，意識せずともできる，特定の情報に対する決め打ち行動．「この情報が来たら，ここの筋肉に縮んでもらう！」と決めておくのです．そうすれば，大脳で情報を総合して判断する必要はありません．だから反射は，大脳以外が「命令を出す場所」になります．反射には，情報を受け取る受容器，情報を判断して命令をする中枢，命令を受けて動く効果器が必要．これら3つをあわせて「反射弓」です．

❶正常な呼吸中枢の働き

📖第103回午前26

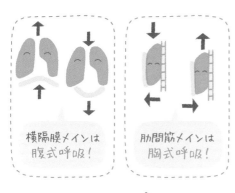

横隔膜メインは
腹式呼吸！

肋間筋メインは
胸式呼吸！

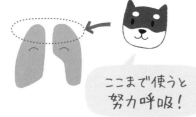

ここまで使うと
努力呼吸！

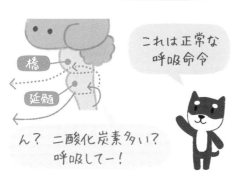

橋
延髄

これは正常な
呼吸命令

ん？二酸化炭素多い？
呼吸してー！

呼吸で具体的に考えてみましょう．効果器が呼吸筋（横隔膜，外肋間筋，内肋間筋，補助呼吸筋群）なのはいいですね．横隔膜が主役になるものが腹式呼吸．肋間筋が主役になるものは胸式呼吸．腹式呼吸や胸式呼吸ではまだ酸素量が不足しているときに，胸郭の上のほう（鎖骨付近）の補助呼吸筋群も動かしてする呼吸が，努力呼吸です．努力呼吸は「肩で息をしている」状態ですね．

情報を受け取る効果器は複数あります．肺胞の膨らみ具合を感じ取る肺胞の機械受容体は，迷走神経につながっています．血液中の酸素・二酸化炭素濃度を感じ取る化学受容体は，頸動脈と大動脈にあります．頸動脈にある頸動脈体は舌咽神経に，大動脈にある大動脈体は迷走神経につながっていますよ．

これらの情報を受け取って命令をするところ（中枢）は，橋と延髄にあります．橋が上位呼吸中枢，延髄は下位呼吸中枢．現場への直接命令が延髄の呼吸中枢，延髄呼吸中枢をコントロールするのが橋の呼吸中枢ですね．中枢から出た収縮命令は，脊髄の伝導路を通り，前角を経由して，それぞれの呼吸筋へと伝わっていきます．

「脊髄への入力（感覚情報）は後ろから，脊髄からの出力（筋肉への収縮命令）は前から」でしたよね．横隔膜に向かう運動神経は頸髄から，ほかの呼吸筋に向かう運動神経は胸髄から出ています．筋肉に収縮命令が届き，呼吸筋が収縮すれば，胸郭の大きさが変わります．無事，「呼吸」ができるわけです．

❷呼吸中枢の異常

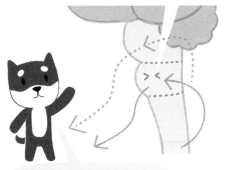

（二酸化炭素がこれくらいなのは）
普通だから……

酸素足りないよー！ 呼吸してー！

これ，慢性的に
呼吸状態が悪い人のとき

「呼吸」が正常にできるところを確認できました．このとき，主に中枢が呼吸命令を出すもとになるのは，血液中の二酸化炭素の濃度情報です．「二酸化炭素が増えてきたから，呼吸するか……」ですね．でも，慢性的に呼吸状態が悪い人（慢性呼吸器系疾患）だと，うまく息を吐き出せないせいで，血液中の二酸化炭素濃度はいつも高いまま．呼吸中枢自体も「これくらいならまだいいか」と，二酸化炭素の濃度が高い状態に慣れていってしまいます．だから，酸素療法を受ける人の呼吸中枢は，血液中の酸素濃度を基準に呼吸をするように切り替わっています．

ここで，酸素流量が定められた以上になったらどうなるか．まず，酸素がたくさん身体の中に入ってきたので，血液中の酸素濃度は上昇します．呼吸中枢は呼吸の必要を感じません．血液中の二酸化炭素濃度が高い状態に慣れてしまっているので，血液中の二酸化炭素濃度を呼吸のきっかけにしてくれません．結果，呼吸が止まってしまいます．

これが，😺CO_2ナルコーシス．酸素療法を受けている人に，必要以上の酸素を流してはいけない理由です．呼吸が止まると，血液中の二酸化炭素濃度が上がって呼吸性アシドーシスですよ．

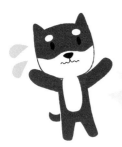

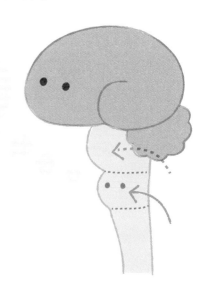

（二酸化炭素がこれくらいは）
普通だから……

酸素十分……呼吸命令，
いらないね

呼吸停止だ！
CO_2ナルコーシス！！🐾

❸咳

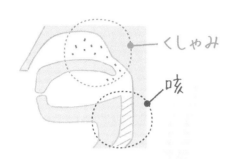

何かある?!
空気の流れで押し出せ!

もっと下からは
痰で出すよ

同様に，反射と中枢のお世話になっているのが「咳」ですね．気管支粘膜にある咳受容体が感覚器．延髄にある咳中枢が情報を受け取り，呼吸筋と喉頭にその命令を伝えます．短く息を吸って(吸気相)，声門を閉じて呼吸筋を収縮させて(加圧相)，声門をあけると同時に爆発的呼気(排出相)です．乾性か湿性かは，痰の有無で決まります．

痰は1日約100mL出る気道分泌液．日々，無意識に嚥下しています．痰が増えるのは刺激物が入り込んで来たとき．タバコ，感染，アレルギー反応……寒気(さむけではなく，冷たい風)も刺激になります．気管切開になった人で痰が増えるのは，副鼻腔などでの加温・加湿がされていない空気がいきなり気道に入り込むから．増えた痰はちゃんと取り除かないと，気管の中を空気が通りにくくなってしまいます．

痰が気道を口のほうへ(肺胞側から喉頭側へ)移動している途中で聞き取れるのが，喘鳴．呼吸に伴って聞き取れる「ヒューヒュー」「ゼイゼイ」という音で，気道の狭窄・不完全閉塞で空気の流れが乱れ，振動している証拠です．気道(通り道)や肺(交換所)のところ(第13，第14回)でおはなしした肺雑音とつながりますよ．

ま と め

以上が呼吸中枢(と咳中枢)のおはなしでした．呼吸に何が必要か，復習してみましょう．「通り道」「交換所」「きっかけ」「胸郭」「中枢」……これらのどこかがおかしくなると，呼吸数に反映されてくるのですね．

呼吸がおかしくなる原因はまだあります．呼吸中枢のある延髄をはじめとした，神経がおかしくなってしまったときです．今回で，呼吸中枢の基本は確認できましたよ．

といてみよう！ 国試問題

第95回午前17 ➡p.197

開放骨折で正しいのはどれか.
1. 複数の骨が同時に折れている.
2. 複雑な折れ方をしている.
3. 骨折部が外界と交通している.
4. 骨片の転位を起こしていない.

第96回午前13 ➡p.199

脊柱で椎骨が5個なのはどれか.
1. 頸椎
2. 胸椎
3. 腰椎
4. 尾骨

第105回午前54 ➡p.200

小児の骨折の特徴で正しいのはどれか.
1. 不全骨折しやすい.
2. 圧迫骨折しやすい.
3. 骨折部が変形しやすい.
4. 骨癒合不全を起こしやすい.

第96回午前131 ➡p.201

更年期女性の骨粗鬆症の予防で**適切でない**のはどれか.
1. 禁煙
2. 有酸素運動
3. カロリー制限
4. ビタミンDの摂取

第101回午前78 ➡p.201

長期投与すると骨粗鬆症(osteoporosis)を発症するリスクが高まるのはどれか.
1. ビタミンD
2. ビタミンK
3. エストロゲン
4. ワルファリン
5. 副腎皮質ステロイド

第107回午前46 ➡p.205

Aさん(35歳, 男性). 身長175cm, 体重74kgである. 1か月前から腰痛と右下肢のしびれが続くため受診した. 腰椎椎間板ヘルニアと診断され, 保存的療法で経過をみることになった.
Aさんへの生活指導として適切なのはどれか.
1. 「体重を減らしましょう」
2. 「痛いときは冷罨法が効果的です」
3. 「前かがみの姿勢を控えましょう」
4. 「腰の下に枕を入れて寝ると良いですよ」

第103回午前26 ➡p.207

呼吸中枢の存在する部位はどれか.
1. 大脳
2. 小脳
3. 延髄
4. 脊髄

第101回午後81 ➡p.208

呼吸性アシドーシスをきたすのはどれか.
1. 飢餓
2. 過換気
3. 敗血症(sepsis)
4. CO_2ナルコーシス
5. 乳酸アシドーシス

国 試 問 題 の 答 え			
第95回午前17	3	第101回午前78	5
第96回午前13	3	第107回午前46	3
第105回午前54	1	第103回午前26	3
第96回午前131	3	第101回午後81	4

第16回　中枢神経系①　基本構造と血管異常

今回からは，全身を指揮・命令する神経系（中枢）のおはなしのスタートです．
中枢に情報を伝え，中枢から出た命令を伝える末梢神経系のおはなしは，もう少しおはなしが進んでから．
神経伝達物質と関係の深い「精神」のおはなしを，末梢神経系に入る前にしますからね．

中枢の基本構造

❶基本の確認

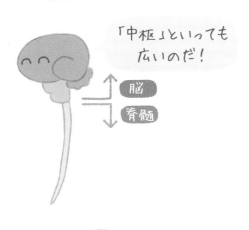

「中枢」といっても
広いのだ！

脳
脊髄

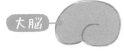
大脳

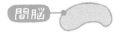
間脳

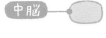
中脳

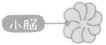
小脳

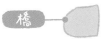
橋

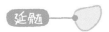
延髄

これでも
まだ分類としては
「大まか」なんだよ

「中枢神経系」と一言で表すにはあまりに範囲が広すぎますね．神経細胞が集まり，情報を判断し，命令する「中枢」は，脳と脊髄を含みます．

脊髄は脊椎の脊柱管内にいますから，場所はイメージできますね．「感覚情報は後ろから入力，運動情報（筋肉への収縮命令）は前から出力」も，呼吸中枢のところ（第15回）で確認した通り．

脳は，頭蓋骨に覆われていますが，これまた広いので，さらに大まかな働きで分ける必要があります．「脳」と言われたときのイメージ通りの判断命令の場「大脳」，情報の通行地点かつホルモン産生地点の「間脳」，目の周りの反射の中心「中脳」，運動全般の担当「小脳」，小脳に出入りする情報の多さから少し太い「橋」，脊髄につながる反射の中心地点「延髄」です．

そしてこれら脳・脊髄をぐるりと取り巻くものが脳脊髄液．取り巻くのは外側だけではありませんよ．脳の内側にある脳脊髄液が通るところが，4つある「脳室」です．

以上，とても簡単な脳と脊髄の復習．あとは必要になったところで追加していきますからね．

＊

脳や脊髄も，ほかの細胞や組織と同じように障害されることがあります．今まで学んできたことを思い出してみましょう．

障害の原因には，「出血！」や「血が来ない！」といった血液系，病原体にやられた感染性，細胞自体に障害が発生する腫瘍などがありましたね．これらについて確認した後で，おかしくなった結果に注目した頭痛やてんかん，ナルコレプシーについておはなしします．

血管系異常

①出血

わかりやすい障害の原因が，出血．脳自体の出血（脳出血）と，脳を取り巻く膜での出血に分けておはなししますよ．

なお，よく耳にする「脳卒中」は脳出血と脳梗塞をまとめた言葉．つまり脳の血管系（血液）に関係する障害をまとめたものが，脳卒中です．

脳自体の出血 第102回午前28

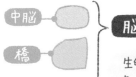

生命維持中枢があって，脳神経の出発地点だね

とくに脳幹出血でタい「橋出血」は生命の危険！

被殻は大脳の中心付近（普段みえないところ）にあるヘッドホン形！

情報は途中で脊髄をまたぐんだ！

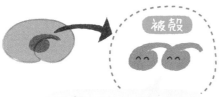

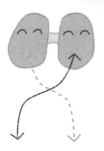

「脳出血」とは，頭蓋内の脳実質（大脳・小脳・脳幹など）内での出血のこと．脳幹というのは，中脳・橋・延髄をまとめた呼び名．生命維持中枢があり，脳神経の出発場所であるなどの共通点が多いため，3か所をまとめて「脳幹」とよぶことが多いですね．

さらに，どこで出血したかによって呼び名が変わります．大脳皮質なら「皮質出血」，大脳基底核（の被殻）なら「被殻出血」，間脳の視床なら「視床出血」，小脳なら「小脳出血」で，脳幹で起これば「脳幹出血」です．出血の起こった場所によって，出てくる症状は変わります．

とくに危険な脳幹出血の大部分を占める橋出血では，意識障害，昏睡，呼吸不全が起こり，生命の危険です．橋は，呼吸中枢をはじめとした生命維持反射のあるところ．そこがおかしくなる意味，いやが上にもわかりますね．

これら脳出血の原因は，血管細胞の壊死による血管破壊．血管細胞壊死は，飲酒や高血圧で起こりやすくなります．常に圧力がかかり，血管の柔軟性が失われて脆弱化していくからですね．

高血圧との関係が深いのは，1番が被殻出血，2番が視床出血．被殻出血では，おかしくなったところ（病巣）と反対側の感覚・運動障害が出ます．視床出血では，病巣反対側の感覚障害と，共同偏視が出てきます．「病巣と対側」に障害が出る理由は，情報は途中で脊髄をまたいで反対側に伝わるから．運動の命令も，（表在・深部どちらの）感覚情報も脊髄をまたぎます．でも，脊髄をまたぐ場所はちょっとずつ違います．あとでその違いが出てきますよ．

共同偏視は，一般に「病巣をにらむ」といいます．障害されたほうに眼球がどちらも傾く，という意味ですね．眼球の運動をコントロールする各半球の働きを考えれば理解できますよ．基本的に，右脳は両眼球を左側に，

左脳は両眼球を右側に動かす命令を出します．もし脳半球の片方が障害されてしまっても，反対側の半球が頑張ってカバーできるような関係になっています．仮に右側で障害されたとき，頑張る立場にあるのは左脳ですね．そうすると左脳の情報が優先的に使われるようになります．結果，左脳からの命令により，両眼球が右側（障害されたほう：病巣）を向く……これが共同偏視です．

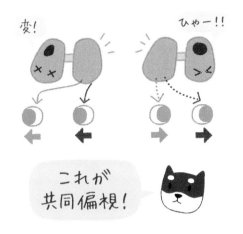

これが
共同偏視！

脳出血が起きてしまっても，100％が手術になるわけではありません．脳幹出血は手術対応外ですし，「手術に耐えられない全身状態」もありますからね．手術になったとき，開頭手術になるか血腫（血だまり）吸引のみになるかは，場所と量次第．水頭症にならないように，ドレナージも一緒にすると思います（水頭症については，あとでおはなししますね）．

小さい（生命に危険を及ぼさない）脳出血は，再発防止が重要になります．何はなくとも血圧を下げましょう（降圧）．そして止血作用を援護（止血薬）．出てしまった運動麻痺には，リハビリテーションです．うつ状態に陥ってしまう人もいますから，メンタルケアも忘れないでくださいね．

脳を取り巻く膜での出血と血腫 🔖 第96回午後19，第94回午前96

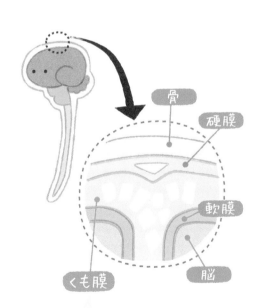

骨
硬膜
軟膜
くも膜
脳

くも膜のところの
小さな空間は，
出血すると真っ赤に！

膜の出血で一番多いのは，くも膜下出血です．脳を取り巻く膜は，硬膜，くも膜，軟膜の３層構造．真ん中にあるくも膜の下は，脳に血液を届ける動脈が通っています．そこで出血したものが，くも膜下出血です．「くも膜下腔走行の頭蓋内主幹動脈の破裂によって，くも膜下腔に出血」ですね．外傷で起こることもありますし，非外傷性（特発性）に起こることもあります．非外傷性の約80％は，脳動脈瘤破裂（嚢状動脈瘤破裂）．中年女性に多くみられます．

ごくまれに肩こりや頭痛のみで済むこともありますが，主症状は頭痛．そしてほぼ同時に意識障害や項部硬直もみられます．項部硬直とは，仰向けに寝ている体勢から首を支えて起こそうとすると，首に抵抗を感じる（硬直が出る）ことです．嘔吐や不整脈，眼底出血や動眼神経麻痺が出ることもありますね．外科的には，出血部を縛る・固めるなどしてとにかく止血．出血後24時間（とくに出血後の６時間）は再出血しやすいため，血圧を下げつつ，バイタルサインと循環動態に要注意です．血管のけいれん（攣縮）も起こりやすいため，尿量管理をはじめとした水分・ミネラル状態にも注意．水頭症も合併しやすいので，脳室ドレナージ管理も必要になってきますね．鎮痛薬や鎮静薬も併用されることがありますよ．

頭部外傷を負ったとき，脳に血液が届かなくなるだけでなく，その出血自体が大問題です．さらに，たまった血液（血だまり：血腫）が脳を圧迫してしまうことがあります．この血腫のせいで異常が生じたのが，外傷性頭

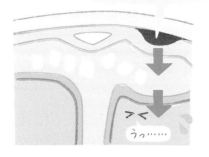

血種は内側へと
脳を圧迫……が

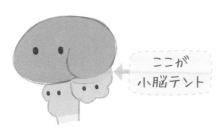

ここが
小脳テント

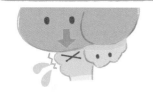

テント切痕ヘルニア

せまいよー！

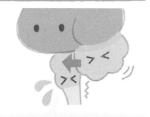

大孔ヘルニア

脳脊髄液が流れてくれない！
延髄も圧迫されてる!!

蓋内血腫．頭蓋骨骨折を伴うことが多いのが，急性硬膜外外傷性頭蓋内血腫．普段，硬膜は頭蓋骨の内側にぴったりとくっついています．ところが，外傷のせいで，硬膜と骨の間に血だまり（血腫）ができてしまうと，怖いのが脳ヘルニアです．脳は，頭蓋骨内の限られた空間内にあります．骨で外力から脳を守り，膜と液体でさらに衝撃からも脳を守っています．うまくいっているときは，とても安全性が高い構造ですね．でもいったん異常が生じて，血（血腫）や水分（水頭症）がたまってしまうと（貯留してしまうと），脳はきつくてたまりません．その結果，脳が少しでも空いているところを求めてはみ出してしまうのが「脳ヘルニア」です．

脳ヘルニアは，はみ出したところの働きが変になってしまいます．大脳と小脳を分ける硬膜は「小脳テント」とよばれています．その小脳テントの上（大脳側）の圧力が高くなったものが，テント切痕ヘルニア．押されるところは脳幹で，意識障害，呼吸障害，視野障害，麻痺が出てきます．瞳孔異常が出たら，明らかに中脳が圧迫されていますね．小脳テントの下（小脳側）の圧力が高くなったものが，大孔ヘルニア．脳脊髄液の流れが妨げられて水頭症を起こし，延髄が圧迫されて重い呼吸障害や意識障害を引き起こして生命に危険が迫ります．急いで脳圧を下げる必要があります．いずれにしても圧迫を受けてしまう延髄（呼吸中枢）への影響である「失調性呼吸（呼吸障害）」に注意です．すぐに外科的処置の開頭減圧術や低体温療法．水頭症を起こしているなら，🧠脳室ドレナージも追加（p.219イラスト参照）．ドレナージの管理はもちろん，人工呼吸器などの全身管理をしていくことも必要ですよ．血腫から脳ヘルニアを起こすと，意識レベルが良好でちゃんと受け答えできていても，急変しうることを覚えておいてください．硬膜と脳表面の間（くも膜や軟膜周辺）に血腫ができると，急性硬膜下外傷性頭蓋内血腫．こちらは最初から意識障害が出ることが大部分です．

慢性進行する血腫もありますよ．受傷から数週間かけて，ゆっくりと進行します．症状は頭痛，活動性低下，認知障害，尿失禁，片麻痺．高齢男性かつアルコール多飲歴のある人に多く出ます．慢性血腫の存在と受傷の事実を知らないと，ほかの病気を疑われてもおかしくありません．本人や家族から，外傷（受傷）の事実をちゃんと聞きだしてくださいね．これら血腫は外科的に穴をあけて，取り除くことになります．血腫がなくなれば圧迫もなくなりますから，比較的早く症状は回復するはずです．

❷虚血・塞栓

血液関係の異常は，出血だけではありませんね．「血液が足りない！」も大問題です．

一過性脳虚血発作(TIA)，もやもや病

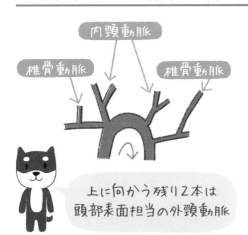

内頸動脈

椎骨動脈　椎骨動脈

上に向かう残り2本は
頭部表面担当の外頸動脈

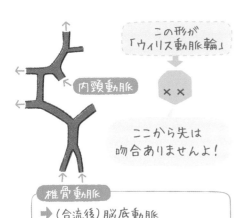

この形が
「ウィリス動脈輪」

内頸動脈

××

ここから先は
吻合ありませんよ！

椎骨動脈
→（合流後）脳底動脈
→（左右に分かれて）後大脳動脈

血液不足の始まりともいえるのが，「一過性脳虚血発作(TIA)」．左右の頸動脈系または椎骨脳底動脈系の血管支配虚血で，脳の局所的機能が一時的に失われる状態です．

脳に血液を届ける血管は，内頸動脈と椎骨動脈でしたね．左右の椎骨動脈は合流して脳底動脈になってから，左右の内頸動脈とウィリス動脈輪をつくっていました．

ただ，動脈輪より先（個別の栄養領域）では，もう動脈吻合はありません．心臓の冠動脈同様，1か所が詰まったらそこから先の細胞は即ピンチです．「一過性」の「虚血」ですから，「詰まった！（塞栓・血栓）」の一歩手前．20〜30％は，詰まった状態の脳梗塞に移行してしまいます．だから安静にしつつ，薬物療法で「詰まった！」を防止です．ここは血管系のおはなし（第2回）の復習ですね．あとはそれ以上進行することのないよう，高血圧，脂質異常，糖尿病などの危険因子をうまくコントロールしていってください．

ウィリス動脈輪入り口部分で，閉塞が起きてしまったものが「もやもや病（ウィリス動脈輪閉塞症）」．左右の内頸動脈終末部が徐々に狭窄または閉塞することで，異常血管が頭蓋内に出現してくるものです．異常血管は「先に血流届かないとヤバい！」と急ごしらえでつくった細いもの．だから，脳細胞生存にギリギリの血液量しか運べません．その結果，「泣く」「熱いものを冷まそうと息をかける」などの行動で，小児では脳虚血症状が出てみつかることが多いです．けいれん，構音障害，失語，視野障害，知覚障害，半身麻痺などが脳虚血症状ですね．成人では脳虚血症状よりも，突然の頭痛や意識障害といった出血症状で気づかれることが多くなります．動脈輪付近に「もやもや」とみえる細い血管の集まりがみつかったならば，血行再建のために手術をすることになりますよ．

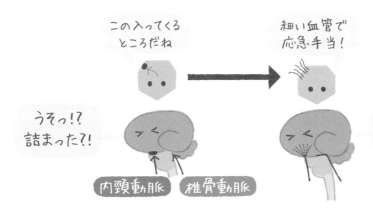

この入ってくる
ところだね

細い血管で
応急手当！

うそっ!?
詰まった?!

内頸動脈　椎骨動脈

毛細血管でもいいから
急いでつくれー!!
（これがもやもや病の正体）

脳梗塞

脳梗塞とは，血管が詰まった結果，脳の細胞が死んでしまったもの．脳卒中の3/4は，脳梗塞によるものですね．「詰まった！」にはいろいろなものが含まれます．空気も，脂肪も詰まる原因ですが……まずは基本になる血栓を理解しましょう．

脳梗塞の原因 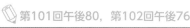 第101回午後80，第102回午後76

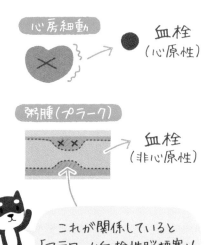

これが関係していると
「アテローム血栓性脳梗塞」！

血栓の原因には，心臓由来（心原性）と動脈系由来（非心原性）があります．心原性は，心房細動由来の血栓．なぜ血栓ができるのかについては，血管系のところ（第2回）を読み直してくださいね．非心原性では，プラーク（粥腫斑）が関与することもあります．プラークが関係するものを「アテローム血栓性脳梗塞」とよびます．血管系の動脈硬化のおはなしで，「アテローム硬化」がありましたね．そのアテローム硬化由来の血栓が，脳の太い血管（動脈）で詰まった結果が，アテローム血栓性脳梗塞です．

詰まるところは太い血管だけではありませんよ．脳の細い血管がなんらかの原因で詰まったものを「ラクナ梗塞」とよびます．従来，日本ではラクナ梗塞が多かったのですが，食生活の変化に伴い，アテローム血栓性脳梗塞の割合が増えてきています．リスク因子は高血圧・脂質異常・糖尿病ですね．血栓がどこに詰まるかは，循環器系を復習です．その血管はどこに行くのか（次に毛細血管になるのはどこか）をちゃんと意識してくださいね．

脳梗塞の症状と治療法

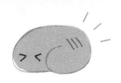

急性期には気道確保！
（必要なら痰吸引も！）

慢性期には再発予防！
（予防できる合併症は
急性期から予防！）

症状は，血栓がどこで詰まったかに左右され，いろいろなものがあります．一応並べておくと，頭痛，めまい，ふらつき，歩行障害，けいれん，構音障害，失語，感覚障害，運動障害，意識障害などなど．感覚障害の中には視覚・視野障害が含まれ，運動障害の中には運動麻痺・不随意運動などが含まれます．夜間就寝中に起こりやすく，数時間から数日で症状が進行していきます．

急性期は，意識障害で気道閉塞を起こすことがあるので，気道を確保．痰を出せないと低酸素血症になってしまいますから，嚥下状態の有無を確認しつつ痰吸引を検討する必要があります．そして，点滴（輸液）は健側（麻痺を起こしていないほう）にしてくださいね．さもないと，何か異常があったときに本人からの申告を期待できなくなってしまいますよ．

慢性期には，再発予防が第一．動脈硬化に対する対策と，抗塞栓療法（アスピリンなどの薬物療法）が大事です．アテローム血栓性脳梗塞で合併し得るものは，予防し得るものが大部分．急性期から，各種予防をスタートです．筋肉や関節の拘縮，骨粗鬆症などの代謝障害，肺炎・褥瘡・起立性低血圧や静脈血栓などの循環障害．尿失禁や便秘などの括約筋障害，うつ状態などの心理的荒廃も防ぐ必要があります．

脳梗塞の合併症

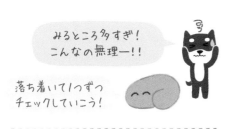

みるところ多すぎ！
こんなの無理ー！！

落ち着いて1つずつ
チェックしていこう！

負荷がないと衰える！
外的でもいいから運動！
（血流促進かつ血栓
　塞栓の予防）

感覚・運動障害で
嚥下に異常出るから
痰の排出と誤嚥の予防

痰，出せてる？

体位変換してー！！
血液来ないー！

筋力低下
（＋運動神経障害）
➡排尿・排便異常

血流不足（血圧低下）で
起立性低血圧

あとは
血栓注意タイミングと精神……

あれ？
確認できちゃってる？！

……みるところが多すぎてわけがわからない？　まさにその感想通り，脳や脊髄がおかしくなると全身に影響が出ます．しかも原因が動脈硬化に関係していれば，メタボリックシンドロームのおはなしさえも出てくることになります．病態学でいきなりこの話から始まったら頭を抱えてしまうかもしれませんが，学習が進んだ今なら，1つずつ確認していけば大丈夫のはず．一緒に確認していきましょう．

筋肉や骨は，動かして適度な負荷を与えないと衰えてしまうから，安静臥床中でも外的に動かす必要がありますね．全く動かさないと，血流が滞り，下肢血栓塞栓の可能性も高まってしまいます．嚥下能力が衰えている（もしくは失われている）なら，痰排出問題だけでなく誤嚥性肺炎の可能性もありますね．意識がなくて寝返りも打てないなら，しっかり体位変換をしないと，圧迫されて血流が届かなくなったところの細胞が死んでいってしまいます．

また，血栓が詰まって3時間以内なら，血栓溶解療法がよく効きます．血栓溶解療法の前には血圧を下げておきますから，起床できるようになったときに起立性低血圧が強く出る可能性がありますね．もちろん臥床安静後の初歩行時は，静脈血栓の最も注意するタイミングでしたよ．

脳がうまく命令できないことにより，細やかな筋肉コントロールができません．肛門括約筋や腹筋群のコントロール能力低下は便秘につながりやすく，尿道括約筋の能力低下は尿失禁につながりやすくなります．さらには，自分の現状と先行きを悲観するうつ状態につながりやすいですね．

……合併症として気をつけることの確認，できましたね．脳と精神（うつ状態）以外については，今まで学んできたところです．脳は今学んでいる最中，精神については第19，第20回で学びます．

なお，脳静脈洞血栓症のように，静脈にも血栓が詰まることがあります．こちらも心臓に血液が戻らない灌流障害を起こして，脳細胞が死んでしまいますよ（静脈性脳梗塞）．

脳の血管が出血し，詰まると，それによって認知症が起こることもあります．認知症のおはなしは，精神のところ（第19回）でしますので，ここでは簡単に．

脳血管性の認知症の特徴は「階段状進行」です．「詰まっては進行，詰まっては進行」の階段ですね．

代表的なアルツハイマー型認知症では，段階ではなくなだらかに（徐々

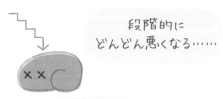

段階的に
どんどん悪くなる……

病識あって，
人格保持ゆえの
つらさはあるよね……

に)進行しますよ．そして血管性認知症では，病識や人格がある程度保たれます．ほかの認知症の型では，病識がなかったり，人格が変わってしまったりするのです．

病識や人格が保たれるがゆえに起こる意欲低下・うつ状態はしっかりケアしてくださいね．脳出血や脳塞栓症のせいで歩行障害が起こっていることが多いので，転倒に注意．あとは血管系の危険因子（高血圧，脂質異常，糖尿病，タバコなど）に要注意ですね．心疾患がリスク（危険）因子になることもお忘れなく．

脊髄血管障害

背側

後脊髄動脈

腹側

前脊髄動脈

多いのは
こちらの出血・閉塞！

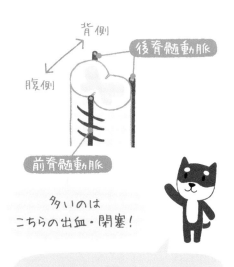

「情報の脊髄をまたぐ位置の違い」が
「残る感覚の違い」になるんだよ！

脳だけでなく脊髄でも血管障害は起こります．脊髄の前（腹側）で起こるか，後ろ（背側）で起こるかによって症状が変わります．

前脊髄動脈症候群では，各種出血・閉塞によって対麻痺が起こります．対麻痺というのは，両下肢の麻痺のこと．同時に温痛覚がなくなりますが，触覚と深部知覚は残ります．場所が頸髄付近の場合には，四肢麻痺になることもありますね．四肢麻痺は四肢（両手両足）が麻痺してしまうことですよ．

後脊髄動脈症候群も原因は一緒ですが，急な背部痛で対麻痺と膀胱障害が起こります．こちらは温痛覚が残りますが，触覚と深部知覚がなくなってしまいます．後脊髄動脈症候群はごくまれにしか起こりませんので，前脊髄動脈症候群を理解しておきましょうね．

脊髄の前側は運動命令の出力，後側は感覚の入力．しかも「表在感覚と深部感覚の入力は，ちょっと脊髄をまたぐ位置が違う」とおはなししましたね．その「またぐ位置の違い」が，（前と後の）脊髄動脈症候群の残存感覚の違いにつながっているのです．

❸脳脊髄液閉塞

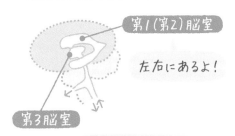

第1(第2)脳室

左右にあるよ！

第3脳室

脳脊髄液が増えて
脳室内にたまると，
周りが圧迫されちゃうよ！

血液だけでなく，脳脊髄液も脳・脊髄を圧迫してしまうことがあります．

水頭症は，なんらかの原因で脳脊髄液の循環・吸収障害を起こして，脳室の過度な肥大が起こったものです．脳出血やくも膜下出血で出てきた合併症の1つですね．

脳脊髄液は，脳圧をコントロールし，脳に栄養因子やホルモンを運び，老廃物を排泄する約150mLの液体．4つある脳室を巡り，脊髄の外側を巡って，くも膜から吸収されていきます．

脳脊髄液の流れが悪くなったものが「非交通性水頭症」．小児や炎症後などの閉塞性癒着，腫瘍などで起こります．頭痛，嘔吐が出ますが，急に悪

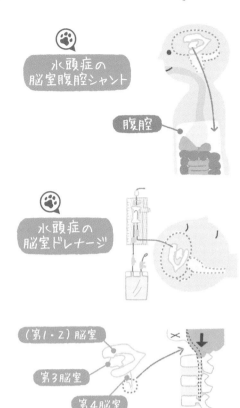

水頭症の脳室腹腔シャント

腹腔

水頭症の脳室ドレナージ

（第1・2）脳室
第3脳室
第4脳室

脳脊髄液が流れたいところに
小脳が入り込んじゃった！
脊髄空洞症の代表，キアリ奇形だ！

まとめ

中枢の基本構造と，その周辺の血管異常をイメージできるようになりましたね．血管異常には，今まで学習してきたことがリスク因子として反映されていることも確認できました．そして中枢で異常が起こると，全身に影響が出てくることもわかってきたはずです．

化することがあるので要注意です．

　脳脊髄液の作成や吸収に障害が生じたものが「交通性水頭症」．原因が特定できないものは「特発性」，原因があるものは「二次性」．二次性交通性水頭症は，主に髄膜炎，くも膜下出血，くも膜機能不全が原因です．とくにくも膜下出血では，出血後1～2か月後に，約30％で発症するとされています．症状は歩行障害，尿失禁，認知機能低下などがみられ，特発性交通性水頭症では単なる老化と見過ごされてしまうこともあります．

　脳脊髄液の圧力を減らすためには，外科的に**通路（シャント）をつくり，体腔内に脳脊髄液を出してあげる**ことになります．年少者ではこのシャントが詰まりがち（シャント閉塞）．易刺激性，食欲低下，睡眠障害などが出たら，閉塞の可能性を疑ってください．

　脳脊髄液の灌流障害が，脊髄で起こったものが「脊髄空洞症」．脊髄腫瘍や脊髄くも膜炎でも起こります．原因として代表的なのは先天性の「キアリ奇形」．小脳下部が脊柱管内に垂れ下がり，嵌入してしまう先天異常です．上肢のしびれ，疼痛，歩行障害，巧緻障害が出てきます．巧みで，緻密な動きが障害されるものが「巧緻障害」．ボタンをかける，字を書くなどがうまくできなくなってしまうことですね．キアリ奇形なら，外科的に減圧術がとられます．水頭症も合併しますので，シャントもですね．それ以外の（後天性の）ものは，多くが経過観察対象です．

といてみよう！　国試問題

第102回午前28 ➡p.212

高血圧性脳出血（hypertensive cerebral hemorrhage）で最も頻度の高い出血部位はどれか.
1. 被殻
2. 視床
3. 小脳
4. 橋

第96回午後19 ➡p.213

65歳の男性. 数日前から軽い頭痛があり来院した. 若い頃から飲酒の習慣がある. 1か月前に酔って転倒し頭を打ったと言う. 高血圧の既往はない.
最も考えられる疾患はどれか.
1. 脳出血
2. くも膜下出血
3. 急性硬膜外血腫
4. 慢性硬膜下血腫

第94回午前96 ➡p.213

脳ヘルニアの徴候はどれか.
1. 動眼神経麻痺では瞳孔が縮小する.
2. 頭蓋内圧亢進によって頻脈になる.
3. 除皮質硬直では上下肢が伸展する.
4. 延髄の障害によって失調性呼吸になる.

第101回午後80 ➡p.216

血栓が存在することによって脳塞栓症（cerebral embolism）を引き起こす可能性があるのはどれか.
1. 右心室
2. 左心房
3. 腎動脈
4. 上大静脈
5. 大腿静脈

第102回午後76 ➡p.216

脳塞栓症（cerebral embolism）を生じやすい不整脈（arrhythmia）はどれか.
1. 心房細動（atrial fibrillation）
2. WPW症候群（WPW syndrome）
3. 心房性期外収縮（atrial premature contraction）
4. 心室性期外収縮
   （ventricular premature contraction）
5. 完全房室ブロック
   （complete atrioventricular block）

国 試 問 題 の 答 え			
第102回午前28	1	第101回午後80	2
第96回午後19	4	第102回午後76	1
第94回午前96	4		

第17回　中枢神経系②　感染・腫瘍・脱髄性障害

前回に引き続き，全身を指揮・命令する神経系（中枢）のおはなしです．
そのなかでも今回は，感染・腫瘍・脱髄性障害をみていきますよ．
脳や脊髄の炎症に関係して，予防接種の必要性と注意点についてもここで再確認しておきましょう．

感染

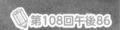 第108回午後86

感染のおはなしに入りましょう．感染症にいろいろな原因があることは，今までおはなししてきた通り．中枢に影響の出る個別の病原体のうち，特徴のあるものをいくつか紹介しますね．

❶梅毒トレポネーマ

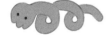

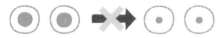

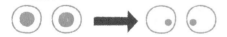

 これが
アーガイルロバートソン瞳孔

原虫の代表が，神経梅毒の梅毒トレポネーマ．中枢神経系に入り込み，体内侵入から早くて数年，遅いと20年以上経って発症します．これは以下の3つの型に分かれます．目の反射のうち対光反射だけが失われて，輻輳反射が残る（アーガイルロバートソン瞳孔）「無症候性」．髄膜炎や脳梗塞・脊髄梗塞を起こす「髄膜血管型」．そして，脊髄性の失調性歩行，下肢障害，膀胱直腸障害に加えて，人格変化と精神機能低下を引き起こす「実質型」の3つです．

精神機能低下は，記憶力低下や妄想・幻覚・錯乱・易刺激性といった精神症状につながり，認知症に至ります．

梅毒トレポネーマは薬で退治．薬物治療開始24時間で多くのトレポネーマが死ぬため，身体がそれらに対処することで頭痛・発熱が出る点は事前に説明しておきましょうね．梅毒に限ったことではありませんが，針刺し事故には注意ですよ！　梅毒は，感染症法の五類感染症です．

❷ウイルス

ヒト免疫不全ウイルス（HIV）　第102回午後77，第104回午後31

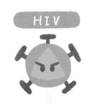

HIV

よく出てくるから
早めに理解しろよ！

ヒト免疫不全ウイルス（HIV）そのものが，脳や脊髄に悪さをするわけではありません．獲得免疫の司令塔ヘルパーTリンパ球に感染して免疫不全を引き起こし，脳症を引き起こすウイルス（JCウイルスなど）の活発化が問題です．

免疫不全状態が続くと，AIDS脳症とよばれる認知症が生じます．HIVは無症候期間があるため，性感染症（STD）のみならず，胎児奇形のTORCHのO（＝other）でも，白血球の免疫機能理解や針刺し事故のところでも出てきます．後天性免疫不全症候群は，感染症法では五類感染症に入りますからね．

ヒトT細胞白血病ウイルス（HTLV）　第93回午前46，第103回午後15，第102回午前30

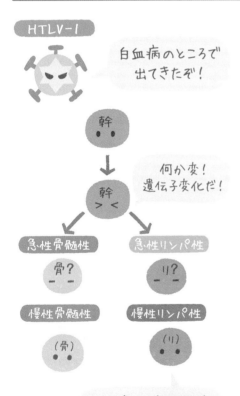

HTLV-1

白血病のところで
出てきたぞ！

幹

↓

幹　何か変！
　　遺伝子変化だ！

急性骨髄性　骨？　　急性リンパ性　リ？

慢性骨髄性　（骨）　　慢性リンパ性　（リ）

このうちT細胞性が
HTLV-1によるATLだね

HIVと同じく白血球に感染するレトロウイルスが，ヒトT細胞白血病ウイルス（HTLV）．成人T細胞白血病（ATL）の原因ウイルスですね．

このウイルスのⅠ型は，脊髄をおかしくしてしまう「HTLV-1関連脊髄症」を引き起こします．徐々に進むしびれ，感覚鈍麻，歩行障害，排尿障害が特徴で，なぜか九州以南に多くみられます．感染後，保因者の0.2%ほどが発症する，いくぶん女性に多い病気です．

高齢者や軽度障害なら，リハビリテーションをしつつ，歩行障害原因のけいれんを除くための薬物療法（筋弛緩薬）を行います．それ以外なら，インターフェロンや副腎皮質ステロイド薬などの薬物療法ですね．

合併しやすいのは，自己免疫疾患（シェーグレン症候群や多発性筋炎）と，成人T細胞白血病．どんな病気だったかを見直しておきましょうね．

感染経路は，輸血や性行為，経子宮感染もありますが，メインは母乳による母子感染です．人工乳にするか，「どうしても」ならば母乳凍結が必要です．あらかじめ抗体検査をしておくことが重要ですね．メイン感染経路ではありませんが，性行為時に気をつけることは性感染症と同じ．あとは，血のつく可能性のある歯ブラシの共有はやめましょうね．針刺し事故には「注意！」ですよ．針を刺してしまったら，何はなくとも石けんと流水で洗浄！　体内に入る量を最小限にしてから，報告ですからね．

HIV：human immunodeficiency virus，ヒト免疫不全ウイルス
AIDS：acquired immunodeficiency syndrome，後天性免疫不全症候群
STD：sexually transmitted diseases，性感染症
HTLV：human T cell leukemia virus，ヒトT細胞白血病ウイルス

ATL：adult T cell leukemia，成人T細胞白血病

単純ヘルペスウイルス（HSV）

左右の被殻に挟まれてるのが大脳辺縁系！

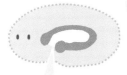

記憶に関係するところだよ！

ここがウェルニッケ野！

胎児に危険なTORCHのH（＝Herpes）は単純ヘルペスウイルス．単純ヘルペスウイルス（HSV）は，ウイルス性脳炎の主役です．

単純ヘルペス脳炎は，発熱から数日後にけいれん，意識障害が出ます．さらに，海馬や扁桃体のある大脳辺縁系が害されて記銘障害．側頭葉が害されて感覚性失語，人格変化，異常行動まで出てきます．海馬をはじめとする大脳辺縁系と間脳は，記憶に関係する場所．そして，左側頭葉には言語野の1つであるウェルニッケ野があったことを思い出してくださいね．

意識障害が出るということは，何はなくとも気道の確保！　栄養状態を維持しつつ，脳浮腫とけいれんに対応する治療が必要です．放置すると約70％が死に至るとされています．これは，意識状態が悪いと，感染症や低酸素血症などの合併症を引き起こしやすいからです．意識状態の早期回復のために「脳浮腫・けいれんを急いで治療！」ですね．

つなげて知ろう　日本脳炎のおはなし

単純ヘルペスウイルスがウイルス性脳炎の主役とするなら，もう1人（？）の主役は，ワクチン対象の日本脳炎．日本脳炎は，致死率30％以上かつ，回復後も半数以上に重い後遺症（歩行障害，知能障害など）が残る病気．蚊によって媒介され，発熱，頭痛，麻痺，けいれん，意識障害を起こす急性脳炎の原因です．

以前は日本で年1,000人ほどが感染していましたが，ワクチンをつくれるようになり，接種が広まったおかげで，発症は年10人ほどに減りました．免疫が経年減弱化していくため，ワクチンを受けていても発症してしまう人は出てきます．現在でも定期接種の中に含まれていますから，ちゃんと接種して防げる脳炎は防止していきましょう．日本脳炎は，感染症法の四類感染症です．

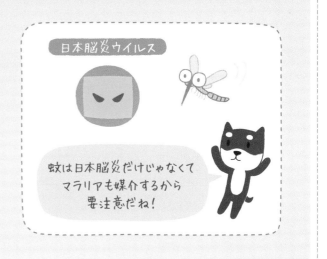

日本脳炎ウイルス

蚊は日本脳炎だけじゃなくてマラリアも媒介するから要注意だね！

麻疹ウイルス

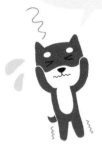

うまく歩けない……
ちゃんと立っていられない……
もしかして,
はしかの後の脳炎?

TORCHのO（＝other）から，HIVに続き麻疹ウイルスもおはなししておきましょう．麻疹にかかった後，ウイルスが完全に消えずに脳内で持続感染して増殖すると，数年後に発症する脳炎が，「亜急性硬化性全脳炎（SSPE）」です．日本では，MRワクチンのおかげで激減しました．世界では，地域（パプアニューギニアやパキスタンなど）によっては今でも多発しています．とくに，2歳以下で麻疹にかかると危険です．

知能低下と性格変化が起こる第1期．そこにミオクローヌスと失立発作が加わる第2期．構語障害や失調，痙縮が起こって寝たきりになる第3期．四肢麻痺，昏睡に至る第4期を経て，死に至るまで約6年です．そのときどきに応じた全身管理と，家族も含めたメンタルサポートが必要になってきますね．

❸プリオン

第100回午後3

原虫でも真菌でも，細菌でもウイルスでもない，「プリオン」が悪さをすることもあります．

異常になったプリオンタンパクが脳に蓄積するのが「プリオン病」．プリオン病の代表が，クロイツフェルト・ヤコブ病です．角膜や硬膜といった臓器移植や，牛海綿状脳症（BSE）からも感染します．一時期，外国からの牛肉輸入が厳しい規制のもとにおかれた原因です．

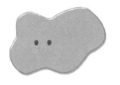

異常プリオン

ちょっと変なプリオンタンパクは
クロイツフェルト・ヤコブ病の原因！

異常プリオンタンパクが体内に入り，増えて脳にたまってくると，大脳皮質が萎縮し，組織が海綿（スポンジ）状に変性していきます．「亜急性海綿状脳症」ともよばれるのはこのためです．感覚障害，運動失調，性格変化，知能低下が生じ，けいれん，ミオクローヌスやパーキンソニズムも出てきます．数か月で寝たきりになり，意思疎通もできない無動性無言を経て，発症からおよそ2年以内に死に至るとされています．

状態に応じた，全身看護が必要ですね．注射・採血の針刺し事故をはじめ，爪切りや口腔内洗浄時の出血には要注意．痰の吸引瓶は，水洗いだけでなく水酸化ナトリウム粒を入れて処理することが必要です．この作業，水酸化ナトリウム（NaOH）で内容物を強アルカリ性にして，タンパク質（プリオン）を変性させていることに気づきましたか？　もちろん，患者さんや家族の精神的ケアが必要なことは言うまでもありません．

SSPE：subacute sclerosing panencephalitis，亜急性硬化性全脳炎
MRワクチン：measles-rubella combined vaccine
BSE：bovine spongiform encephalopathy，牛海綿状脳症

*

　以上が, 脳や脊髄をおかしくする病原体のうち特徴的なもの. そして, 病原体感染の結果に注目したものが, 脳膿瘍と髄膜炎ですね.

❹脳膿瘍と髄膜炎

脳膿瘍

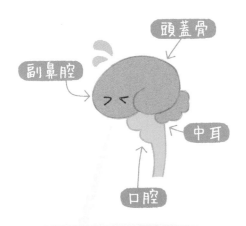

頭蓋骨

副鼻腔

中耳

口腔

けっこうほかの病巣から
入り込みやすいよ！
（血行性もあるね！）

　脳実質に膿がたまったものが脳膿瘍. 膿を出す原因細菌は, 脳の隣接器官から直接感染することもありますし, 遠隔器官から血液に乗ってやってくることもあります.

　原因細菌としては, 酸素好き(好気性)の連鎖球菌や黄色ブドウ球菌が多いですね. 中耳や副鼻腔, 口腔, 頭蓋骨に病巣があれば, 細菌は直接脳に入り込みます. これら器官と脳の位置関係を, 今一度確認してみてください.

　肺や心臓, 骨盤内臓器からの感染は, 血行性です. 頭部外傷から直接入り込む感染経路もありますよ. でもこれらの原因がなく, 突然生じる脳膿瘍もあるので, 注意です.

　発熱, 悪寒に加えて, 膿瘍による頭蓋内圧亢進症状も出てきます. 嘔吐, めまい, 動眼神経や外転神経の麻痺が, 頭蓋内圧亢進症状ですね. できる場所によっては失語や麻痺, 小脳失調やけいれん, 意識障害が起こることもあります. 意識障害ということは, 気道確保をしてバイタルサイン確認です. 降圧薬・抗けいれん薬と抗菌薬といった薬物療法がメインになります.

髄膜炎 第98回午前89

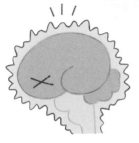

膜が炎症
起こしてるー!!

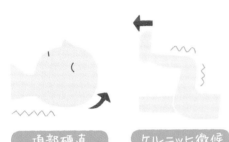

項部硬直　　ケルニッヒ徴候

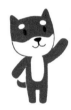

髄膜刺激症状
だね!

感染性の膜の炎症が髄膜炎. 持続する頭痛が特徴的な症状です. 原因としては, 亜急性から慢性に経過する「真菌性」や, 急性に経過しやすい「細菌性」のほかに, 「ウイルス性」もあります.

真菌で一番多いのは, 日和見感染で有名なクリプトコックス. 細菌性では, 急に38〜40℃の高熱が持続する稽留熱（けいりゅうねつ）が出ます. 悪寒と激しい頭痛も出てきますよ.

ケルニッヒ徴候は, 仰向けに寝てもらい, 膝と股関節を直角に曲げ, 膝を押さえつつ下肢を他動的に伸ばそうとすると出る伸展制限のことです. 原因は大腿屈筋の攣縮ですね. 項部硬直というのは, 仰向けの患者さんの頭を持ち上げると首に抵抗があること. どちらも髄膜に炎症が起き（刺激を受け）たことによる, 髄膜刺激症状です.

入院中に新たに生じた院内感染の可能性もありますね.

細菌性の原因として, 結核の血行内播種（粟粒結核（ぞくりゅうけっかく））によるものがあることも覚えておきましょう. ウイルス性で一番多いものはエンテロウイルス. 中耳や副鼻腔から直接入り込むことも, 心臓や肺にある病巣から血行性で入り込むこともあります. 単に膜の炎症にとどまらず, 脳実質の炎症（脳膜脳症）になることも！　水頭症を起こしてしまうと, 脳圧亢進や意識障害, 脳神経の麻痺が生じることはわかりますね.

原因に合った薬物療法がとられますが, 原因がわかるまでは対症療法にならざるを得ません. 意識障害が出てしまったら, 気道確保してバイタルサインを確認. 水頭症の予防・緩和のために脳圧降下と脳浮腫対策も必要です. もちろん解熱薬・鎮痛薬も適切に使いつつ, 水分と栄養状態にも注意することを忘れずに！

平山病

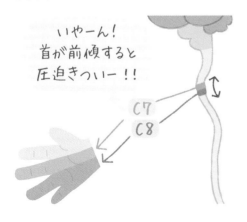

いやーん!
首が前傾すると
圧迫きついー!!

C7
C8

「平山病」とは, 若年性一側上肢筋萎縮症のこと. 10歳代男性を中心に発症する, 神経が原因の, 尺側（小指側）の小手筋が中心になる萎縮です. 頸椎は可動域が大きいのですが, その可動域ゆえに, 中に入っている頸髄が圧迫を受けてしまったものです.

ちょうど曲がりがきついのは, 頸髄7番（C7）と8番（C8）のあたり. 7個目の頸椎の上から出るのが頸髄7番, 下から出るのが頸髄8番です. ミオトームで確認すると, 中指, 薬指, 小指ですね. 圧迫を受けた運動神経前角細胞に虚血性変化が起きて, 支配している筋肉（小手筋）が萎縮してしまったのです.

手の指が伸ばしにくい（または曲げにくい），握力が下がった，ボタンを留めにくいなどの症状が出てきます．一定程度まで症状が進むと，あとはそこで進行が止まり，そのまま経過しますよ．

　過度の頸部屈曲を避ける（圧迫を避ける）ことが一番です．首の前屈はできるだけ避けましょう．居眠りで首が前に傾いてしまうなんてもってのほかです．どうしても首の前屈が必要なら，カラー（装具）使用も検討してください．あとは肩・首への過度負担も避けましょう．荷物の重量はもちろん，スポーツ（重量挙げやレスリングなど）はダメですからね．

腫瘍

❶脳腫瘍

命令ないけど
増えちゃえー!!
良性

いくらでも増えてやる！
栄養もってこい！
悪性

どちらも周囲を圧迫することは同じ！
（場合によってはホルモン分泌過剰だね！）

　細胞が「変！」になる原因は，血液と感染以外にもありますね．増殖のコントロールが失われた腫瘍も立派な「変！」です．脳・脊髄にできる腫瘍は，多くが良性腫瘍．ただし，増殖コントロールを失って増え続けることで「周囲を圧迫」することになります．ホルモン分泌地点で腫瘍ができると，「ホルモンが出すぎ！（分泌過剰）」になりますよ．内分泌系異常とも関係してくるところですね．

髄膜腫

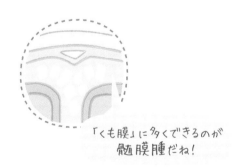

「くも膜」に多くできるのが
髄膜腫だね！

　脳腫瘍の約1/4（25％）は髄膜腫．主にくも膜絨毛で生じる，95％以上が良性腫瘍です．ゆっくり大きくなるので，長期にわたり症状がなく，ほかの検査の際に発見されることもあります．

　全部摘出できれば治りますが，静脈洞にできてしまうと「全摘出」はできません．硬膜上の静脈が広がった部分が，静脈洞．現代医療でも「後で再建」ができないところだからです．頭部腫瘍というだけでも，本人にとってはかなりのストレスです．適時に適切な情報を伝えることを含めて，メンタルサポートにも配慮してくださいね．

脳下垂体腺腫瘍

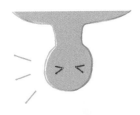

下垂体腫瘍は近くの
視神経圧迫が多い！

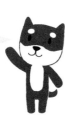

あとはプロラクチンや
成長ホルモンの
過剰が多いかも！

脳腫瘍の約15％が脳下垂体腺腫瘍．成人女性にいくぶん多い良性腫瘍です．ホルモン過剰を起こすものは「機能性腺腫」，起こさないものが「非機能性腺腫」です．

非機能性腺腫の中には完全無症状のものもありますが，たいてい近く（下）にいる視神経を圧迫してしまいます．上四半盲や両耳側半盲が生じ，放っておくと失明の可能性もあります．だから非機能性腺腫でも視力障害が出たらすぐに手術です．

機能性腺腫で一番多いのはPRL産生下垂体腺腫（プロラクチノーマ）．プロラクチンは，乳汁を産生させる働きのある下垂体前葉ホルモンです．乳汁が必要ということは，正常なら児の出産直後．児を育成する必要がありますから，しばらく受精卵（を受け止める必要）はいりませんね．だから，プロラクチン過剰では排卵が抑制されて無月経（不妊状態）になります．

男性では視力障害や下垂体機能低下症が出るまで気づかないこともあります．プロラクチン産生細胞が増えすぎて，周囲の下垂体細胞は圧迫を受けてうまく働けず，そのせいで易疲労性やインポテンツ，脱毛などが生じたものが下垂体機能低下症です．

あとは，成長ホルモン産生腺腫なら，末端肥大症や巨人症，高血圧や糖尿病が起こりやすく，クッシング腺腫（ACTH産生腺腫）なら満月様顔貌，中心性肥満，高血圧や糖尿病，易感染性が起こりやすくなります．

成長ホルモン過剰は，尿細管に働いてナトリウムイオンの再吸収を促進して，血管平滑筋を肥大させることで末梢血管の抵抗を上げるので高血圧になります．同様に，肝臓にグルコースを産生させつつ，骨格筋や脂肪細胞にグルコース取り込みを減らす命令も出して，さらに全身細胞にインスリンに抵抗させることから，成長ホルモン過剰は糖尿病にもつながっていきますよ．この辺りは内分泌系①（第8回）の復習ですね．

圧迫によって視力障害が出たらこちらも手術！ 手術が決まったら，口呼吸の練習をしておきましょう．手術後の止血で，鼻腔内に止血用圧迫綿を留置するからです．あとは，場所の関係上，手術後に尿崩症を起こすこともあります．尿量は，しっかりチェックする必要がありますね．髄液の漏れにも注意ですよ．第4脳室で漏れがあると，第3脳室と第4脳室をつなぐ中脳水道が圧迫されて，頭痛や吐き気から意識障害を起こすことがあります．視力障害が出ないなら，放射線療法やホルモン補充を含む薬物療法になります．

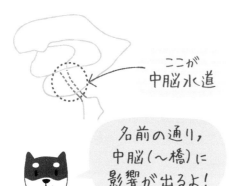

ここが
中脳水道

名前の通り，
中脳（〜橋）に
影響が出るよ！

胚細胞腫瘍，髄芽腫

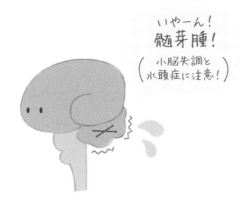

いや〜ん！
髄芽腫！
（小脳失調と
水頭症に注意！）

下垂体近くの視床下部下垂体茎や松果体でできる腫瘍が，胚細胞腫瘍．珍しく悪性の高い腫瘍ですが，放射線療法がよく効きます．5〜30歳の若年者に多く，頭蓋内圧亢進症状が出てきます．とくに視床下部なら尿崩症の，松果体なら眼球運動制限（上を向けない）の合併が多くなります．

小児の小脳にできるのが特徴の「髄芽腫」．5〜15歳が好発年齢で，小脳にできることから，ふらつきなどの小脳失調が起こります．水頭症から頭蓋内圧亢進症状を起こす前に摘出してしまいたいところです．

外科的に摘出して，放射線療法を行うのが一般的な流れ．最初に化学療法を行うこともあります．本人にも家族にも，少し長い治療になることをちゃんと説明しておきましょう．放射線療法や化学療法で注意しておくこと一般は，頭に浮かびますね．さらに成長盛んであり，身体のみならず心の発達課題もありますので，ちゃんとほかの科目の理解を組み合わせていってください．

神経髄腫

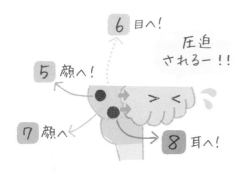

6 目へ！
圧迫
されるー！！
5 顔へ！
7 顔へ
8 耳へ！

顔面神経は 5 と 8 の
どちらに腫瘍ができても影響が！

脳腫瘍の約10％が神経髄腫．約90％が内耳神経（第8脳神経），残りは三叉神経（第5脳神経）に起こります．髄鞘をつくる（シュワン）細胞由来の腫瘍です．良性ですが，周囲を圧迫するにもかかわらず摘出が難しいことがポイントです．小脳を圧迫するので，小脳失調（ふらつきなど）が出ます．また，すぐそばに顔面神経（第7脳神経）があるので，顔面神経が麻痺しやすくなります．

顔面神経は，顔面の筋肉運動を命令する脳神経．とくに注意しなければいけないのが眼輪筋麻痺です．眼輪筋が動くから，私たちは「目を閉じる（まぶたを閉じる）」ことができます．目を閉じることができないと，角膜が乾燥してしまい，視力低下が起こる危険性が！　だから，人工涙液などの目薬や，就寝時のアイパッチなどで角膜保護が必要です．「目」については，末梢神経のところでもう少し説明しますからね．

グリオーマ

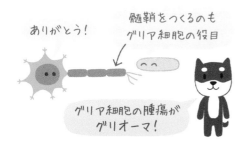

ありがとう！
髄鞘をつくるのも
グリア細胞の役目
グリア細胞の腫瘍が
グリオーマ！

神経細胞ではなくグリア細胞全般の腫瘍がグリオーマ．悪性度が高い腫瘍です．グリア細胞の働きは多岐にわたります．神経の軸索を取り巻く髄鞘をつくるシュワン細胞も，グリア細胞の1つです．

グリオーマは，脳に浸潤性に広がり，けいれんやてんかんを引き起こします．手術と放射線療法・化学療法になりますが，次々と再発し，悪性度を増していく困った腫瘍ですね．

❷脊髄腫瘍

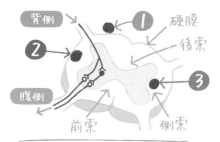

❶が硬膜外
❷が硬膜内脊髄外
❸が(硬膜内)脊髄内腫瘍!

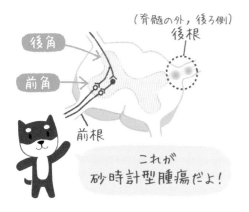

これが
砂時計型腫瘍だよ!

脊髄内やその周辺にできるのが脊髄腫瘍.「硬膜の外にできるか」と「硬膜の中にできるか」でまず分けて,さらに「脊髄内にできるか」と「硬膜内だけど脊髄の外にできるか」に分けられますね.

脊髄内にできるものは進行がゆっくり.切除できない位置にできることがあるので,そのときには放射線療法です.

硬膜内でも脊髄外にできるものでは,約半数に痛みが出ます.咳や排便時に痛むことが多く,背臥位で痛みが強まりますね.

硬膜外では痛みの後に運動麻痺が出ますが,とても進行が早いですよ.数日で,対麻痺や四肢麻痺が完成してしまいます.

脊髄腫瘍の中で一番多い神経髄腫は,硬膜外や硬膜内脊髄外にできます.とくに後根発生が多く,増殖して椎間孔から外へ出ようとしている姿が砂時計型になることもあります(砂時計型腫瘍).ほかのところから転移してきたときには,さらに硬膜外の運動麻痺完成が早まる傾向があります.原発性なら,肺や乳房に転移する可能性を忘れずに!

症状の多くは腫瘍の圧迫によるものですから,切除できるなら切除してしまうことが一番です.対麻痺が出てしまうと,仙骨部の褥瘡や,膀胱障害からの尿路感染症が怖いですね.対麻痺が出る前に気づくことが大事.対麻痺になってしまったら,皮膚状態と感染予防に注意ですよ.

脱髄性障害

神経細胞内の情報伝達は電気.情報を早く漏れなく伝えるために,軸索の周りを髄鞘がくるんでいます.この「くるんでいる部分(髄鞘)」がなくなってしまうものが,脱髄性障害です.代表的な多発性硬化症(MS)から,髄鞘の重要性を理解しましょう.

❶多発性硬化症(MS)

原因と症状

多発性硬化症(MS)は，中枢神経系(脳・脊髄)に脱髄性の病変を生じ，さまざまな神経症状を引き起こすもの.

「脱髄性」とは，炎症などによって髄鞘のみが選択的に脱落してしまうことです. 電気的興奮(インパルス)の伝達障害が起きてきます. 「炎症など」とあるように，さまざまな引き金はありますが，脱髄が起こる原因は不明. 免疫機序と遺伝的要因に，環境因子も加わって起こることはわかっています.

症状は，再発と寛解を繰り返す運動麻痺，感覚障害，脳幹部症状，小脳症状，膀胱・直腸障害に精神症状など. 感覚障害はしびれ，ピリピリ感のほかに視力・視野障害も含まれます. 脳幹部症状にはめまい，吐き気，嚥下障害やろれつのまわらない構音障害が出てきます. 小脳症状では運動失調や，目的ある動作をしようとすると上肢が震える企図振戦が出て，膀胱・直腸障害では便秘，頻尿・尿意切迫を放置していると尿閉になってしまいます. 精神症状では感情不安定や多幸，抑うつなどが出てきます.

これらが，神経細胞の情報伝達失敗で起きてしまうのです. 20歳代(どちらかといえば女性に多く)に発症のピークがあります.

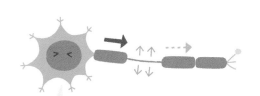

髄鞘がないと
情報がうまく伝わらない！
麻痺や障害，神経症状も！

治療法と予後

急性(増悪)期には，副腎皮質ステロイドパルス療法. あとは，安静にして疲労をとり，ストレスを避けましょう. 症状から，膀胱障害由来の感染症と，誤嚥性肺炎に注意することはわかりますね.

少し落ち着いた寛解期には，インターフェロンも使われますが，かゆみ・発赤・疼痛などの注射部位反応が出ることと，白血球数が減ることには注意ですね. 白血球数が減ると……当然，感染への抵抗力が下がりますよ. 慢性期には症状に応じた薬物・対症療法になります.

予後は極めて多様です. 多発性硬化症自体が死因になることはありませんが，使った薬の副作用をはじめとした合併症の存在が厄介です.

気温上昇や発熱といった体温上昇が神経症状を悪化させるので，運動や入浴はやり方を考える必要がありますね. 全くしないのはダメですよ. 関節が拘縮してしまいますし，清潔も保てません. 発熱予防のためにも，なんとしてでも感染を防ぎましょう. 栄養のバランスをとりつつ，規則正しい生活を心がけること. 仕事や家庭での無理は，ストレスになって増悪のきっかけになりますよ.

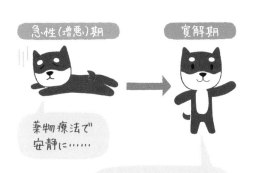

急性(増悪)期 → 寛解期

薬物療法で安静に……

規則正しい生活，
適度に運動，
バランスのよい食事を！

❷そのほかの脱髄性障害

視神経脊髄炎（NMO）と急性散在性脳脊髄炎（ADEM）

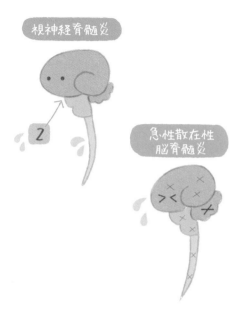

同じような脱髄性障害には，視神経と脊髄が主におかしくなる「視神経脊髄炎（NMO）」や，中枢神経系に急にたくさんのおかしいところができる「急性散在性脳脊髄炎（ADEM）」などがあります．とくに急性散在性脳脊髄炎は，小児で各種感染や予防接種後に発生することが多いですね．

感染対象は，風疹・麻疹・水痘・単純ヘルペス・インフルエンザといったウイルス性だけではなく，マラリアやマイコプラズマ，連鎖球菌なども原因．そうすると，これらの生ワクチン（予防接種）では急性散在性脳脊髄炎を起こす可能性がありそうですね．

発熱・頭痛・悪心（吐き気）・嘔吐だけをみるとかぜと勘違いしてしまいそうです．感染（予防接種）から1〜2週間でピークを迎える，一過性の神経症状（けいれんや意識障害）を見逃してはダメですよ．副腎皮質ステロイドパルス療法になることは多発性硬化症と同じ．副腎皮質ステロイドの副作用を，家族にもちゃんと説明する必要がありますね．再発や多発性硬化症への移行もあり得ますので，長期的な経過観察になりそうです．

脱髄性障害と予防接種

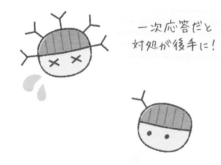

一次応答だと
対処が後手に！

だから予防接種で
一次応答を終わらせておくのさ！

予防接種でこんな怖い状態が起こるなら，そんなものしなければいいと思うかもしれませんが，予防接種（ワクチン接種）をするということは，これら副反応を加味しても接種を行うメリット（長所）があるということです．

現在日本で小児の定期接種（一定期間内なら無料）対象は，B型肝炎ウイルス（HBV），ヒブ（インフルエンザ菌），肺炎球菌，結核菌（BCG），日本脳炎，水痘，風疹，麻疹，四種混合（ジフテリア，百日咳，破傷風，ポリオ）．近年，ヒトパピローマウイルス（HPV [2013年から]）とロタウイルス（2020年から）も定期接種に含まれましたよ．

菌やウイルスそのものを弱毒化させたものが生ワクチンで，BCG，水痘，風疹，麻疹，ポリオでは生ワクチンが使われます．これらは「病原体そのもの」を身体の中に入れるので，予防接種直後の身体の中で起こっていることは，通常の感染と同じです．でもここで免疫系に頑張っておいてもらえば，次に感染したときには二次感染状態．IgGがたくさん出て，発症しないか，発症しても軽く済むはずです．

もし副作用（先ほどの急性散在性脳脊髄炎など）が怖くて接種を受けていないと，菌やウイルスに初回感染したときは一次応答どまり．免疫系の反

NMO：neuromyelitis optica，視神経脊髄炎
ADEM：acute disseminated encephalomyelitis，急性散在性脳脊髄炎

予防接種（定期接種）は
「体調のよいときに」
「可能な限り」！

接種後は休養と安静！
白血球の仕事を
増やしちゃいやだよ！

応が出遅れてしまい，一気に重症になってしまう危険性が高いのです．

だからこそ，定期接種は「体調のよいときに」「可能な限り」受けてください．無料期間が終わるから……と体調の悪いときに予防接種をしてはいけませんよ．感染徴候（せき，くしゃみ，発熱など）の出ているときに予防接種をしては，免疫系のお仕事が多すぎて，免疫をつけるどころか異物排除が追いつかずに感染状態になってしまいます．

あとは，予防接種の後は休養と安静を心がけること．免疫担当細胞（白血球の仲間たち）に全力で頑張ってもらえるように，栄養や酸素を無駄遣いしないことですね．もちろん，予防接種後数日内に多くの人が集まるところに行ってほかの感染可能性を高めることなんてもってのほかですよ！

亜急性連合性脊髄変性症

実は神経細胞とも
関係深いんだよー！
ちゃんと摂ってね！

ビタミンB_{12}欠乏で生じるのが亜急性連合性脊髄変性症．脊髄の後索と側索の脱髄が起きたせいで，歩行障害などが出てくる病気です．位置覚・振動覚が減弱し，腱反射は亢進も減弱もありえます．

ビタミンB_{12}欠乏というと巨赤芽球性貧血のイメージが強いですが，神経（中枢）とも関係が深いことを頭の片隅に入れておいてくださいね．

といてみよう！ 国試問題

第108回午後86　➡p.221

感染症の予防及び感染症の患者に対する医療に関する法律〈感染症法〉に基づく五類感染症はどれか．2つ選べ．

1. 後天性免疫不全症候群〈AIDS〉
   （acquired immunodeficiency syndrome）
2. 腸管出血性大腸菌感染症
   （enterohemorrhagic E. coli infection）
3. つつが虫病（tsutsugamushi disease）
4. 日本脳炎（Japanese encephalitis）
5. 梅毒（syphilis）

第102回午後77　➡p.222

ヒト免疫不全ウイルス〈HIV〉が感染する細胞はどれか．

1. 好中球
2. 形質細胞
3. Bリンパ球
4. ヘルパー〈CD4陽性〉Tリンパ球
5. 細胞傷害性〈CD8陽性〉Tリンパ球

第104回午後31　➡p.222

ヒト免疫不全ウイルス〈HIV〉感染症で正しいのはどれか．

1. 経皮感染する．
2. 無症候期がある．
3. DNAウイルスによる．
4. 血液中のB細胞に感染する．

第93回午前46　➡p.222

採血後に針刺し事故を起こしたとき最初にとるべき行動はどれか．

1. 石けんと流水で針刺し部位を洗浄する．
2. 採取した血液の感染性を確認する．
3. 針刺し部位を消毒薬に浸す．
4. 直ちに抗HIV薬を内服する．

第103回午後15　➡p.222

ウイルスが原因で発症するのはどれか．

1. 血友病
2. 鉄欠乏性貧血
3. 再生不良性貧血
4. 成人T細胞白血病〈ATL〉

第102回午前30　➡p.222

母乳が主な感染経路となるのはどれか．

1. 成人T細胞白血病〈ATL〉ウイルス
2. 単純ヘルペスウイルス〈HSV〉
3. サイトメガロウイルス
4. 風疹ウイルス

第100回午後3　➡p.224

牛海綿状脳症（bovine spongiform encephalopathy）〈BSE〉に対する食品安全対策の目的はどれか．

1. A型肝炎（hepatitis A）の予防
2. 鳥インフルエンザ（avian influenza）の予防
3. サルモネラによる食中毒（food poisoning）の予防
4. クロイツフェルト・ヤコブ病（Creutzfeldt-Jakob disease）の予防

第98回午前89　➡p.226

髄膜炎にみられる身体所見はどれか．

1. 除脳硬直
2. テタニー
3. 企図振戦
4. 羽ばたき振戦
5. ケルニッヒ徴候

国 試 問 題 の 答 え			
第108回午後86	1，5	第103回午後15	4
第102回午後77	4	第102回午前30	1
第104回午後31	2	第100回午後3	4
第93回午前46	1	第98回午前89	5

第18回 中枢神経系③ 変性障害と異常の結果

前回に引き続き中枢のおはなし.
今回みていくのは変性障害. パーキンソン病やアルツハイマー病が代表です.
あとは, 神経細胞の異常 (「変!」) の結果, 出てくるものをみていきます.
頭痛やてんかんのように軽いものから重いものまで含まれてくるところですね.

神経変性疾患

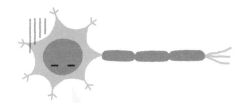

変になっちゃった……
症状が広範囲に出る
神経変性疾患だ……

神経細胞それ自体がおかしくなってしまうのが, 神経変性疾患. パーキンソン病, アルツハイマー病, ハンチントン病, 脊髄小脳変性症, 筋萎縮性側索硬化症, 球脊髄性筋萎縮症などがここに含まれます.

情報がうまく伝わらないだけでなく, 判断・命令のところもおかしくなってしまいます. それゆえ, 今まで以上に症状が広範囲にわたり, どうしても理解の難易度が上がってしまいます.

特定の場所がおかしくなるなら, そこの働きに注目. 全体的におかしくなる病気については, 「とくにどこに症状が出やすいか」を意識するとわかりやすくなりますよ.

❶パーキンソン病・アルツハイマー病

パーキンソン病 📖 第101回午後30, 第104回午後61

パーキンソン病は, 中脳黒質から線条体に向かうドーパミン作動性神経細胞が変性する病気. 線条体は, 大脳基底核にある「運動担当」の部分です. 50歳代から発症し, 加齢で増加していく傾向にあります. 大脳基底核にある線条体やその内側に位置する被殻・尾状核, 中脳にある黒質でも, ドーパミンが減っていってしまいます. 黒質は, メラニン色素が多くて黒くみえるので, 「黒質」ですよ.

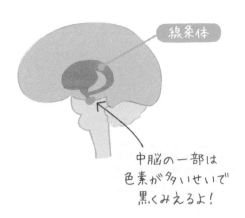

線条体

中脳の一部は
色素が多いせいで
黒くみえるよ！

不足してるな！
パーキンソン病は
安静時振戦！

じっとしていると……
ふるえろ……

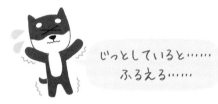

レボドパでは
便秘不可避！

数年くらいで
「遅発性ジスキネジア」が
出てくることも忘れないで！

ドーパミンは，神経伝達物質の1つ．ドーパミンで情報を伝達する細胞が担当する仕事の多くは「運動の命令」です．だからパーキンソン病の4徴は，「振戦」「無動」「筋強剛」「姿勢反射障害」のように，動きに関係したものになります．

60〜70％に出るのが静止時振戦（安静時振戦）．安静にしているときに手や足が震えるもので，パーキンソン病に特徴的な振戦です．同じ振戦でも，手指が羽の羽ばたきのように動く「羽ばたき振戦」は肝性脳症の症状です．やがてほかの症状も出て，数年たつと嚥下障害，発汗障害，便秘・排尿障害などが出てきます．無動は，すぐに動き出せない「すくみ足」に代表される状態．筋強剛は，外から力を加えて屈伸させようとすると抵抗を感じること．姿勢反射障害は，立っている状態から少し肩を押すと，突進したり，倒れてしまったりすることです．動き自体が減り，ゆっくりしたもの（動作緩慢）になりますよ．

治療は，主に「ドーパミンの一歩手前：レボドパ（L-DOPA）」を使う薬物療法になりますが，長期使用で「ジスキネジア」とよばれる副作用が出てきます．ジスキネジア自体は，不随意運動を指す言葉です．薬によって生じるものは「遅発性ジスキネジア」とよびますね．パーキンソン病の治療時に出てくる遅発性ジスキネジアは，痙性の強い（手足が突っ張る），四肢や頭部の舞踏様の動きがみられます．治療を始めて，数年して出てくる症状ですよ．手術対応なら，DBS治療や高周波凝固などの方法があります．

原則として，進行が止まるものではありません．うまいつきあい方を，本人・家族と一緒に考えていく必要があります．

どうしても便秘は出てきますので，必要に応じて浣腸や緩下剤は必要．水分は摂る必要がありますが，排尿障害のことも考えると夕食後は控えめに．発汗障害で体温調節がうまくいかなくなっていますから，こまめな衣服・温度調節も必要ですね．嚥下障害は誤嚥性肺炎につながりますから，生活の質に直結すると思ってください．運動命令がうまくいかないため，転倒しやすい状態です．ベッド柵やリハビリ靴など，本人と相談のうえで使いやすいものを選んでください．

精神のところ（第19〜21回）でも出てくることですが，加齢と病変だけが全てを左右するものではありません．環境は，とても大きな要因です．不眠や過眠，抑うつが疑われるときには，会話の重要性を思い出してくださいね．また，全国に患者会がありますので，積極的に情報を提供してください．身体機能状態によっては身体障害者手帳の対象ですから，うまく活用して活動の場を広げてください．

アルツハイマー病（AD） 📖 第97回午前109，第106回午前33

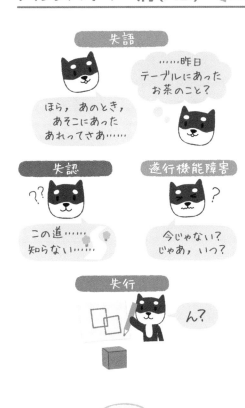

コリンエステラーゼ阻害薬は，
「コリン」のつくものを邪魔するから，
自律神経系の（とくに副交感神経系で使う）
アセチルコリンの働きも邪魔……

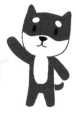

だから消化器症状が
出るんだね！

アルツハイマー病（AD）は，40歳代以降に発症する原因不明の認知症．40歳代未満で発症すると「若年性アルツハイマー病」です．海馬や大脳皮質が萎縮し，神経細胞が脱落していきます．

海馬は，記憶を担当するところ．そこにアミロイドβタンパク質がたまって，神経原線維変化や老人斑が起こり，おかしくなっていく……と考えられています．その結果として出る認知機能障害が，アルツハイマー病の中心症状です．

具体的には，迂遠な言い回しをする「失語」，3次元を描こうとして2次元になる「失行（構成障害：ボタンがかけられない理由）」，慣れている道で迷う「失認（家族の顔がわからなくなる理由）」，目標・計画・遂行の抽象化ができなくなる「遂行機能障害」，そして，激しい健忘（近時記憶障害中心の見当識障害）ですね．

中核症状ではない障害が，周辺症状．ここには不安・焦燥といった心理状態や，行動障害，精神症状が含まれます．行動障害は，午後から夕方に出現・増悪の多い徘徊・不穏・暴言・反抗・錯乱などで，「日没症候群」ともよばれます．精神症状としては，幻覚・妄想・性格変化や夜間せん妄が出てきます．

薬物療法としては，コリンエステラーゼ阻害薬が効き，認知状態や行動障害の改善・進行抑制ができ，生活の質が回復します．でも，消化器系症状の食欲不振や悪心（吐き気）・嘔吐，下痢が出やすくなります．周辺症状には，対症療法として抗精神病薬が使われることが多いですね．

いかんせん「原因不明」なので，特効薬のようなものはありません．経過が10年以上にわたることが多く，本人だけでなく家族のサポートも必要になってきます．本人の残存能力を生かし，自尊心を損なわずに，役割を見いだしつつ生活していけるように．家族をはじめとした介護者が疲弊して自分の生活を見失わないように．各種施設や用具・制度の情報を適時に提供できるように，事前に準備しておきたいところですね．看護に関係する行政・法制の理解が役に立ちそうですよ．

なお，アルツハイマー病の前段階といえるのが「軽度認知障害（MCI）」．記憶力は低下しているけど，日常生活は問題なくこなせる状態です．1年後に約10％が，最終的には約半分が認知症になるとされています．認知症については，精神①（第19回）でおはなししますね．

＊

以上2つは，とても多い神経変性疾患．ここから先は，数は多くないものの覚えておいてほしい神経変性疾患です．

❷ハンチントン病，球脊髄性筋萎縮症，筋萎縮性側索硬化症，脊髄小脳変性症

ハンチントン病

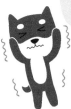

不随意運動（コレア）の
せいでしゃべれない……
何も持てない……

ハンチントン病は
ドーパミンをブロック！

まずは，運動障害，行動変化，知能低下を起こす常染色体優性遺伝疾患（🐾，p.246）のハンチントン病から．運動障害の中に「舞うような」不随意運動が含まれるため，「ハンチントン舞踏病」ともよばれます．「ハンチントン」というタンパク質を示す部分の塩基配列が変になって，遺伝してしまったものです．

25 〜 50歳で発症することが多く，易怒性の人格変化から各種症状を経て認知症を起こし，寝たきりになってしまいます．ハンチントン病が遺伝するとき，子どもの代では若年発症しやすくなります．男性では若年発症傾向が強く出てしまいますよ．

ハンチントン病の不随意運動はまとめて「コレア」とよばれます．具体的には，しかめ面，舌打ち，手指背屈などが，本人の意思と無関係に，かつ素早く繰り返されます．この動きのせいで正しい発音，構音ができずコミュニケーションが難しくなります．コミュニケーション手段の書字も，食事も洗顔も害されますから……清潔維持に介入が必要ですね．

コレアに対してはドーパミン遮断薬が有効です．運動の命令を伝える神経伝達物質の働きを邪魔して，運動の命令をブロックするのですね．ほかの変化や障害に対しては，薬ではなくリハビリテーションやサポート介入が必要です．運動機能維持や障害の軽減・拘縮予防は，リハビリテーション療法の担当ですね．コミュニケーションは，姿勢やボードなどでとれるように，家族なども交えて練習です．そしてメンタルサポートを怠ると，絶望や先行き不安からいきなり自傷や自殺企図に至ることもあります．本人のみならず，家族も支えていく必要がありますからね．

ハンチントン病は厚労省特定疾患治療研究対象事業です．各種サポートを得ることができますから，ちゃんとその旨を伝えてあげてくださいね．

球脊髄性筋萎縮症（SBMA）

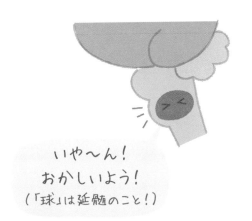

いや～ん！
おかしいよう！
（「球」は延髄のこと！）

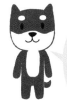

延髄から出ている
脳神経（の支配領域）が
変になるよ！

　同じく遺伝的側面が強いのが「球脊髄性筋萎縮症（SBMA）」．アンドロゲン受容体遺伝子内の「CAG（シトシン・アデニン・グアニン）」リピートが異常に伸びてしまう病気（トリプレットリピート病）です．X染色体上におかしくなったリピートのある伴性劣性遺伝（🐾, p.246）なので，男性では即発症，女性は保因者になりますね．

　20 〜 40歳代に発症して，ゆっくり進行します．10年から20年で，車椅子や寝たきりの生活です．運動神経細胞がおかしくなり，顔面・舌・四肢の筋萎縮と筋力低下が出てきますよ．進行すると嚥下障害と呼吸機能が低下し，呼吸器系感染症を合併しやすくなりますね．

　延髄を外からみると丸くみえることから，「球」とは，延髄の慣用語．延髄から出ている脳神経は舌咽神経（第9脳神経），迷走神経（第10脳神経），副神経（第11脳神経），舌下神経（第12脳神経）．舌と首の周辺を担当していることがわかりますよね．だから「球」がおかしくなると嚥下が害されるのです．眼球は，「球」から出ている脳神経の支配領域ではありませんね．だから球脊髄性筋萎縮症では眼球運動は正常のままですよ．

筋萎縮性側索硬化症（ALS）

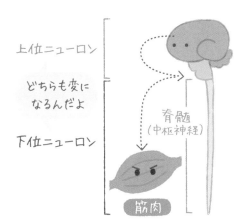

上位ニューロン

どちらも変に
なるんだよ

下位ニューロン

脊髄
（中枢神経）

筋肉

　運動神経細胞がおかしくなってしまう代表は「筋萎縮性側索硬化症（ALS）」．上位・下位の運動神経細胞（ニューロン）が選択的に障害される，原因不明の病気です．

　上位運動ニューロンとは，大脳から脳幹・脊髄に情報を伝える神経細胞のこと．下位運動ニューロンとは，そこから顔面や四肢といった末梢へ情報を伝える神経細胞のことです．

　運動神経がおかしくなった結果,全身の筋萎縮と筋力低下がゆっくりと,確実に進みます．生命に直結する筋力低下が呼吸筋の筋力低下．人工呼吸器が必要になってくると，感染可能性が上がってしまいます．発症から3〜5年で死に至ってしまうことが多いですね．

SBMA：spinal and bulbar muscular atrophy，球脊髄性筋萎縮症
ALS：amyotrophic lateralsclerosis，筋萎縮性側索硬化症

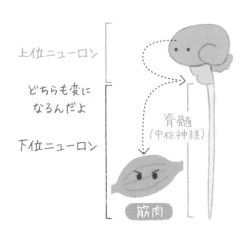

上位ニューロン

どちらも変に
なるんだよ

下位ニューロン

脊髄
（中枢神経）

筋肉

親指が「つかむ向き」に向けば正常！
逆に反ったらバビンスキー反射陽性！
（大人では病的反射！）

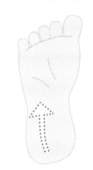

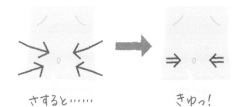

さすると……　　きゅっ！

腹壁が締まったら
腹壁反射！

　下位運動ニューロンがおかしくなると出るものが「下位運動ニューロン徴候（前角細胞徴候）」．筋力と筋緊張（筋トーヌス）が低下し，筋萎縮が進行していきます．下肢だと「スリッパが脱げやすい」「転びやすくなった」という表れ方をします．球症状とよばれる発語・嚥下に関係する筋肉も障害されます．言葉がゆっくり，言語不明瞭になる．噛む，飲み込むが困難になり，誤嚥性肺炎が怖くなってきますね．ここについては延髄（「球」）から出る脳神経を思い出せばイメージしやすいはずです．

　上位運動ニューロンがおかしくなると出るものは「上位運動ニューロン徴候（錐体路徴候）」．痙性麻痺，腱反射亢進，病的反射亢進，腹壁反射の消失または減弱のことですね．手足が突っ張り，曲げられないものが痙性麻痺．筋のつけ根の腱をたたくと筋収縮が起こるのが腱反射．膝の下をたたく大腿四頭筋反射がわかりやすいですね．病的反射の代表がバビンスキー反射．足の裏を，かかとからつま先方向へゆっくりと強くこすったとき，親指が内側に向けば正常ですが，甲側へ背屈してしまったら陽性反応．赤ちゃんで出るなら心配ありませんが，大人で出たら異常（病的）反応です．腹壁の皮膚を周囲からへそに向かうように軽くさすると，腹壁が収縮するのが腹壁反射です．

　これら錐体路徴候は，ちゃんと中枢が運動命令を出せるときには出ないはずです．中枢が運動命令してくれないので，仕方なくとっている反応だと思ってくださいね．「錐体路」という言葉については，第20回でおはなししますからね．

　ALSは，根本的治療はなく，症状の進行も止まりません．だから作業療法士の力を借りた各リハビリテーションが大事！　たとえば呼吸訓練をすることで，痰を出しやすくなります．痰が出れば，空気を出し入れしやすくなり，呼吸筋の筋力が低下しても呼吸が楽にできますね．筋力が一定以下になってしまったら，経管栄養や人工呼吸器に頼らざるを得ません．介護保険・医療保険の特定疾病・疾患でもあります．もちろん全国に患者会や家族会があるので，本人のみならず家族にもケアと情報を提供してくださいね．

小脳の神経細胞がおかしくなってしまったものが「脊髄小脳変性症（SCD）」．小脳を中心に脊髄やそのほかの神経系がおかしくなり，歩行時のふらつきなどの症状を示す疾患の一群です．

30以上の病気が含まれますが，約30％は常染色体優性（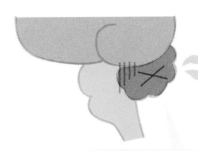，p.246）の遺伝性疾患です．多くはグルタミン酸の塩基配列がおかしい（多すぎる！）ために起こる「ポリグルタミン病」です．残りの70％の中には，ほかの病気のせいで起こっているものが含まれます．がんや炎症，自己免疫疾患，甲状腺機能低下症やアルコールなどの中毒，薬物などによっても脊髄小脳変性症が起こります．治療可能かつ二次的な（＝ほかの病気が原因の）小脳失調は，見逃してはいけませんよ．

症状としてはふらつき，酩酊歩行などの小脳性歩行失調．失調性構音障害や眼振，筋緊張低下や四肢の協調運動障害が出てきます．四肢の協調運動障害が出ると「継ぎ足歩行」ができなくなります．歩幅を限界まで縮め，片足のつま先にもう片足のかかとをくっつけて歩くのが「継ぎ足歩行」です．

「……うまく歩けなくて，うまくしゃべれない？　それって，酔っぱらっているだけ？」

やばい……
変になってきた……

酔っ払い状態
だね

まさに，アルコールによって小脳の働きが麻痺している状態が，小脳失調です．姿勢もうまく保てませんよ．アルコールは中枢（脳・脊髄）の働きを麻痺させていきます．ここは精神②のところ（第20回）で補足しますね．

二次性小脳失調なら，原因対策がそのまま小脳失調の治療．ほかの病気のせいではない原発性のときには，根本的治療はみつかっていません．進行自体はゆるやかなので，生命予後が大きく害されることはありません．でも肺炎や尿路感染症，転倒骨折などの合併症を引き起こしてしまうと，急に日常生活動作（ADL）が害され，生活の質（QOL）が下がります．対症療法とリハビリテーションを加えて，家族も交えた生活指導が必要ですね．家族会などの情報提供もお忘れなく．

神経細胞がおかしくなって命令が過剰に出てしまうことがあります．そのうちの1つ，「ジストニア」についておはなししますね．これは，中枢からの過剰興奮性信号によって筋肉が異常に興奮し，異常な姿勢・運動をきたすものです．

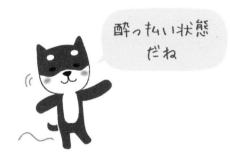

縮めー！縮めー！

えっ？
そんなに必要ないよね？

原因は，よくわかっていません．症状は多様ですが，原則として筋肉の過緊張による，上半身（とくに顔）の動きです．まばたき（瞬目）が増え，ひどくなると実質的に「みえない！（失明状態）」になる「眼瞼けいれん」．首が曲がった姿勢を維持してしまう「痙性斜頸」．筆記具を握って字を書けない「書痙」などが出てきます．これらの症状に対して，ボツリヌス治療が行

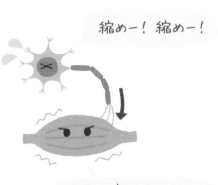

SCD：spinocerebellar degeneration，脊髄小脳変性症
ADL：activities of daily living，日常生活動作
QOL：quality of life，生活の質（クオリティ・オブ・ライフ）

われることが多いですね.

「ボツリヌス」とは，食中毒で有名なボツリヌス菌の神経毒素のこと．過剰興奮している神経を，ボツリヌスの毒素で麻痺させて，筋肉に収縮命令が届かないようにするのです．眼瞼けいれんと痙性斜頸が出ているところに注射すると，3か月から半年くらい効果が持続します．それでも不十分だと，電極埋め込み（DBS）などの外科的治療が行われることもあります．

症状自体はゆっくり進行し，それ自体が生命に危険を及ぼすものではありません．でも日常生活への影響が大きく，体力消耗がとても激しい病気です．栄養状態には，ちゃんと注意してくださいね．筋肉の過労・破壊から腎臓にも負担がかかっていますよ．そして不安受け止めなどのメンタルサポートも大事になってきます．

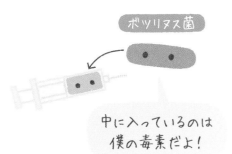

ボツリヌス菌

中に入っているのは
僕の毒素だよ！

「変！」の結果

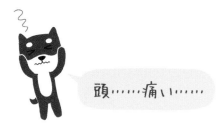

頭……痛い……

以上，さまざまな原因で中枢の神経細胞が「変！」になることを確認してきました．ここからは結果に注目してみましょう．ここでは身近な頭痛をはじめ，頸椎症・腰椎症，てんかん，ナルコレプシーについておはなししますね．

❶頭痛

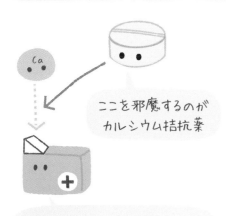

ここを邪魔するのが
カルシウム拮抗薬

電気をつくるところを邪魔すれば，
筋肉に収縮命令は
届かなくなるね！

頭痛はとても広い概念．脳自体に「変！」がある二次的頭痛と，細胞自体には変なところはない一次的頭痛に分けられます．「頭蓋内器質的疾患によるもの」とされる二次的頭痛を見逃さないでくださいね．たとえば，頭蓋内圧を上げる（亢進する）合併症が疑われるなら，頭痛を見逃すと脳ヘルニアを起こして，生命の危険につながります．

一次的頭痛には片頭痛，緊張型頭痛，群発頭痛などがあります．

片頭痛は前頭側頭部に多く，日常動作で増悪します．前兆として視覚的変化（閃輝暗点）に代表される感覚的変化が出ることも．頭痛を中心に悪心嘔吐や，光・音過敏が出る人もいますね．月に15日以上，3か月以上も続く頭痛は「慢性片頭痛」です．頭痛一般にいえることですが，「いつもと違う」「突然の」頭痛や，「回数と痛さが増えてきた」頭痛を無視してはいけません．項部硬直や髄膜刺激症状と一緒の頭痛も，すぐに病院へ！

軽度片頭痛には，NSAIDsなどの薬物療法が多いですね．あまりに頻

繁なら，カルシウム拮抗薬で予防することもあります．これはカルシウムイオンの通るカルシウムチャネルをふさいで，血管の平滑筋細胞収縮を抑制するお薬です．緊張型頭痛にも共通しますが，頭痛の誘因と，不安・緊張といったストレスを取り除くことが一番です．薬に頼り切ってはいけません．

群発頭痛は，片頭痛と同様，血管の機能異常と考えられていますが，毎日ほぼ同時刻に15分から2時間ほど頭痛発作が起こります．発作が出る「群発期」と発作が出ない「寛解期」がありますよ．片頭痛とは逆に男性のほうに発症率が高く，20歳代や30歳代に初回発症がみられることがほとんどです．発作中は目の周囲が痛く，目の充血もみられます．頭の痛みが激しいため，自ら頭を壁に叩きつけることも多々あります．トリプタン製剤や消炎鎮痛薬の薬物療法や，酸素療法だけでなく，局所麻酔として神経ブロックをする方法もありますね．トリプタン製剤は，血管収縮に働く神経伝達物質のセロトニンに働く薬．血管をコントロールする交感神経系を麻酔するのが，ここでの神経ブロックです．「神経ブロック」自体は，頭痛だけでなく各所の鎮痛で用いられますからね．

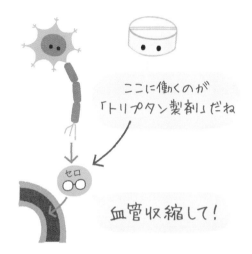

ここに働くのが
「トリプタン製剤」だね

血管収縮して！

❷頸椎症・腰椎症

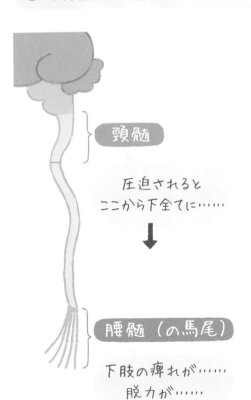

頸髄

圧迫されると
ここから下全てに……

腰髄（の馬尾）

下肢の痺れが……
脱力が……

骨格のところ（第15回）では椎骨に注目した頸椎症・腰椎症を，今回は中枢障害の視点から復習しましょう．

骨や椎間板，周辺靱帯などの変化で，脊髄が圧迫されて各種症状が出てきます．局所的には，圧迫されたところに重苦しさと疼痛が出てきます．神経根症状とよばれるしびれや疼痛ですね．

ここに血行障害も加わって両手のしびれ，巧緻障害が出てくるのが頸椎症．緻密で巧みな動きが障害（巧緻障害）されますから，書字やボタンかけがうまくできなくなります．脊髄はおかしくなったところから下が全部，情報伝達異常になってしまいますから，歩行・膀胱障害も出てきますね．

腰椎症では主に馬尾が障害されます．両下肢のしびれ，脱力による間欠跛行が出てきますね．馬尾というのは，腰椎2番(L2)以下の，脊髄が細い糸状になっているところ．細い糸状になっているので，腰椎穿刺をしても脊髄を傷つける危険性が低いですね．だから腰椎穿刺は腰椎3番(L3)と4番(L4)の間，ヤコビー線で行います．

頸椎症も腰椎症も，基本は保存療法です．痛みに関しては薬物療法（内服に加えてブロック療法も）が行われますが，どうしてもというときには降圧手術も行われます．あとは骨格のおはなしの椎骨変形症のところも読み直しておいてくださいね．

❸てんかん

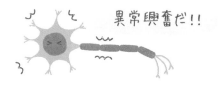

異常興奮だ！！

てんかんは, 大脳の神経細胞が過剰興奮を起こしたため, 脳の症状（発作）が2回以上（反復して）起こるもの. その結果, 出てくる症状の代表が, けいれんですね. てんかんは結構高頻度で出現する異常状態です. ここでしっかり理解してください.

原因と症状 📖 第103回追試午前67

てんかんは, なんらかの原因が脳にある「症候性」, 多分原因が脳にあるけれどもよくわからない「潜因性」, 遺伝的要素があって18歳までに約8割が発症する「特発性」があります. 原因がわかればそこを治療すればいいのですが, 原因不明だと対症的対処が多くなりますね.

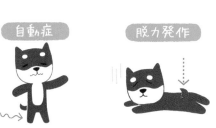

自動症　脱力発作

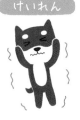

けいれん

症状は, けいれん, 脱力発作, 自動症. 脱力発作は, 全身の筋緊張が急になくなり, バタンと倒れること. 自動症はうろうろ動き, 口ももぐもぐさせていますが, 周囲の働きかけに答えない状態. 「自動」中の記憶はありません. けいれんは, 顔や四肢の筋がピクピクと収縮・弛緩を繰り返すこと. 「〜発作」と名前がついていますので, どういう状態かイメージできるようにしてくださいね. 両側対称性に筋肉がビクッとするのが「ミオクロニー発作」. 寝入り際に身体の一部が「ぴくっ！」とする, あの全身版です.

全身のけいれんは「強直間代発作」とよびますが, これは「強直発作」と「間代発作」の2つをまとめたもの. 「強直発作」は, 両側対称性に筋肉が突っ張って固まったようになるもの. 「間代発作」は, 両側対称性に四肢がガクガクと動くもの. 倒れて身体を震わせている「てんかん」のイメージは, この間代発作からですね. 数十秒ほど意識を失うものが欠神発作です. 身体の一部から起こると「部分発作」. 意識がはっきりしている単純部分発作と意識障害のある複雑部分発作があります.

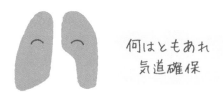

何はともあれ
気道確保

怖いのは「てんかん重積状態」. 5分以上持続する発作または短い発作でも意識が戻らないものです. 多くは筋肉も脳細胞も酸素不足に陥ります. 気道を確保し, 病院内なら酸素療法, ビタミンB_1とブドウ糖入りの補液, けいれん抑制の薬物療法と続いていきます.

「けいれん」は起こしていないけど, 脳神経興奮は「てんかん重積状態！」が「非てんかん重積状態」. 軽い意識障害が急に起き, 反応低下状態が数時間から数日持続します. これでは, 何かあっても適切な行動をとれませんから薬物療法によるコントロールが必要です. 薬によって出てくる副作用は異なりますが, 肝臓と腎臓に悪影響が出やすいので注意！

薬は肝臓や腎臓への影響に注意！
もちろん周囲の協力が不可欠！

治療法と日常生活

対症療法になることが多い以上，本人や家族，さらには学校や職場などの協力が欠かせません．小児・学童では，家族や学校・保育所などの理解がとても大事！　体育（水泳），入浴時には決して目を離さないこと．いつ，想定外の発作が起こるかわかりませんからね．

本人には，規則正しい生活をして，よく寝ること，そして薬をしっかり飲むことの確認ですね．青年期には，発作のコントロールが就労継続につながります．運転免許の有無は就業可能性を広げますから，ちゃんと薬を飲んで発作を抑えましょう．「（運転に支障する恐れのある）発作が2年ないこと」が大前提になりますよ（道路交通法施行令第33条の2の3　第2項第1号）．あとは疲労をためないようにしてくださいね．

妊娠・出産も可能ですが，各種合併症が出やすいことを覚えておいてください．抗てんかん薬は，一部胎児に伝わるものや母乳に出るものがありますから，計画的な妊娠が望まれますね．また授乳中に発作を起こしてしまっても子どもにけがをさせないように，あらかじめ準備・練習しておくことも大事ですよ．

老年期は薬物代謝が低下しますから，併用薬と副作用に注意！　認知症が出てしまったら，服薬管理は介護者の協力が必要になりますよ．

症状の派手さや事故の結果にばかり目が行きがちなもの．「何が起きたせいで，何が起こっているのか」をちゃんと理解してくださいね．

規則正しい生活と睡眠！
そして薬をしっかりと！

薬は，胎児に伝わるものや
母乳に出ちゃうものがあるよ
妊娠は計画的に！

老年期では薬物代謝が
下がっちゃうから
併用薬と副作用注意！

❹ナルコレプシー

📖第108回午後62

よくわからないけど「神経細胞の働きで何か変？」なものとして，「ナルコレプシー」もありますね．睡眠発作，脱力発作，入眠時幻覚，睡眠麻痺が4主徴です．

睡眠麻痺というのは，睡眠時の全身脱力と中途半端な意識覚醒が同時に起こった状態．幻覚と一緒に起こると「金縛り」と意識されることもありますね．視床下部の神経細胞の働きがよくないことで，脳内モノアミンのバランスが変になり，過眠・睡眠分断化・レム睡眠関連症状が出ているのでは，とされています．

モノアミンというのは，神経伝達物質の一部（一群）を指す呼び名．アミノ基が1個含まれるセロトニン，ヒスタミン，ノルアドレナリン，アドレナリン，ドーパミンが含まれます．カテコール基をもつノルアドレナリン，アドレナリン，ドーパミンは，「カテコールアミン」ともよばれますよ．

薬物療法が主に行われますが，本人にも，家族にも，職場などにも十分

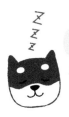

睡眠の異常が
ナルコレプシーだね……

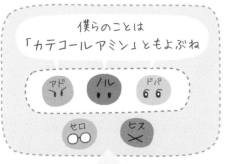

僕らのことは
「カテコールアミン」ともよぶね

アド　ノル　ドパ

セロ　ヒス

僕らはみんな「モノアミン」！

な理解を得ることが必要です．規則正しい生活をして，夜はちゃんと寝ること．昼休みも，少し寝ておくといいですね．

つなげて知ろう 「優性・劣性」と「顕性・潜性」🐾

染色体異常のところで出てきた「優性」「劣性」．「優性」は相同染色体（対になるペア）のうち，片方に特定情報（異常）があれば特徴が出るもの．「劣性」は相同染色体双方（2つとも）に特定情報がないと特徴が出てこないものです．

この「優性・劣性」が，中学校や高校の教科書では「顕性・潜性」に変わりました．そのほうが漢字から特定情報の出現状態をイメージしやすく，「優」「劣」の文字の意味に引きずられずに済むからですね．2022年現在，看護師をめざす皆さんは「優性・劣性」で理解して大丈夫．ただ「顕性遺伝・潜性遺伝」という言葉は，頭の片隅に入れておいてくださいね．

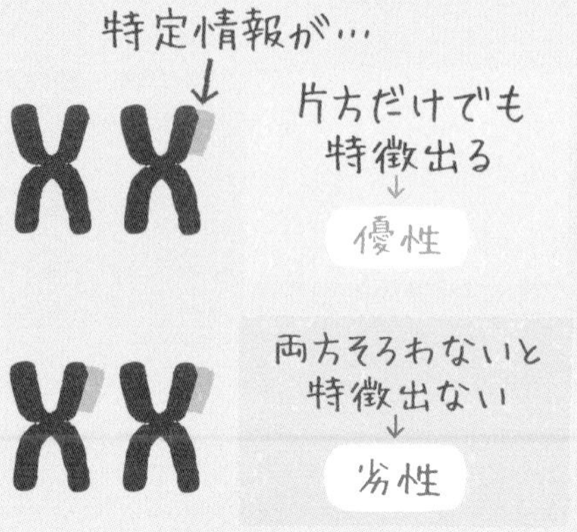

特定情報が…
片方だけでも
特徴出る
↓
優性

両方そろわないと
特徴出ない
↓
劣性

まとめ

以上，3回にわたって，脳と脊髄の異常についておはなししてきました．今までにもありましたが，今回はとくに途中で「せん妄」や「精神症状」などの言葉が出てきましたね．そして「ドーパミン」や「モノアミン」といった精神伝達物質の名前も出てきました．これらの「精神分野」も理解しないと，今回のおはなしは一部イメージの湧かない中途半端なものになってしまいます．それはもったいないので，次回からは「精神分野」のおはなしです．中枢に情報を伝える，もしくは中枢からの命令を伝える末梢神経系のおはなしは，その後にしますからね．

といてみよう！ 国試問題

第101回午後30 ➡p.235

Parkinson〈パーキンソン〉病(Parkinson's disease)の症状で正しいのはどれか.
1. 症状は対称性である.
2. 羽ばたき振戦がみられる.
3. 四肢の筋肉は弛緩する.
4. 動作が緩慢である.

第104回午後61 ➡p.235

Parkinson〈パーキンソン〉病の症状について正しいのはどれか.
1. 満月様顔貌になる.
2. 腕を振らずに歩く.
3. 後ろに反り返って歩く.
4. 頭を左右に大きく振る.

第97回午前109 ➡p.237

アルツハイマー病で正しいのはどれか.
1. 頭部CTで多数の梗塞巣を認める.
2. 発症年齢が遅いほど知的機能低下が著しい.
3. 長期記憶よりも短期記憶の方が長く保たれる.
4. 40歳未満の発症を若年性アルツハイマー病という.

第106回午前33 ➡p.237

Alzheimer〈アルツハイマー〉病で正しいのはどれか.
1. 基礎疾患として高血圧症が多い.
2. 初期には記銘力障害はみられない.
3. アミロイドβタンパクが蓄積する.
4. MRI所見では前頭葉の萎縮が特徴的である.

第106回午前14 ➡p.241

小脳失調でみられるのはどれか.
1. 下肢の麻痺が認められる.
2. 姿勢保持が困難になる.
3. 血圧が不安定になる.
4. 体がこわばる.

第103回追試午前67 ➡p.244

意識障害を伴わないてんかん発作はどれか.
1. 欠神発作
2. 強直間代発作
3. 単純部分発作
4. 複雑部分発作

第108回午後62 ➡p.245

Aさん(24歳, 男性)は, 昼間の過剰な眠気を主訴に来院した. 半年前に居眠り運転で交通事故を起こした. 入眠時の幻視や睡眠と覚醒の移行期に体を動かせなくなることがある. また, 笑ったり, 怒ったりしたときに脱力してしまうこともある.
最も考えられる疾患はどれか.
1. 睡眠時遊行症(sleepwalking (somnambulism))
2. ナルコレプシー(narcolepsy)
3. 睡眠時無呼吸症候群(sleep apnea syndrome)
4. 睡眠・覚醒スケジュール障害
   (sleep-wake schedule disorders)

国試問題の答え			
第101回午後30	4	第106回午前14	2
第104回午後61	2	第103回追試午前67	3
第97回午前109	4	第108回午後62	2
第106回午前33	3		

第19回　精神①　せん妄，認知症，抑うつ状態，うつ病

前回，脳や脊髄といった中枢の「変！」について学びました．そこで「せん妄」
「抑うつ状態」などの聞き慣れない言葉がいくつか出てきたはずです．
これらは精神機能について理解しないとイメージできない状態．
そこで今回から3回にわたって，
精神（メンタル）の「変！」についておはなししましょう．

せん妄・認知症

❶せん妄

第103回午後56，第108回午前66

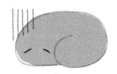

調子悪い……
全身状態の影響で
脳が機能不全を起こしたのが
せん妄だね……

最初は「せん妄」について．せん妄は，全身状態の影響で起こる脳の機能不全のこと．肝臓の肝不全，腎臓の腎不全と同じ"不全"の状態です．

せん妄には危険因子があり，環境因子があり，そこに直接因子となる身体状況があって発症します．

中枢神経系①（第16回）でおはなしした脳血管の「変！」が，わかりやすい直接因子ですね．ほかにも中枢神経疾患や全身疾患，アルコールなどの薬物，手術や呼吸困難などが直接因子に含まれ，これらによる脳への血液不足（そして酸素・栄養不足）が，せん妄を引き起こします．

でも，同じ状態に陥っても，せん妄が起こる人もいれば起こらない人もいます．発症の危険因子とされているのが70歳以上の人や低栄養状態の人．ほかにも視覚・聴覚に障害のある人や，脳に疾患のある人なども，せん妄が起こりやすくなります．

「それでもせん妄は防ぎたい！」，そんなときには環境因子のコントロールです．せん妄が起きやすい環境因子は，日中に刺激が少なく，夜間は照明や音のせいで睡眠が十分にとれないこと．また，身体の（強制的）安静も環境因子に入ります．

それならば，昼は明るく夜は暗く．できるだけ自然に近い照明明度を心がけましょう．照明1つ，カーテン1つでもせん妄を防ぎ得るのです．昼寝は注意しないと睡眠リズムが崩れてしまいます．離床はできる限り早く．

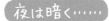
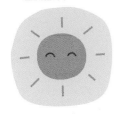
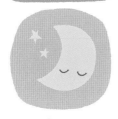

これだけでも
せん妄を防げるんだよ

面会ができるなら，ぜひ会話による刺激を与えてください．日中刺激として新聞やTVによる知的・感覚的刺激なら，ベッド上安静でも可能ですよね．今日が何月何日かわかるようにカレンダーを，今が何時かわかるように時計を見えるところに置くことも，見当識の維持に役立ちます．もちろんバイタルサインや水分出納量の確認によって，脳に血液（酸素・栄養）がちゃんと送られているかもみていきましょう．そして可能な限り不要な病室移動を避け，担当スタッフもできるだけ統一してください．これは，環境が急変しないことでせん妄の予防になり，脳機能状態の長期・継続的把握・理解にもつながります．

❷認知症

📖第101回午前14

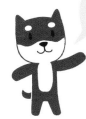

認知症の4パターンは
理解しようね！

実は，せん妄の危険因子の1つに「認知症」もあります．

認知症というのは，脳の病的変化によって，いったん発達した知的機能（認知機能）が，日常・社会生活に支障をきたす程度にまで障害された状態．脳の病的変化を起こす原因によって「〜型」と名前がついています．多い順から「アルツハイマー型」「脳血管性（型）」「レビー小体型」「前頭側頭型」です．この型によって障害の出方が異なりますので，注意してくださいね．

アルツハイマー型認知症

アルツハイマー型認知症は，アルツハイマー病ともよばれ，認知症の30〜40％を占めます．あとでおはなしする「脳血管性」病変を伴うアルツハイマー型を含めると，認知症の60％以上を占めることになります．

環境要因と遺伝的要因の複合によって起こると考えられています．加齢や女性，頭部外傷やタバコが環境要因．遺伝的要因としてアミロイドβ前駆タンパク（APP）の存在があります．アミロイドβというタンパク質が脳に沈着して老人斑ができ，それによって脳細胞が壊死して，認知症の症状が出るという考え方が「アミロイド仮説」です．

アルツハイマー型認知症の特色は「物忘れ」．認知症の前段階とされる軽度認知障害（MCI）は，なんらかの認知機能障害があるが日常生活に支障のない状態．「自覚のある物忘れ状態」ですね．そこから1年以内に，約10％が認知症に移行するとされています．アルツハイマー型ではゆっくり進む（緩徐進行性）近時記憶障害や，時間・場所の失見当識が，自覚なく進んでいきます．後期になると人格・行動変化が出て，一部では被害妄想

APP：amyloid precursor protein，アミロイドβ前駆タンパク
MCI：mild cognitive impairment，軽度認知障害

軽度認知障害（MCI）

最近忘れっぽいなあ……
ちょっと変かも……

↓ 約1割；1年以内

病識のない
アルツハイマー型認知症

ん？　忘れてなんか
いないよ？

「コリン」と聞いたら
アセチルコリン！

減ると認知機能低下と物忘れ……
正常加齢でも減るけどね

や昼夜逆転も起こります.

　「仮説」とあったことからもわかるように, 原因についてはまだよくわかっていません. そして根本的な治療薬もありません. よく用いられるコリンエステラーゼ阻害薬も, 一時改善か現状維持くらいです.

　なぜ, コリンエステラーゼ阻害薬が認知症の薬なのか. まず, コリンエステラーゼは, 「コリン」を分解する（エステル化する）酵素です.

　「コリン」というのは, 「〜コリン」とつく名前をまとめたもの. 「コリン」と耳にしたら思い出してほしいのが, 自律神経系の神経伝達物質「アセチルコリン」です.

　アセチルコリンは脳でも使われていて, 加齢によって徐々に減っていきます. アセチルコリンが減ると, 物忘れ（健忘）や認知機能低下が起こることがわかっています. だから, 記憶や認知機能障害があるなら, アセチルコリンの分解を邪魔すればその障害などを緩和・軽減できるのではないか……これがコリンエステラーゼ阻害薬です.

　このように, 精神のおはなしでは神経伝達物質に注目した薬がたくさん出てきます. 代表的な神経伝達物質がどんな働きをしているか, 意識しながら読み進めてくださいね.

　薬のおはなし, 一段落. アルツハイマー型認知症におはなしを戻しますよ.

　薬でも一時改善や現状維持しかできない以上, まだ理解力のあるうちに, 本人や家族に情報を提供し, 自己決定をしておく必要があるのです. 軽度認知症状が出たら, タイミングを逃さずに話し合いの場をもってほしいですね. 後期に出現する人格変化などに対しては, 早くからデイサービスや趣味の会などで社会とのかかわりをもつことで, 孤立を防止することができます.

　ヒトは社会の中で関連性と役目をもって生きていく……これ, 基礎看護などで学ぶはずです.

脳血管性認知症

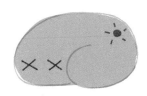

詰まった……
もうだめだ……
認知症の約2～4割の原因は
脳血管性！

　脳血管性の認知症については，ある程度，中枢神経系①（第16回）でおはなし済みです．特徴は，「（大脳や小脳などの）脳梗塞・壊死」．血流を失い，脳実質（脳の神経細胞など）に障害が起きたもので，認知症の約20～40％を占めます．

　神経症状としては，構音障害，歩行障害，片麻痺や尿失禁など．精神症状には，思考緩慢化をはじめ多様なものがあり，情動・人格変化とされる抑うつ状態，易刺激性，多幸，周囲への関心低下，自発性・意欲低下（アパシー）などが含まれます．

　基礎にあるものは血管の「変！」ですから，そこの治療ですね．精神症状に対しては気分安定薬が使われることもありますが，あくまで最小限度にとどめることが多いですよ．

レビー小体型認知症 📖 第106回午前58

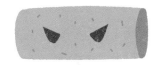

俺ができると
神経細胞が変になるのだ！

幻覚（幻視）が
レビー小体型認知症の特徴！

　レビー小体型は，男性に多い認知症．レビー小体というものが大脳皮質や脳幹部にたまり，神経細胞が抜け落ちていってしまうものです．

　レビー小体とは，神経細胞にできる変なタンパク質からできた円柱状のもの．これができると，神経細胞が変になっていってしまいます．

　レビー小体型の特徴は「幻視」．みえないはずのもの（ないはずのもの）がみえてしまうことですね．子どもがそこにいる，ヘビが入り込んできたなどの具体的な幻視が反復・継続します．ほかの精神症状として，幻覚（これは聴覚や触覚も），抑うつ気分も出てきます．自律神経症状として，体温調節障害や便秘・尿失禁，起立性低血圧もみられます．

　脳幹部は「黒質」とよばれる部分にレビー小体がたまることが多く，そのために出てくる症状がパーキンソニズム．無動や筋強剛，歩行障害や姿勢保持反射障害などが出てきます．中枢神経系③（第18回）でおはなしした「パーキンソン病」との違いは，振戦が目立たないことですね．

　レビー小体型でも認知機能は低下しますが，日によって（時間によっても）変動し，初期には出てこないこともありますよ．

　睡眠行動障害もみられるので，受診して診断がつくまでは「認知症」ではなくほかの精神疾患と間違われてしまうこともあります．「認知症」に対しては，コリンエステラーゼ阻害薬が抗認知症薬として用いられます．特徴的な幻視などの精神症状に対しては，非薬物療法がとられますね．

前頭側頭型認知症

認知症全体の中では比較的まれな型が「前頭側頭型」．この型の特徴は「行動異常・人格変化」です．発症は比較的若年に多く，「若年性認知症」に限定すればかなりの割合を占めるようになります．

タウタンパクなどの異常タンパクが脳にたまるせいで症状が出る点では，レビー小体型認知症と似ていますね．たまる場所が前頭葉に集中するので，認知症にしては記憶障害（物忘れなど）が出にくいですよ．

病気の自覚はなく（病識欠如），時刻表のような「決まった生活」（常同行動）が出てきます．「本人がしたいときにしたいことをしてしまうこと（脱抑制）」も特徴．「我が道を行く行動」や「立ち去り行動」が代表例ですね．一方，外的刺激を受けるとオウム返し（反響言語）や同じ行動をとること（模倣行動）もありますよ．

この型に対しては，とくに根本的治療になる薬はありません．介護を家族だけに任せず，他者の協力を得ていく必要があります．すべてを禁止するのではなく，本人（やその社会的評価など）に悪影響の出ることのみをコントロールできればいいのですが．現実的に考えると，介護者にとても負担が大きいことも事実です．

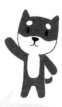

脳にたまるぞ！
若年から出るからな！

病識欠如と
人格変化だね……

今までおはなししてきた認知症は「戻らない」ものですが，一部には「もとに戻る可能性のある（可逆的な）」認知症もあります．それは，慢性硬膜下血腫で出る認知症と，正常圧水頭症で出る認知症．どちらも中枢神経系①（第16回）でおはなしした「圧迫されて苦しい！」によって神経細胞が「変！」になっている状態です．具体的に起こっていることは，中枢神経系①のおはなしを見直せばわかるはず．とにかく圧迫を早く取り除いてあげてください．

そしてここで気づいてほしいこと．神経細胞の働きがなんらかの原因で「変！」になると，認知機能が変になります．「神経細胞の働き」には神経伝達物質も必要でした．神経伝達物質の働きは，「心（精神）」のあり方にとても大きく影響しています．

本書ではここから先，体験しないとなかなかイメージできない「心の状態（精神状態）」がたくさん出てきます．それをみて「わからない！ 怖い！」で終わってしまうのではなく，「どこかの神経細胞の働きが変になって，こんな状態になっているんだろうなぁ」と思ってほしいのです．とらえにくい「心」を，「（神経）細胞」というまだイメージ可能なものに置き換えるひと手間が，精神分野の理解を深めるコツですよ．

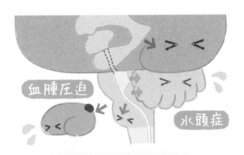

血腫圧迫

水頭症

これらが原因なら，
戻る可能性のある認知症！

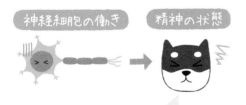

神経細胞の働き　精神の状態

「心」はとらえにくいけど，
「（神経）細胞」なら
まだわかるかも！

抑うつ状態・うつ病 第107回午後13

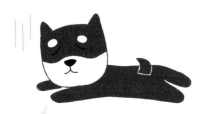

あぁ……
もうダメだ……

お次に「抑うつ状態」に入りましょう.

まず「抑うつ気分」というものがあります. これは「落ち込む, 滅入る」気分のこと. 下向きの感情ですね. 小児や若年では下向きにならずに怒り出す易怒性反応が出ることもあります. イメージとしては, 準備に手をつけていない試験の前日. さっぱり諦められればいいのですが……. 「もうだめだ……」「どうしよう……」「明日なんか来なければ……」「なんでテストなんてあるのさぁ! (易怒性)」, ……これが抑うつ気分です.

この気分が一定期間続くと「抑うつ状態」. ここに「興味・喜びの喪失」が加わってしまったものが「うつ病(うつ)」です.

❶基本的理解

原因

脳炎

内分泌・代謝異常

感染

電解質異常

Na

k

外因性うつ病の
原因だよ!

うつ病は, 食欲の低下, 不眠, 易疲労感, 無価値感, 罪責感, 思考力・集中力の低下, 精神運動停止, 死についての反復思考などを呈する精神疾患・気分障害の一種です. 遺伝的素因に身体要因と心的要因が加わって発症すると考えられています.

「うつ病」は, 100%「精神」領域の話ではありません. 一般身体疾患・薬物などの影響で, 二次的にうつ病の症状が出る「外因性」うつ病もあります. 今まで学んできたものがたくさんありますよ.

中枢神経系のおはなしで出てきた脳炎, 脳腫瘍, 脳血管障害, てんかん, パーキンソン病, ハンチントン病だけではありません. 甲状腺機能低下症などの内分泌・代謝異常, 電解質異常, HIVや梅毒といった感染症も立派な原因です. 免疫に影響するステロイドやインターフェロン, 血圧に影響する降圧薬, 痛み止めのアンフェタミンなども原因になり得ます. もっと直接的な「薬物」のアルコールやコカインなどは, 少し後でおはなししますね.

家族との死別のように過度の心理的負担によるものは「心因性」, 心因的要素が少ないものは「内因性」とよばれます.

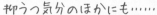

抑うつ気分のほかにも……

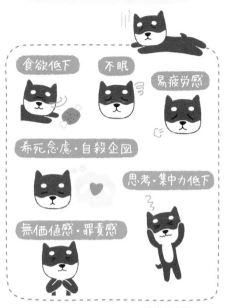

食欲低下　不眠　易疲労感

希死念慮・自殺企図

思考・集中力低下

無価値感・罪責感

などなど……

症状の基本は，「抑うつ気分」と「興味・喜びの喪失」．「昔は楽しいことがあったのに……楽しくない……ずっと落ち込む……」状態ですね．

ほかにも「おいしく感じない(食欲低下)」，「寝つけない・途中で目が覚める(不眠)」，「お風呂すらもおっくう(易疲労感)」，「新聞やTV，スマホの内容が頭に入らない(思考力・集中力低下)」，「自分はダメだ，こうなったのは自分のせいだ(無価値感・罪責感)」，「死んだほうがましだ，死にたい(希死念慮・自殺企図)」などが出てくることがあります．

あと，妄想も出てくることもあります．本当は身体的に悪いところはないのに「重大な病気にかかっている」と思い込む心気妄想などが出やすいようです．

加えて，各種の身体症状を訴えてくることも．高齢者ではこの傾向が強く，各所の検査をして問題がみつからず，最後にようやく「うつ病か！」と気づかれることもありますよ．

基本的治療は休養と，薬物療法と，精神療法(非薬物療法)．もちろん外因性うつ病なら，「外因」の治療が一番です．

❷薬物療法

神経伝達物質(ノルアドレナリン，ドーパミン，セロトニン)と抗うつ薬

セロトニン

3つのコントロール
➡気分・認知

ドーパミン　ノルアドレナリン

セロトニン不足！
補充したら治せる？

これが「抗うつ薬」の
スタートだね

薬物療法の基本は「抗うつ薬」．ここの理解には，神経伝達物質のセロトニンのおはなしが必要です．

ヒトの「精神」は，さまざまな神経細胞の活動で成り立っています．あまりに複雑なのですべてがわかっているわけではありませんが……少なくとも大事なところを担当する神経の神経伝達物質はわかっています．ノルアドレナリン，ドーパミン，セロトニンです．

それぞれの得意分野は，ノルアドレナリンが「意欲・興味」，ドーパミンが「性と欲動」，セロトニンが「衝動」です．これらが3つうまく役目を果たした(重なりあった)結果生じるのが，「気分」や「認知」だと思ってください．このとき，セロトニンの働きが弱すぎたらどうなるか．何かを思いついて，行動に移そうとしても，そのためのきっかけ(衝動：突き動かすもの)がない状態ですね．

「この状態はうつ病の『抑うつ気分』『興味・喜びの喪失』ではないか？それならばセロトニンをコントロールする薬を入れればいいのではないか？」

この気づきからできたものが「抗うつ薬」です．

三環系・四環系抗うつ薬と抗コリン作用

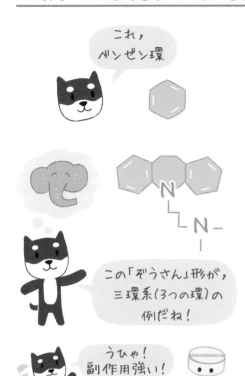

これ，ベンゼン環

この「ぞうさん」形が，三環系（3つの環）の例だね！

うひゃ！副作用強い！

抗コリン作用は，抗うつ薬の大問題……

セロトニンをコントロールする薬として最初にできたものが「三環系抗うつ薬」．炭素（C）でできた円環（ベンゼン環）が3つあるので，「三環系」です．

三環系抗うつ薬は，ノルアドレナリンとセロトニンを使いまわしできるようにして，最終的にノルアドレナリンとセロトニンを増やした状態にします．意欲・興味（ノルアドレナリン分野）と衝動（セロトニン分野）が回復すれば，「『うつ病』に効いた」ということになります．

ところが，三環系抗うつ薬には「抗コリン作用」という困った副作用がありました．「コリン」と聞いたら「アセチルコリン」でしたね．アセチルコリンによって伝達される自律神経系の働き（とくに副交感神経系）が害されてしまうものが「抗コリン作用」です．

口渇，便秘，目のかすみ，排尿困難が代表的．便秘と排尿障害がどんなに大変なことかは本書で今まで学んできましたね．目のかすみは，転倒事故につながりかねません．口渇はそこから飲水過多を引き起こして，電解質異常にもつながります．感覚的に「嫌だなぁ」というだけでなく，人体の働きからも「嫌なことが起こりそう……」な副作用ですね．

ほぼ同じ時期に四環系抗うつ薬もでき，副作用を少し軽くでき，多少は即効性も出せるようになりました．

選択的セロトニン再取り込み阻害薬（SSRI）

選択的セロトニン再取り込み阻害薬（SSRI）には共通の形はないんだよ！

でも，やっぱり抗コリン作用のせいで使いにくくて仕方ありません．そこでできたのが「選択的セロトニン再取り込み阻害薬（SSRI）」．三環系・四環系を「旧世代抗うつ薬」，選択性セロトニン再取り込み阻害薬以降を「新世代抗うつ薬」などとよぶこともあります．「選択的」とあるように，セロトニンだけを増えた状態にします．

抗コリン作用が出現しにくかったため，めでたしめでたし……と思いきや，別の副作用が出てしまいました．それが悪心（吐き気）・嘔吐といった消化器症状です．

また，選択性セロトニン再取り込み阻害薬を使うときに気をつけなくてはいけないのが「セロトニン症候群」．これは，セロトニンが正常濃度で出る「副作用」ではありません．セロトニン濃度が「中毒域」になってしまったときに出る中枢神経系の症状です．

下痢・発汗から始まり，振戦やミオクローヌス，運動失調が続きます．

放置すると失見当識・固縮を起こして，てんかん重積発作や心血管系の虚脱が起こり，昏睡から死に至ります．

抗うつ薬のそのほかの副作用

アカジジア

じっと
してられない！

中断症候群

よくなったと思ったのに
薬をやめたら頭痛が！

また，一般的な抗うつ薬使用で出うるのが「アクチベーション症候群」や「中断症候群」．

アクチベーション症候群は，今まで抑えられていた「衝動」がもとに戻る（ときには過剰になる）せいで，不安・焦燥感や衝動性が出てくること．静座不能（アカジジア）が出ることもありますよ．「正座」ではなく「静座」不能．主観的にも客観的にもじっとしていられない状態です．

中断症候群は，その名の通り抗うつ薬の急な中断で生じる悪心，めまい，不安，頭痛などのこと．薬の自己中断をしてはいけない理由の1つですね．

つなげて知ろう　精神疾患に使う薬で出る副作用

精神疾患で使われる薬は，どこかの精神伝達物質に関係し，複雑な副作用につながる可能性があります．そのうちの1つ「出てきてほしくない（命令していない）動きが出てしまう」錐体外路症状を簡単にまとめておきます．

錐体外路症状は，ドーパミンやその受容体が邪魔されたことで出てくる症状．パーキソニズム，アカシジア，ジストニア，ジスキネジアがここに含まれます．パーキソニズムは「パーキンソン病（様）症状」のこと．アカシジアはじっと座っていられない（「静座不能」）ことです．「足がむずむずする…」などと表現されますよ．ジストニアは一定の姿勢・状態を取り続けてしまうこと．まぶたを開けにくい「眼瞼けいれん」，首と肩が傾く「痙性斜頸」，字を書きたいのにうまく動かない「書痙」などが含まれます．ジスキネジアは主に顔に出てしまう意図しない動き．口のまわりのもごもごした動きが代表的ですね．

これらの症状が出たら，薬の減量・中止をしたいところです．でも精神疾患の状態によってはそうも言っていられません．仕方なくほかの薬で対処すると，新たな副作用が出る可能性もありますよ．「意図しない動きが出てしまう！」という患者さんの辛さを受け止めて，けが防止などの具体的な対策を一緒に考えてくださいね．

パーキソニズム
アカシジア
ジストニア
ジスキネジア

神経伝達物質
ドーパミン

ドパ
66

ぼくや
ぼくを受け止めるところが
邪魔されちゃうと…

❸非薬物療法

📖 第102回午前55，第103回午前69

非薬物療法にはいろいろありますが，主に用いられるのは精神療法．「どこに注目して何を変えていくのか」で，これまたたくさんの種類があるのですが，よく使われるものが「認知行動療法」です．これは，偏ったものの考え方・とらえ方（認知）を，バランスのとれたものに変えていく方法です．

たとえば，メールやメッセンジャーアプリの返事が来なかったとしましょう．うつ病の人では「……嫌われた……自分のせいだ……」と罪責感や抑うつ気分を増強させがち．このときに「自分のせいじゃない理由」を思い出せたら，どうなるでしょうか？　相手が何か手を離せない作業中だったら，スマホを手にして返事することはできませんね．この例を思い出せたら，「嫌われた」「自分のせいだ」と考えなくて済みます．「すぐメールやラインの返事が来なくて悲しい」や，「何してるんだろう？　ちょっと不安……」などは残るかもしれませんが，感情の下向き度合いはかなり変化するはずです．物事の捉え方（認知）のゆがみを修正できる，これが認知行動療法です．

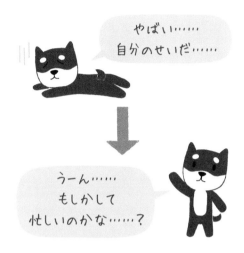

精神療法のスタートは，「うつ病」というものを正しく理解してもらうところにあります．「一進一退があり」，「治療には少なくとも約3か月かかること」．「なまけではなく病気」なので，「できる限り休養をとる」こと．「出された薬は欠かさずに服用」して「治療が終わるまで重大な決定は先延ばし」．そして「自殺をしないように」ですね．

「うつ病」はこじらせてしまうと大変です．初回発症の半数以上は再発し，再発するほどどんどん頻繁に発症するようになってしまいます．だから軽視せずに，しっかりと休養をとることを意識してくださいね．うつ病にほかの精神症状が加わってくることもありますよ．たとえば躁状態（や軽躁状態）が加わると，次回のおはなしの「双極性障害（躁うつ病）」ですね．

SSRI

中度以上で主に
使うのはこっち！

三環系抗うつ薬

ときによっては使うから
副作用に注意！

＊

軽度のうつ病なら，非薬物療法が主になります．必要に応じて抗うつ薬を使うこともありますが，効果が出るまで早くとも数日かかります．

最初は不眠・不安対策の抗不安薬が使われますよ．中度から重度のうつ病では，抗うつ薬（選択性セロトニン再取り込み阻害薬）が使われます．場合によっては三環系抗うつ薬も使われますね．

そのときには副作用の存在と対処をお忘れなく．あまりに自殺企図が切迫しているときには，適切な電気刺激により神経細胞の働きをリセットさせる「修正型電気けいれん療法」が用いられることもありますよ．

❹少し特殊なうつ病

仮面うつ病，季節性うつ病，産後うつ病，非定型うつ病

うつ病の基本スタイルがわかったところで，少し特殊なうつ病も簡単に．「仮面うつ病」は，身体症状が前面に出て，本来は主になるはずの"気分の変調"が隠れてしまっているもの．「季節性うつ病」は，秋から冬に発症して春夏に寛解することが多い，特定季節で発症するもの．「産後うつ病」は，産後1〜3か月に多い罪責感が強く出るものです．罪責感の内容に多いのは育児の悩みと母親としての役目が果たせないことですね．

産後うつ病は，マタニティブルーとは違いますよ．マタニティブルーは産後3日後くらいから出る，涙もろさがメインになる情動変化．出産後の女性ホルモン分泌量の急激変化が一因ですからね．

また，「非定型うつ病」という上向き気分への変動がみられるうつ病もあります．こちらは「過眠」や「著しい食欲増加」だけみると，うつ病とはなかなか気づけません．でも抑うつ気分に「手足の異様な重さ」や「長期対人関係異常等による著しい社会的・職業的障害」もみると，先ほど確認したうつ病の病態と重なってきますね．

いずれも基本は「うつ病」なので，治療の方向性や気をつけることは一緒です．ただ，季節性うつ病には「高照度光線療法」が効きます．毎日，1〜2時間1500〜10000ルクスを浴びる治療方法です．大体ですが，晴れている日（南側に窓がある）の屋内〜曇りの日の屋外くらいの光です．

セロトニンは，睡眠サイクル（概日リズム）に関係の深いメラトニンのもとになっています．メラトニンは，視覚で感じ取った光をもとに分泌調節がされることを思い出せば，「メラトニンをつくるためにセロトニンをつくる，だからセロトニン不足のうつ病が治るんだ！」とイメージできるはずです．

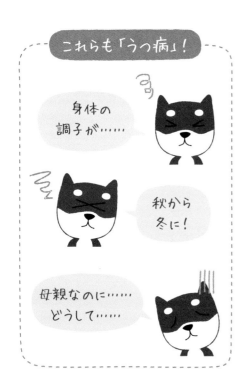

これらも「うつ病」！

身体の
調子が……

秋から
冬に！

母親なのに……
どうして……

光ってセロトニンと
関係深いんだよ！

ステロイドやインターフェロンなどによるうつ病

鉱質コルチコイド　　糖質コルチコイド

卵胞ホルモン

男性ホルモン　　　　黄体ホルモン

マタニティ・ハイ（ブルー）は
女性ホルモンと関係があるよ

インターフェロン

僕も精神に
影響するよ！

先ほど「ステロイドやインターフェロンでも（外因性）うつ病になる」とおはなししました（p.253）．薬物で起こる精神症状を少し補足しましょう．

ステロイド（人体内のステロイドホルモンも含む）は，気分障害，精神病症状（幻覚・妄想など），睡眠障害，せん妄を引き起こすことがあります．血中ステロイド濃度が低いと抑うつ状態，高いと次回でおはなしする躁状態が出てきます．妊娠に伴う，いわゆる「マタニティハイ」と「マタニティブルー」は，女性ホルモンがステロイドホルモンであることを思い出せば理解できそうですね．

なんらかの治療にステロイドを使用している場合，うつ病と診断されたら，治療最低値までステロイドを減量するか，うつ病寛解まで中止となります．不眠・不安がみられた時点で気づいて，気分安定薬などで対処できれば治療を続行できますので，ちゃんとサインに気づいてくださいね．

インターフェロンは，使用1週間〜1か月で精神症状が出てきます．抑うつ状態，せん妄だけでなく，躁状態が出ることもあります．感染性疾患の治療成果が出始めた頃に精神変化が出てくるので，要注意．希死念慮が出てきたら，インターフェロンが一時中止になることもありますよ．

化学物質による精神症状

一酸化炭素

ヘモグロビンのことが大好きだ！
捕まえたら離すもんか！

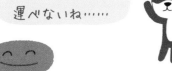

捕まったら酸素は
運べないね……

いったん回復した後にも
注意が必要だよ！！

薬だけでなく，一般的な化学物質中毒でも精神症状が出てきます．

中枢神経を直接おかしくする薬物はたくさんあります．各種神経症状が出てくる硫化水素や農薬，重金属やシアン化合物が代表例．精神面にも影響が出るものとして，一酸化炭素中毒をおはなししましょう．

一酸化炭素中毒は，大脳組織に無酸素症を起こし，脳障害を引き起こすものです．それは，一酸化炭素が酸素よりもはるかに強く赤血球のヘモグロビンと結びつくから．捕まったヘモグロビンは，もう酸素を運べません．初期症状は頭痛やめまい，息切れ．易疲労感やイライラを感じることもあります．これだけでは一酸化炭素中毒と気づけないかもしれませんが……悪心（吐き気）・嘔吐（精神面では興奮や脱力感）が出たらもうかなり危険です．無色無臭な存在なので，逃げたいときにはもう身体が酸素不足で動かない可能性があります．ここまでが，急性の一酸化炭素中毒でのおはなしです．

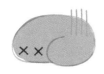

早く酸素ちょうだい！

運よく助かっても，まだ安心はできません．急性中毒から回復後，数日から数週間を経て，急に症状が出て日ごとに悪化していく遅発性一酸化炭素中毒もあります．出る症状は意欲低下，見当識障害，記憶障害，異常行動，パーキンソニズム，不随意運動や意識障害など．急性中毒時の脳浮腫から広範なびまん性脱髄を起こしたことが原因とされています．

軽症なら，赤血球内のヘモグロビンと一酸化炭素が結びついたものを全体の5％以下にするために，リザーバーマスクを使って酸素100％の吸入になります．中等度から重症では，高圧酸素療法になることもありますよ．

ま と め

精神（脳の働き）に対する血液や脳脊髄液，薬や神経伝達物質の働きを読んでみてどうでしたか？　よくわからない「精神」が，ほんの少し「わかるかもしれないもの」に変わっていれば大進歩！　少しでも多くイメージできるようになるといいですね．次回は実習でよく出会う精神疾患について，みていくことにしましょう！

といてみよう！ 国試問題

第103回午後56 ➡p.248

Aさん（80歳，男性）は，肺炎と高血圧症で入院している．入院日の夜からAさんにはせん妄の症状がみられる．Aさんの家族は「しっかりした人だったのに急におかしくなってしまった」と動揺している．

せん妄についてAさんの家族への説明で正しいのはどれか．

1. 「認知症の一種です」
2. 「昼間に起こりやすいです」
3. 「一度起こると治りません」
4. 「環境の変化で起こることがあります」

第108回午前66 ➡p.248

入院患者のせん妄（delirium）に対する予防的介入で適切なのはどれか．

1. 可能な限り離床を促す．
2. 昼間は部屋を薄暗くする．
3. 家族や知人の面会は必要最低限にする．
4. 夕方に短時間の睡眠をとることを勧める．

第101回午前14 ➡p.249

認知症（dementia）を説明しているのはどれか．

1. 知的発達の遅延
2. 意識障害の出現
3. 全身の筋肉の進行性萎縮
4. 一度獲得した知的機能の衰退

第106回午前58 ➡p.251

Lewy〈レビー〉小体型認知症の初期にみられる症状はどれか．

1. 幻視
2. 失語
3. 脱抑制
4. 人格変化

第107回午後13 ➡p.253

典型的なうつ病の症状はどれか．

1. 幻聴
2. 感情失禁
3. 理由のない爽快感
4. 興味と喜びの喪失

第103回午前58 ➡p.254

高齢者のうつ病の説明で正しいのはどれか．

1. 電気けいれん療法は行わない．
2. 認知症との区別はつきやすい．
3. 三環系抗うつ薬を第一選択薬とする．
4. 若年者と比べて身体症状の訴えが多い．

第102回午前55 ➡p.257

電気けいれん療法の適応となるのはどれか．

1. 失見当識
2. 重症うつ病（depression）
3. 悪性症候群（malignant syndrome）
4. Parkinson〈パーキンソン〉病
   （Parkinson's disease）

第103回午前69 ➡p.257

認知行動療法で最も期待される効果はどれか．

1. 過去の心的外傷に気付く．
2. 薬物療法についての理解が深まる．
3. 物事の捉え方のゆがみが修正される．
4. 自分で緊張を和らげることができるようになる．

国試問題の答え

第103回午後56	4	第107回午後13	4
第108回午前66	1	第103回午前58	4
第101回午前14	4	第102回午前55	2
第106回午前58	1	第103回午前69	3

第20回 精神② 双極性障害，統合失調症，物質使用障害，ストレス障害

今回は看護実習でよく出会う双極性障害と統合失調症についておはなししましょう．
「神経伝達物質」と「薬」に注意してくださいね．
また，各種物質使用障害やストレス障害も，本人だけでなく周囲に影響の大きい障害．
これらについても簡単に紹介していきますよ．

双極性障害

概要と症状 第99回午後88

第19回でちらりと名前の出た双極性障害(躁うつ病)は，双極性感情障害ともよばれます．著しく気分が高揚する病相(エピソード)と，意欲が低下して憂鬱になる病相の，両病相を繰り返す精神疾患が，双極性障害です．遺伝的素因と身体要因と心的要因が関係している点では，うつ病と同じですね．

抑うつ病相については，前回おはなしした「抑うつ状態」と同じ．躁病相は，「高揚気分」と「イライラ・易怒性」が主になる状態(躁状態)です．単なるハッピーな気分(高揚)だけではなく，怒りやすさやイラつきが出てくることもお忘れなく．これは外部に対して怒り・イラついているだけではなく，自分の内部感情・感覚に十分についていけないがゆえの怒り・イラつきも含まれます．

ほかにも出てくる症状は「自分が偉くなったように感じる(自尊心肥大・誇大妄想)」，「眠らなくても平気(睡眠欲求減少)」で，「すごい勢いで話し続ける(多弁)」，「次々と考えが浮かんできて思考がまとまらない……(観念奔逸)」状態です．さらに「いろいろなことに関心が向くけど持続しない(注意散漫)」，「疲れがわからず，動くのが止まらない(活動増加)」がみられ，「一度買いだしたら止まらない……(困った結果になる可能性が高い快楽的活動への熱中)」なども出てきます．

躁状態では，自己の消耗だけでなく，経済的消耗も心配ですね．

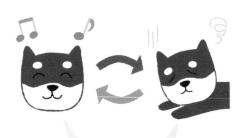

これが極端に出たのが
双極性障害……

治療

躁とうつ，
どちらにも
よく効くけど……

「電解質への作用」
（神経細胞電気伝達など）の
可能性はあるけど，
具体的機序は不明だよ

　治療の方向性は，「うつ状態を治し」「躁状態を治し」「再発を予防すること」．これらすべてに共通する薬が，気分安定薬のリチウムです．

　リチウムは，具体的にどこの神経伝達をどのように邪魔しているのかについては，よくわかっていません．ナトリウムイオンやカリウムイオンといった電解質に作用する可能性があるので，神経細胞の情報伝達全般に（抑制的に）作用しているのでは，と考えられています．実際に使用すると，効き始めるまでに多少時間はかかりますが，躁病相とうつ病相のどちらの状態も改善されます．

　ある種，便利ではありますが……中毒症状は重いので，血中濃度には要注意です．具体的には，消化器系症状は悪心（吐き気），嘔吐，下痢．循環器系症状は，血圧低下，不整脈，T波が陰転化する心電図異常．泌尿器症状として，乏尿，尿崩症，アシドーシス．中枢神経系症状は，意識障害，発語障害，嚥下障害，知覚障害，ミオクローヌス，筋力低下．ほかにも甲状腺機能低下などが起こってきます．血中濃度が高くなり，これらの症状が出始めたら一刻も早く報告を！　あとは気道を確保し，酸素療法の準備を始めてください．

経過と看護

双極性のうつ状態には，
抗うつ薬は使っちゃダメだよ！

　躁状態は，急に悪化することがあるので，入院が必要なことが多くなります．双極性障害のうつ状態には一気に躁状態に移行する可能性があるので，抗うつ薬を使わないことが原則です．再発予防には，本人のみならず，家族ぐるみで双極性障害というものを理解する必要があります．初期徴候で早く受診すれば，薬などでコントロールしやすくなりますね．もちろん，薬だけでなく，睡眠をはじめとする生活リズムから整えていくことが大事です．

　発症は30歳代以前が多く，うつ状態から始まるとうつ病と間違われることもあります．再発の傾向は，うつ病と同じですよ．

　躁病相が少なくとも1回あるものは双極性障害I型．躁病相がなく，軽躁病相と抑うつ病相が少なくとも1回あるものを双極性障害II型とよんでいます．

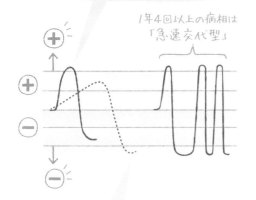

「少なくとも1回の躁病相」が
Ⅰ型！

1年4回以上の病相は
「急速交代型」

「躁病相なし」かつ
「軽躁病相と抑うつ病相が1回以上」が
Ⅱ型！

双極性障害Ⅱ型では軽躁病相のときに「調子が良くなった，もう平気だ！」と勘違いしてしまうことがあります．社会生活上で問題を生じにくいことからも，このときに薬をやめてしまいがちです．そして薬の効果が切れて，軽躁病相が終わると「うつが再発した……」と誤解してしまうのですね．ちゃんとした知識さえあれば，薬をやめずに良好なコントロールを続けることができるはずです．

なお，1年に4回以上の病相が出る急速交代型も10〜15％ほどみられます．数か月で気分が大きく変わりますので，本人も周囲も振り回されがちです．事前の情報提供の必要性が高いこと，わかりますよね．

統合失調症

概要

ドパ

セロ

神経伝達物質が
関係するからね

精神の領域でもう1つ大きな区分があります．統合失調症とよばれる状態です．主に思春期に発病し，特徴的な思考障害・自我障害・感情障害・人格障害などが主な症状．

その多くは慢性に経過する原因不明の精神の病気で，2002年までは「精神分裂病（精神分裂症）」ともよばれていました．詳細な原因は不明ですが，遺伝的素因，心因ストレスをもとに，神経伝達物質のバランス異常が関連していることはわかっています．ここではドーパミンやセロトニンが関係しています．

人口の約1％（約100人に1人）で発症するとされるので，結構身近な病気ですね．

症状

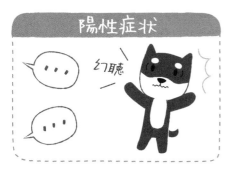

統合失調症の症状には
2タイプ……

統合失調症には「陽性症状」と「陰性症状」があります.

陽性症状の代表は,幻聴,被害妄想,考想伝播,滅裂思考.「自分の考えが知られてしまう」または「相手の考えが読める」というのが考想伝播.「頭の中が混乱してまとまらない！」が滅裂思考です.

陰性症状の代表は,意欲低下,注意低下,自閉的生活.「外出なんかしたくない,着替えもせずに寝てばかり……」が自閉的生活の例.

躁病相とうつ病相を極限化したようなイメージですね.

さらに,生活機能を障害する認知機能障害も加わります.「計画を立てられず,臨機応変も効かない……」ような実行機能の障害や,「同じ仕事は短時間しか続かない」といった注意の障害.言ったことも言われたことも忘れてしまう言語的記憶の障害も出てきます.前頭葉や側頭葉の機能障害が起こっていることが考えられますね.

以前は,身体の中で何が起こっているのかわからず精神病棟への長期入院で対処していましたが,それによって社会と隔絶され,結果として居場所が病棟内しかなくなってしまったことはご存知の通り.現在は薬物療法と精神療法,それにリハビリテーションを加える治療が主流です.ここの薬も,少々説明が必要ですね.

治療薬と副作用 📖 第107回午後60,第104回午後79,第109回午前66

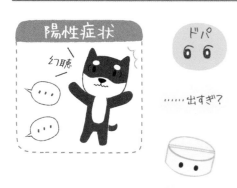

ドパ
6 6

……出すぎ？

だからドーパミンを邪魔するのが
定型抗精神病薬

統合失調症の治療に使われる薬が「抗精神病薬」です.目的は,「妄想や幻覚といった陽性症状を改善」し,「陽性症状から生じる混乱や興奮を軽減」して,「陰性症状を改善して,再発を予防する」ことです.

陽性症状は,よくみると大脳の神経細胞が暴走している状態にみえます.このときの頭の中では,神経伝達物質のドーパミンが過剰に出ています.「ならばドーパミンの働きを邪魔すれば,陽性症状が止まるのでは？」ということでつくられたものが定型抗精神病薬です.

実際にドーパミンの働きを邪魔すると,邪魔のやり方によって,「幻覚・妄想を止めるのによく効く」ものや,「混乱や興奮を止めるのによく効く」ものができました.「万歳！」といいたいところですが……やはり副作用が出てしまいました.抗精神病薬に特徴的な副作用で「錐体外路症状」とよばれる副作用です.

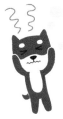

錐体外路症状は，
本人の意識と
無関係なんだけど……

知らずにみると
「怖い」「何したいの？」と
思われちゃうよね……

 メジャー
トランキライザー

 マイナー
トランキライザー

陽性症状特化！　　全般的に……

どちらも副作用としては口渇，
便秘，眠気，だるさ……

代表的なものは4区分.「アカシジア（静座不能）」「パーキンソン症状」「ジスキネジア」「ジストニア」です.

アカシジアとパーキンソン症状についてはもうわかりますね.アカシジアは，抗うつ薬の副作用で出てくる「アクチベーション症候群」.パーキンソン症状については，第19回のパーキンソン病のところでおはなししてあります.これらは，神経伝達物質セロトニンの回復とドーパミンの抑制で出てきてしまう身体症状です.

ジスキネジアは，口周りの筋肉が勝手に動いてしまうもの.ジストニアは，筋肉の一部がこわばってしまうものです.

意図的に大脳が命令する筋肉への信号が通るところが「錐体路」ですから，「錐体外路」とある以上，無意識（意図しない）動きであることもわかります.これらの動きが，本人の意思とは無関係に出ると，ほかの人からみて「何をしたいのかわからない」「怖い」という印象をもたれがちです.だからこそ，相手との関係性に対する精神療法なども必要になってくるのです.

当然，これらの副作用を改善した「非定型抗精神病薬」もつくられました.認知機能改善にはよく効きますが，陽性症状への効きは穏やかです.陽性症状に特化した定型抗精神病薬はメジャートランキライザー，そうではない非定型抗精神病薬はマイナートランキライザーともよばれますよ.

そのほかの一般的な副作用 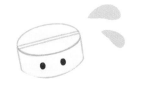 第103回午後70

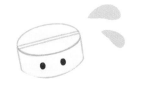

抗コリン作用や
悪性症候群には要注意だよ！

抗精神病薬一般の副作用として，口渇，便秘，眠気，だるさがあります.口渇，便秘……ときたら，抗コリン作用ですね.ほかにも，糖尿病，高血圧，体重増加，乳汁分泌や無月経，性欲低下といった内分泌系の異常がみられることもあります.

副腎皮質ホルモン過剰症と高プロラクチン血症の状態になっていることはわかりますか？　また，「悪性症候群」とよばれる39℃以上の高熱，筋肉硬直，意識障害を伴う状態に陥ることもあります.

薬の反応によるものか，ほかの原因によるものか，一見わかりにくいことは事実.少なくとも，「こういう現象が起こり得る.そうしたら，どこどこがピンチになる.ちゃんと対処しなくっちゃ！」，この心構えと準備はしておいてくださいね.いずれも放置できる状態でないことは，今まで学んできたみなさんならわかってくれるはずです.

薬物療法以外の方法

　精神療法には「個人対個人」以外に，集団療法も含まれます．援助者を交えて，病気を有するもの同士のコミュニケーションをとる練習を通して，一般社会での適応力を身につけていくのです．

　リハビリテーションは生活支援の中核．どうすれば社会の中で生活していけるかを，本人主体に考え，フォローしていくのです．ここでは各種社会資源の活用がポイントになります．詳しい内容は，法制度理解や各看護分野にお任せします．単なる作業療法，生活指導にとどまらず，最終的に就労可能状態になって，社会で生活していくにはどうしたらいいかを，一つひとつ目標立てて，現実化していくお手伝いをしていってください．

＊

　本書では今まで，せん妄，認知症，うつ病，双極性障害，統合失調症とおはなししてきました．少しずつ「精神」の異常状態について理解できてきたはずですよ．遺伝と身体と心因の複合が多いことと，神経伝達物質と症状と薬（さらには副作用）についても，「なんとなく……」であってもわかってきたはずです．

　本人だけでなく，家族を含む環境も考える可能性がイメージできてきたところで，次は物質使用障害（いわゆる「依存症」）のおはなしに入りましょう．アルコール使用障害で全体像を理解してから，それ以外の使用障害についても補足しますね．

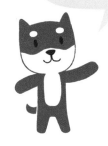

「精神」は
複合影響が大きいよ
（「家族」も「環境」だよね）

物質使用障害

❶アルコール使用障害

概要

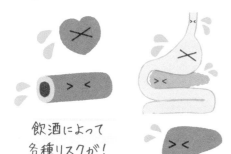

飲酒によって
各種リスクが！

アルコール使用障害（依存，乱用を含む）は，飲酒のコントロールを失い，本人または周囲が，社会的，経済的，身体的，心理的不利益を大きく被っている状態です．壮年から高齢の男性に多く，常に酒を探し回る「脅迫的飲酒欲求」が出てくることがポイントです．

アルコール（酒）によって身体に何が起こり得るかについては，今まで勉強してきましたね．消化器系では食道静脈瘤，胃炎，肝障害や膵炎のリスク，循環器系では心肥大，心筋症，動脈硬化のリスクになりました．

原因

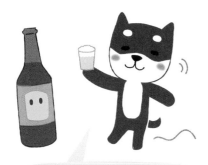

顔面紅潮は
「末梢血管の収縮抑制」の
外れ……
（感覚も運動も中枢も……
みんな麻痺していくよ！）

では，これらリスクがあるのになぜ依存に陥るのか．その一因は，アルコールによる神経抑制にあります．

アルコールは，神経細胞の情報伝達を麻痺させていきます．ヒトは全身（や精神の働き）を常に「コントロール」していますね．コントロールしているということは，いつもどこかで「抑制（～しちゃだめだよ）」がかかっているということです．

ごく低濃度のアルコールが血液中に入ると，この抑制が少しずつ麻痺していきます．末梢血管を収縮させている抑制が外れると，顔面紅潮や赤鼻といった末梢血管の拡張．精神機能の不安や恐怖を担当している部分の抑制が外れると，陽気・多幸感が出てきます．気分がよくなる「ほろよい」状態ですね．

これ以上アルコールの濃度が上がるとどうなるか．運動神経が麻痺してくると，ふらつき，千鳥足，手指振戦が出てきます．意図せずとも声が大きくなることも，運動神経のコントロール異常です．感覚神経が麻痺してくると，幻視などの感覚障害も出てきます．

それでも飲み続けると中枢神経系まで麻痺し，呼吸が止まってしまうこともあります．急性アルコール中毒のおはなしそのものです．

症状と経過 　📖 第100回午後79

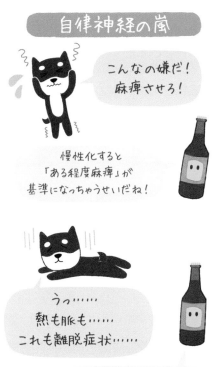

自律神経の嵐

こんなの嫌だ！麻痺させろ！

慢性化すると「ある程度麻痺」が基準になっちゃうせいだね！

うっ……熱も脈も……これも離脱症状……

断酒から半年、ずーっとこんな状態……

飲酒慢性化によって，神経は「ある程度麻痺した状態」が基準状態になります．ここで飲酒を断つと，12～24時間以内に幻覚（主に幻視）が出て，続いて1～3日内に「自律神経の嵐」とよばれる症状が出てきます．頭痛，悪心，嘔吐，不眠，発汗，手指振戦……不快な症状ですね．さらに中枢障害としてけいれん発作，精神症状として不機嫌，焦燥，不快，抑うつ気分，易刺激性が出てきて，実に嫌な気分．身体も精神も，不快ではなく快を求めます．「こんな嫌な状態は我慢できない！　酒だ！　麻痺させろ！」……身体・精神両面から依存完成です．

それでも頑張ってアルコールを断っていると……今度は断酒して4週間ほどまでに，もっと強い精神症状が出てきます．せん妄，意識障害，失見当識，過度の興奮に加え，発汗，発熱，頻脈も出てきます．それでもものすごく頑張ってアルコールを断って，半年後くらいまでは遷延性離脱症状が出続けます．最初に出た不機嫌や易刺激性といった精神症状が，ここまで続くのです．

一度依存化してしまうと，これら離脱症状を乗り越えるのは至難の業．一度でもアルコールを口にすれば，もとの状態に逆戻り（スリップ）．「治癒」という状態もありません．だから，本人だけでなく家族，家族だけではなく社会環境が必要になってくるのです．

治療

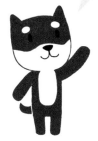

本人の治療の意志が大事なんだよ！

本人と家族を交えた情報提供はとっても大事．家族の行動が意図せずに飲酒を支援する「共依存」になりがちな，「家族病」でもあるからです．

従来，依存症になった人は，家族，職，財産をすべて失い，社会的に孤立（底つき体験）をしないと，自ら治療の必要性を認めないと考えられてきました．でも，そこからでは各種の回復までに恐ろしく長い時間がかかります．

だから本人が，もっと早い時点で「治療しないといけない！」と決心することが大事．そのためにも断酒会や家族会への情報提供の意味があるのです．急性期には入院して，抗不安薬と輸液による水分・栄養補給．離脱症状に対しては対症的に抗不安薬，抗精神病薬，睡眠薬を用います．薬がお手伝いできるのはそこまで．あとは酒を飲んでも気持ちよくなれないような薬（断酒薬）を使いつつ，本人の意志をチームで援助していく必要があります．

❷そのほかの物質使用障害

概要 📝 第100回午前78

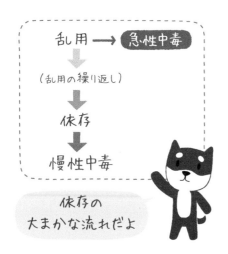

乱用 → 急性中毒

↓

（乱用の繰り返し）

↓

依存

↓

慢性中毒

依存の
大まかな流れだよ

アルコール以外の精神作用物質依存も，大枠は同じです．「薬物使用障害」は，覚醒剤，大麻，シンナー，処方薬などの乱用・繰り返しを経て，その使用を自らコントロールできなくなり，それなしには生きていけない状態に陥ること．

スタートは，薬物を社会的許容から逸脱した目的や方法で自己使用する「乱用」．薬物の作用によって，脳の神経細胞に異常が起き，身体症状や意識障害を引き起こします．これは数時間から数日で覚める「急性中毒症状」です．さらに乱用を繰り返し，次第に耐性ができるため，使用量が増加していきます．自己コントロールができずに止められない状態が「依存」．行きつく先は，脳に器質的異常が出て，幻覚・妄想，人格変化が起こり，社会的機能が低下する「慢性中毒症状」です．

原因と治療

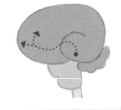
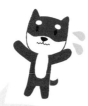

ドパ
6 6

欲動担当ドーパミンの
働くところだ！

A10神経系

「薬物」を自己コントロール
できない理由はここだ！

「自分はコントロールできるから1回くらい平気！　意志が強いんだ！」

こう思う人は多いのですが……乱用からの依存は「意志」の問題ではありません．脳神経系の「報酬系」とよばれるところがおかしくなることが原因です．

おかしくなるところはA10神経系とよばれるドーパミンの作用経路．ドーパミンは「欲動」担当でしたね（第19回）．ここが発作的に「薬だ！　薬をよこせ！」と働いてしまう結果，自己の意志よりももっと深い基礎欲求のレベルから「薬物」を求めてしまいます．だから，「自己コントロール」ができない状態になるのです．

急性中毒症状に対しては，補水をはじめとする栄養療法が基本．ここに心身を休めるための睡眠薬や抗精神病薬が追加されます．慢性中毒では，精神症状に対処するための抗精神病薬と，アルコール使用障害と同様の社会支援が必要になってきます．

具体的な薬物について

個別に薬物の補足．

大麻は，中枢神経を抑制する方向に働きます．アルコールと同じ方向性ですね．使用後は朦朧（もうろう）状態に陥るため，本人の安全（もちろん周囲の安全も）に配慮する必要があります．

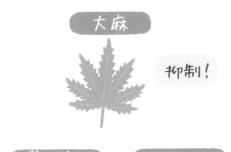

大麻

抑制！

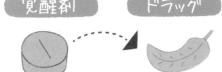

覚醒剤　　ドラッグ

興奮！

咳止め薬（咳中枢麻痺）は
大麻成分に近いもの！

これに対して覚醒剤は，中枢神経興奮系．心身の抑制を無視するほどの興奮を生じさせる結果，「性欲などの快刺激助長」を引き起こします．急性中毒には興奮や意識障害を伴う錯乱も出てきます．

使用後，数日で出てくるのが「反跳現象」．アルコール離脱症状と同様の，脱力，疲労，抑うつ気分，過食，嗜眠が出ます．「離脱」さえしなければこれらの症状は出ません．だから「やせる薬（食欲を抑えられる薬）」や「疲れない薬」とされて，薬物使用が蔓延する原因にもなります．

そして，助長された「快」に慣れてしまえば，もとの状態は「不快」ですから，依存へと一直線です．慢性化すると少量の再使用でも再燃するだけでなく，ストレス，疲労，飲酒でも再燃（自然再燃）を起こし，社会機能が低下した状態で固定してしまいます．この覚醒剤に似た成分を，適当な植物に染み込ませたものが「ドラッグ」．頭にどんな文字がついていようが，全て「覚醒剤作用を有するもの」です．

シンナーに代表される有機溶媒も，薬物依存を引き起こします．慢性中毒で幻覚・妄想が出てきますので，社会機能が著しく害されますね．

医療機関から処方された薬も，使い方を間違えれば立派な依存症薬物．意外なほど身近にある鎮咳薬（咳止め）が，乱用で依存症を引き起こします．

咳止めの主成分は，大麻などに含まれるアルカロイド（もしくはそれに似た形のもの）．咳中枢を麻痺（抑制）させて咳を止めていることと，アルコール使用障害の基本メカニズムを思い出せば，納得できますね．呼吸中枢のおはなしのところ（第15回）で，咳中枢についても簡単におはなししてあります．

ストレス障害

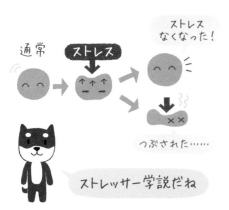

通常　ストレス　ストレスなくなった！

つぶされた……

ストレッサー学説だね

アルコールに代表される物質使用障害についておはなししてきましたが，アルコールを用いてまで精神の働きを麻痺させたいほど，ショックな出来事が起こり得るのも事実です．

ヒトの心と身体は，ストレスに対しての防御機能を備えています．ゴムボールをイメージしてください．ストレスは，そこに外側からかかってくる力．力がかかったときにすぐにつぶれないように，ヒトは各種ホルモンを出して抵抗力を上げます（つぶれないように内圧を上げる）．やがて外側からの力がなくなれば，万歳．これが「ストレッサー学説」とよばれる防御機能です．

でも，ホルモンが働く前に突発的に大きな力が働いたら，ぺちゃんこです．また，外側からの力がかかり続けたら，抵抗力を維持できなくなってこちらもぺちゃんこに凹んでしまいます．

そんな状態で精神（と身体）に生じてくるものが，「急性ストレス反応」と「心的外傷後ストレス障害（PTSD）」です．

❶急性ストレス反応，心的外傷後ストレス障害

急性ストレス反応

急性ストレス反応とは，災害，犯罪被害などの命にかかわるような深刻な出来事あるいは性暴力を体験・目撃したことが契機になって生じる急性一過性の精神障害．きっかけになるものが「トラウマ体験」ですね．

さまざまな症状が出てきます．不随意的にトラウマ体験の苦痛な記憶が反復される「侵入症状（フラッシュバック）」．幸福・愛情といった陽性情動を感じられない「気分の陰性変化」．トラウマ体験やそれに密接した関連記憶・思考・感情を意識的に（または無意識的に）回避する「回避症状」．強い不安やイライラのために不眠になる「覚醒症状」．他者の視点から自分をみているように感じる「解離症状」．ほかにも，生活範囲の制限や社会との信頼性喪失によって対人関係が変化し，社会的・職業的機能障害も出てきますね．

通常は，数日で落ち着くはず．1か月続くと，慢性化して「心的外傷後ストレス障害」になってしまいます．

身体的な応急処置（ファーストエイド）はイメージしやすいものですが，心理的応急処置（サイコロジカルファーストエイド：PFA）も必要ですね．内側からのストレス防御が間に合わなかった分，外側から心の安全・安心の確保を提供してあげてください．

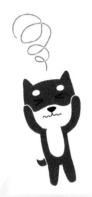

思い出したくないのに……
（急性ストレス反応は
慢性化しないようにフォローして！）

心的外傷後ストレス障害（PTSD）　📃第100回午後16

心的外傷後ストレス障害（PTSD）は，多くの人にとっては日常見慣れない突然の衝撃的出来事の経験または目撃によって生じ，1か月以上慢性化してしまったもの．本来なら，ヒトの身体は過度な恐怖体験をそのままの形では記憶しません．

大脳基底核（大脳辺縁系のそば，本能レベルに作用するところ）にある扁桃体は，「恐怖」によく反応するところ．記憶を担当する大脳辺縁系にある海馬に，「これはそのまま記憶しないで！　もうちょっとオブラートにく

PTSD：post traumatic stress disorder，心的外傷後ストレス障害
PFA：psychological first aid，心理的応急処置

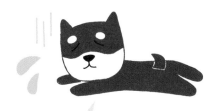

慢性化しちゃうとPTSD
（扁桃体がうまく
働かなかったせいかも……）

るんで！」と特定の情報記憶を抑制する働きがあります．同時に，視床下部に「ホルモン出して！　ストレスに耐えなきゃー！」とお願い……これが，ヒトのストレスに耐えるための機能です．

でも，扁桃体がうまく働かないと，海馬は恐怖といった原因体験などをそのまま記憶してしまい，視床下部からストレスに耐えるためのホルモン分泌命令も出せません．そうすると，ずーっと嫌なことを思い出し，急性ストレス反応で出た症状が出続けてしまうのです．

成人では3か月ほどで約半数が回復しますが，1年以上残ってしまう人もいます．「すべて忘れたい！」とアルコール依存になってしまうリスクも高くなります．

治療は，主にトラウマ焦点化認知行動療法やEMDR（⊕，p.276）などの心理療法ですね．

❷適応障害

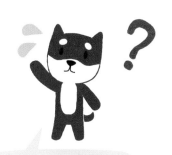

あれ？ あれ？
（もしかしてストレス？
適応障害？）

そこまで「衝撃的な体験など」に制限されずとも生じるものが「適応障害」です．ストレス状況に反応して，3か月以内に生じる不安，焦燥感，抑うつ症状などによって，日常生活や社会生活において著しい障害が起きている状態です．一見幸せそうな結婚や昇進などのライフイベントも「ストレス状況」になり得ます．

不安，焦燥，抑うつなどの情動症状と，社会的・職業的・生活的機能障害が出てきますね．

何はなくとも休養第一！　それから，環境の調整です．対象となるストレスを除ければよいのですが，そうもいかないこともあります．そんなときには認知行動療法などで，抵抗性や対処能力を上げていきましょう．早く治療を始めないと，うつ病に移行してしまうこともありますよ．

❸不安障害，強迫性障害，解離性障害

ストレスに対する防御の形は「ホルモン」と「記憶」だけではありません．ちょっと困ったストレス防御の例が，「不安障害」「強迫性障害」「解離性障害」です．

不安障害

不安障害とは，危険な状況や恐怖状況にあるときに生じる，過剰な不安によって引き起こされる各種の自律神経症状．思春期や青年期の女性に多

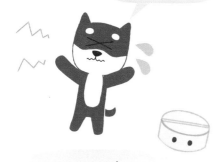

死にそうだ!!

パニック障害は
認知のゆがみ……
薬はSSRIを
使うこともあるよ

く発症します.「特定の恐怖症」や「社交不安障害」などもありますが,ここでは「パニック障害」についておはなししますね.

パニック障害とは,突然起こる激しい動悸,発汗,頻脈,震え,息苦しさ,胸部不快感,めまいなど(自律神経症状)の身体の異常とともに,「このままでは死んでしまう!」という強い不安感に陥る病気.

遺伝的要因と生理学的基盤(身体性・心因性),そして脳内神経伝達物質のバランス異常で起こります.20歳代前半の女性に多く,パニック障害をもとに公共機関や閉鎖空間などを含む広場恐怖が出てくることも.

認知のゆがみを修正する精神療法と,選択的セロトニン再取り込み阻害薬(SSRI)を用いる薬物療法が実施されます.治療しても約10％には効かず,悪化したり,抑うつ化したりすることもあります.薬が効いても,効果がちゃんと出たら飲み続けるのではなく,頓服（とんぷく）や漸減（ぜんげん）中止にしていきますよ.

強迫性障害

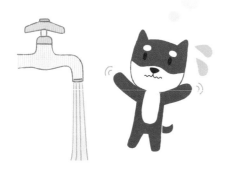

手を……
洗わなきゃ……
(強迫行為の例だよ)

強迫性障害は,強迫観念または強迫行為によって日常生活が妨げられてしまうもの.強迫観念は,本人の意志とは無関係に繰り返し湧き起こり,除去できない不快なイメージや考えのことです.強迫行為は,強迫観念に伴う不安を和らげるために行われる行動です.

たとえば不潔恐怖を起こして「つり革は汚い!」と考えてしまうことが強迫観念,不潔恐怖に基づいて意味なく手洗い・シャワーを繰り返してしまうことが強迫行為です.

一般的には,本人に「これって合理的じゃないよ……」という認識があります.うつ病の併存も多くみられますね.小児では不合理性の認識は少なく,チック障害やトゥレット症候群と併存することが多くなります.チック障害やトゥレット症候群については,次回おはなししますね.

とある事実・事態に直面しても強迫行動をしないように繰り返し練習する「曝露反応妨害法」とよばれる認知療法と,選択的セロトニン再取り込み阻害薬(SSRI)を中心にした薬物療法がとられます.

解離性障害 📝 第103回午後68

ほかの2つと比べるとイメージが難しいのが「解離性障害」.以前は,自己として統合されている意識・記憶・同一性・周囲の知覚などが喪失して,生活面でいろいろな支障が出る病気とされていました.現在はそれに加えて,運動機能や感覚の喪失,けいれんなどの身体的症状が出てくるものも含まれます.

SSRI:selective serotonin reuptake inhibitor,選択的セロトニン再取り込み阻害薬

……といわれても，どういう状態かわかりにくいですね．だから，もう少し具体的に．20～30歳代の女性に発症することが多く，「身体の病気はなく」，「明らかにストレスとなる心理的要因があって」，「解離状態」という症状が出る病気です．

解離状態に含まれるのは，「解離性同一性障害」，「解離性健忘」，「解離性遁走」，「離人感・現実感喪失症」，そして「転換症状」です．

解離性健忘は，外傷などの強いストレス出来事関連情報を思い出せないこと．解離性遁走は，家や職場から突然予期なく放浪に出てしまうもの．数時間で終わることもあれば，数か月に及ぶものもあり，その間は今までの生活のことを思い出せません．離人感・現実感喪失症は，繰り返し（もしくは絶え間なく）身体や心から引き離されたような感覚のこと．「他人をみているような感覚」ということで，急性ストレス障害の「解離症状」ですね．そして解離性同一性障害（多重人格障害）は，1人の中に2つ以上の別人格が存在し，他人格中のことは思い出せません．

ここまで読めば，「解離性障害は，『急性ストレス反応』のようなストレス原因に対し，忘却や回避行動を，本来の本人の意思とは無関係に取っているものだ！」とイメージできるはず．

これらの「解決できない問題に対する心理状態」が，身体症状になったものが転換症状です．失声，失立失歩のような運動障害，視覚や聴覚の感覚脱失や知覚麻痺，けいれんなどがみられます．

すごく多様な症状が出ますが，すべてに効果的な治療は存在しません．単純な1回性の出来事が原因なら，数週間レベルで急によくなることもありえます．でも，そうでないときには慢性化しがちです．

ストレスに対してなんとか適応しようとしているのが解離性障害．ストレス状況の変化がないまま，解離性障害だけをなんとかしようとするのは良策ではないことを忘れないでください．

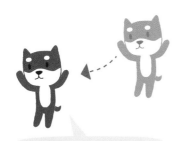

なんだか「自分」を
他人事のようにみてる……
（解離性障害の「離人感」だ……）

ストレスに対する
意思・意識外の反応として
転換症状（身体症状）も
出ることがあるからね！

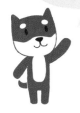

トラウマ焦点化認知行動療法(TF-CBT)：

　複数の治療法や教育をまとめたもの．不安時の対処法(呼吸法)も含まれる．治療法の１つ「持続エクスポージャー法」は，恐怖体験(トラウマ)の記憶を繰り返し語ることを主体にする治療法．

眼球運動による脱感作と再処理法(EMDR)：

　治療・教育後に，治療者が指を左右に動かすのを追視してもらう．追視しつつトラウマ体験の思い出し，肯定的認知の思い出し，身体感覚確認を行うこと．

トラウマ体験を語ることが
主体になるのが，
(トラウマ焦点化認知行動療法の)
持続エクスポージャー法

眼球運動で脳に刺激を与えつつ
情報処理プロセスを活性化するのが，
眼球運動による
脱感作と再処理法だね

まとめと予告

前回と今回で，看護実習などでよく出会う各種精神の障害について理解が深まりましたね．次回は，睡眠欲・食欲・性欲の障害をみていきましょう．成長段階別に特徴的にみられる障害についても確認しましょうね．

といてみよう！ 国試問題

第99回午後88 ➡p.262

躁状態でよくみられる症状はどれか．2つ選べ．

1. 誇大妄想
2. 罪業妄想
3. 観念奔逸
4. 予期不安
5. 行動制止

第107回午後60 ➡p.265

統合失調症の幻覚や妄想に最も関係する神経伝達物質はどれか．

1. ドパミン
2. セロトニン
3. アセチルコリン
4. ノルアドレナリン

第104回午後79 ➡p.265

Aさん（60歳，男性）は，統合失調症で20年前から抗精神病薬を服用している．常に口を動かしているため，何か食べていないか看護師が口の中を確認するが，何も口には入っていない．Aさんは「勝手に口と舌が動いてしまう」と言う．

Aさんに現れている症状はどれか．

1. 被害妄想
2. 作為体験
3. カタレプシー
4. 遅発性ジスキネジア
5. 静座不能〈アカシジア〉

第109回午前66 ➡p.265

Aさん（25歳，男性）は，統合失調症（schizophrenia）と診断された．抗精神病薬の内服を開始した2日後，Aさんはそわそわして落ち着かず「足がムズムズする」と歩き回るようになった．

Aさんにみられている状態はどれか．

1. アカシジア
2. ジストニア
3. ジスキネジア
4. ミオクローヌス

第103回午後70 ➡p.266

Aさん（21歳，男性）は，統合失調症と診断され，入院してハロペリドールの投与が開始された．入院後3日，39.5℃の急激な発熱，発汗，筋固縮および意識障害を認めた．

Aさんの状態で考えられるのはどれか．

1. 昏迷
2. 悪性症候群
3. てんかん発作
4. 静座不能〈アカシジア〉

第100回午後79 ➡p.269

アルコール離脱症状はどれか．

1. 作話
2. 幻視
3. 思考途絶
4. 観念奔逸

第100回午前78 ➡p.270

覚せい剤使用の影響で正しいのはどれか．

1. 精神依存は生じない．
2. ウェルニッケ脳症（Wernicke's encephalopathy）を生じる．
3. 耐性が生じ，使用量が増加する．
4. 使用を中止すれば，精神病症状は再燃しない．

第100回午後16 ➡p.272

心的外傷後ストレス障害(post-traumatic stress disorder)〈PTSD〉で正しいのはどれか.

1. 数日間で症状は消失する.
2. 特定の性格を持った人に起こる.
3. 日常のささいな出来事が原因となる.
4. 原因になった出来事の記憶が繰り返しよみがえる.

第103回午後68 ➡p.274

Aさん(23歳, 女性)は, トラックの横転事故に巻き込まれて一緒に歩いていた友人が死亡し, 自分も軽度の外傷で入院している. 看護師がAさんに「大変でしたね」と声をかけると, 笑顔で「大丈夫ですよ. 何のことですか」と言うだけで, 事故のことは話さない. Aさんは検査の結果, 軽度の外傷以外に身体的な異常や記憶の障害はない.

この現象はどれか.

1. 解離
2. 昇華
3. 合理化
4. 反動形成

国試問題の答え

第99回午後88	1, 3	第100回午後79	2
第107回午後60	1	第100回午前78	3
第104回午後79	4	第100回午後16	4
第109回午前66	1	第103回午後68	1
第103回午後70	2		

第21回 精神③ ３大欲求障害，段階別に特徴的な障害

ヒトの精神の働きは「寝る」「食べる」「子孫を残す」にも影響します．
どんな悪影響が出るかイメージできるようになれば，そのつらさに共感できますね．
また，精神にかかるストレスは成長によって特徴的なものがあります．
それに応じて出現しやすい障害も整理していきましょう．

３大欲求と精神障害

睡眠欲　食欲　性欲

ヒトの3大（基本）欲求！

精神に対する影響は，身体に対しても変化を及ぼすことを，第20回で登場した解離性障害の転換症状で確認しました．身体に出た悪影響を，いくつか確認してみましょう．

全部確認するにはいささか多いので，ヒトの３大欲求への悪影響に限定します．睡眠障害，食欲障害，性欲障害についてのおはなしです．

❶睡眠障害

睡眠障害には，「眠れない（不眠症）」「いつでも寝てしまう（過眠症）」「リズムが変」と，夜驚症や夢遊病に代表される「睡眠時随伴症」があります．

不眠症（眠れない）

不眠症は，入眠や眠り続けることができない状態が持続し，社会的・職業的・肉体的不調が出現する病気です．成人の約20％にみられ，女性に多く発症しますね．

精神に原因をみつけることができるのが原発性．不眠に恐怖を感じてしまい，そのせいで過度の緊張が生じ，交感神経系優位になって，眠れない．さらにそれが怖くなって……という悪循環ですね．

それ以外の原因がある「二次性」には，たくさんありますよ．薬剤性と身体疾患によるものに分けてみましょう．

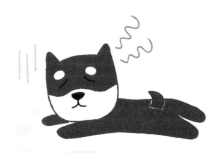

眠りたいのに……
眠れないのが怖い……
交感神経系優位になる
悪循環の理由だ……

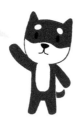

不眠症の
二次性原因って
結構多いんだね

朝日で
メラトニンスイッチ, オン!

薬剤性で忘れてはいけないのが, 抗パーキンソン病薬. ほかにも降圧薬, 気管支拡張薬, ステロイド薬, インターフェロンなどがありますよ.

身体疾患だと,「疼痛」は全て不眠原因ですね. ほかにもイメージしやすいのは, 息苦しくなる呼吸器系疾患や, 循環器系疾患でしょうか. 内分泌系だと更年期でも不眠は出ますし, 消化器系でも逆流性食道炎や胃・十二指腸潰瘍, 腎不全による透析などで無呼吸やレストレスレッグ症候群を起こすこともありますね. レストレスレッグ症候群は, 下肢がムズついて眠れないもの. 抗けいれん薬やドーパミン作動薬などの薬物由来でも生じますが, 腎臓由来(透析由来)でも起こることは覚えておきましょう. あと, 脳そのものに変なところがあれば, 不眠が生じやすくなります. 頭部外傷や脳腫瘍, 脳血管障害やせん妄でも不眠が出てきます.

このように, ひと言で「不眠」といっても原因はさまざま. そして不眠の内容も1つではありません. 本人が苦痛と感じる, 30分以上眠れない「入眠障害」. 二度寝できない「中途覚醒」. 起きる時間より2時間以上早く起きてしまう「早期覚醒」. 時間だけみれば問題はないのに, ぐっすり眠った感じのしない「熟眠障害」などがあります. あとは, これらに付随して日中の眠気や集中力の低下が起こります.

不眠の原因が二次的なものならば, それを解消すれば不眠は改善されます. 薬は中止が原則. 脳そのものに「変!」があるなら, 非定型抗精神病薬を用いることもあります. 原発性なら, 認知療法などの非薬物療法が主に用いられます. たとえば, 寝るとき以外(単なる休憩や読書など)にはベッドを使わない「刺激制御法」, 日中眠気で困らないなら就寝時刻にこだわる必要はないなどの「教育指導」がここに含まれますね. 食事をして, 運動をする, 規則正しい生活が大事です. できるだけ同じ時間に起きて朝日を浴びると, 睡眠コントロールホルモンのメラトニンスイッチもうまく入るようになってきますよ.

過眠症（いつでも寝てしまう） 第107回午後39，第109回午前35

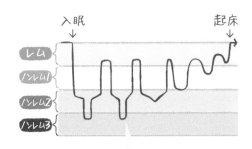

入眠直後は深く，
起きる頃には浅くなる……

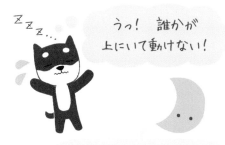

うっ！ 誰かが
上にいて動けない！

もしかして……
入眠直後にレム睡眠出てる？

眠り過ぎてしまうものが過眠症（ナルコレプシー）．ナルコレプシーについては，中枢神経系③（第18回）のところでおはなししたので簡単に．

過眠症は，日中の過度の眠気と睡眠発作が3か月以上（慢性に）続くものです．日中の過度の眠気から始まり，入眠時にレム睡眠が出てしまうことで出現する「レム睡眠関連症状」が，約半数にみられます．

ヒトの睡眠は，レム睡眠とノンレム睡眠に分けられます．レム睡眠は，眼球が動く浅い眠り．脳波をみると，脳はほぼ起きている状態．夢をみるのはこのときです．でも身体はレム睡眠中に休息（骨格筋弛緩）．ノンレム睡眠は，眼球が動かない深い眠り．身体は動きますが，夢もみずに脳がしっかり休息しています．脳の活動が低下している状態です．3段階に分けられ，一番深い眠りのところ（N3：ノンレム3）では，呼吸や脈もゆっくりに．寝てすぐにノンレム睡眠の一番深いところに到達し，徐々に眠りが浅くなり，レム睡眠までの1サイクルが約1.5時間．それを数回繰り返しながら，眠りは少しずつ浅く，レム睡眠時間が長くなりながら，起床（活動状態）へと準備をしていきます．これが，正常な睡眠のスタイル．

本来，入眠時には頭が休むノンレム睡眠が出るはずです．だから，入眠時にレム睡眠が出ると，「夢をみている状態」に似た幻聴・幻視，数秒から数分にわたる睡眠麻痺（手足や頭を動かせない，話せない，呼吸できないなど）が出ることがあります．

日中の眠気に対しては，ドーパミンなどのモノアミン（使用後）再吸収を邪魔して，交感神経系優位を手助けする薬などが使われます．不眠には超短時間作用型の睡眠薬，レム睡眠関連症状にはごく少量の抗うつ薬を使うことがあります．

睡眠リズム障害（リズムが変） 第102回午前13

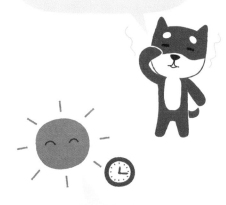

うわー……
変な眠気……

外因性は
時差ぼけや交代制

内因性は
体内時計のせいかもね！
うまく使ってね！

睡眠リズムの障害が，時差ボケなどの概日リズム（サーカディアンリズム）障害．生物に存在する体内時計が乱れて起こる障害ですね．外因性のものと内因性のものがあります．

外因性は，体内時計自体は正常だけど，社会的要請から体内リズムと異なった時間帯に睡眠をとろうとするときに生じるもの．5時間以上の時差や，交代制の勤務で起こりますね．

内因性のものは，体内時計を昼夜24時間に合わせることができずに生じるもの．高齢者に多い，睡眠相前進症候群などがここに入ります．メラトニン受容体作用薬や超短時間作用型の睡眠薬が使われることになります．

でも，薬に頼るだけでなく「光」の力を利用しましょう．季節性うつ病のおはなし（第19回）でも出てきた，高照度光線療法ですね．光刺激で松果体がセロトニンを分泌して，体内時計がリセットされます．約15時間後にメラトニンが分泌されて，睡眠へといざなってくれます．

高齢者に多い早朝覚醒は，朝日が睡眠サイクルをどんどん前へずらしてしまいます．起床後しばらくの間は，外出時にサングラスをかけて松果体への刺激を減らしましょう．

看護師の夜勤は必要不可欠な交代制勤務ですが，睡眠リズムの視点からは好ましくありません．昼夜の逆転は糖尿病，高血圧，心血管障害のリスクを高めることをお忘れなく！

睡眠時随伴症（夜驚症，夢遊病など）

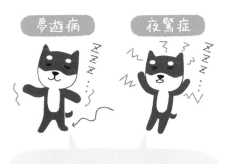

夢遊病　　夜驚症

本人は覚えてないよ……

睡眠に関連した「困った！」が睡眠時随伴症．突然起き上がって動き始めてしまう夢遊病や，激しく絶叫・号泣を始める夜驚症などが当てはまります．どちらも8歳以下の男児に多くみられますが，夢遊病は成人で発症することもあります．

夢をみるレム睡眠ではなく，とても深い睡眠時（N3：ノンレム3，除波睡眠時）に出るδ波が特徴です．

どちらも原因は不明．だから，治療の基本はストレス管理になります．どちらも症状出現中のことは覚えておらず，夜驚症から夢遊状態に移行することもあります．夢遊中の転倒には注意ですから，周囲環境に配慮してくださいね．

❷食欲障害

基本欲求の２つ目，食欲の障害．「神経性やせ症（神経性食思不振症）」と「神経性大食症」についておはなしします．

神経性やせ症 📖 第102回午後23，第110回午後89

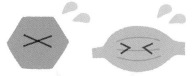

神経性やせ症は，種々の社会的要因を経て，摂食，無茶食い，自己誘発嘔吐，下剤乱用といった食行動異常をきたし，身体の内外に多大な影響を与える疾患です．食行動異常の結果，低体重（標準体重の85％以下）や無月経が起こります．第二次性徴前だと「初経の遅れ」ですね．

思考の基本に肥満恐怖やボディイメージの障害（歪み）があって，自己評価に対して体重や体形が著しく影響しています．そのために，過剰な運動をしがちですね．摂取する栄養物不足で，骨量は低下し，徐脈や低血圧も起こってきます．脱毛が起こるのはタンパク質不足によるもの．産毛が濃くなるのは，脂質不足などによってホルモンバランスが崩れることによるものとされています．

きっかけになる社会的要因は１つではありません．少なくとも現在では，文化・社会的要因，心理的要因，生物学的要因が相互・複雑に関連し合う「多元的モデル」がとられています．

残念ながら，治療方法に確立されたものはありません．重度では生命の危険がありますので，入院して強制的に栄養を体内に入れる必要があります．一般的女性の場合，体重が30kgを下回ると経鼻栄養や中心静脈栄養（TPN）対象です．

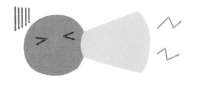

このときに注意が必要なのが「再栄養症候群」．低リン血症を起こして不整脈，せん妄を起こして，突然死の危険があります．これは，低栄養のためにアデノシン三リン酸（ATP）産生の主軸が脂質だったところに，栄養（炭水化物：糖質）が入ってきたため，インスリンの産生・分泌が増加することがきっかけ．

細胞内に糖質を取り込むだけでなく，インスリンは肝臓などに各種代謝促進を働きかけます．このときにミネラルが必要になるため，リンをはじめとした各種ミネラルが細胞内に取り込まれます．……血液中にあったミネラルが，一気に血液の外（細胞内）に行ってしまいました．リンは，細胞内への情報伝達に必要なセカンドメッセンジャー活性化役であり，酸素を使う代謝でも，腎臓で酸塩基平衡を保つためにも必要です．

必要なものが足りなくなり，心筋も脳細胞もうまく働けない……これが，低リン血症で起こる「再栄養症候群」です．血液中のリン濃度を確認しつつ，

TPN：total parenteral nutrition，中心静脈栄養（従来のIVH［高カロリー輸液］）
ATP：adenosine triphosphate，アデノシン三リン酸

x

283

1日800〜1,200kcalから栄養提供を始める必要があるのはこのためです.

そして，入院中にオペラント条件づけによる入院行動療法などを行い，体重が40kgほどまで回復したら，外来で通院しつつ，認知行動療法などをしていくことになります.

目標は，本人が体重を回復させる決意をすること．メリットは何かを，うまく情報提供できるといいですね.

治療がうまくいけば，約1年で30kgから50kgへと回復でき，月経が回復することもあります．10年後には，約60％が正常の体重に戻れるようです．ただ，無茶食いが併存しているときには，10年後の正常化は約30％にとどまります．さらに，過食に移行してしまうと，長期・慢性化してしまう傾向にあります.

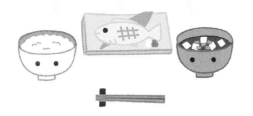

食べることのメリットを
うまく情報提供してほしいな！

神経性大食症

食べなきゃ！
止まらない！

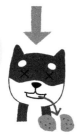

こんなに食べちゃダメ！
出さなくちゃ……

代償行為は
身体への影響が
結構大きいよー！

神経性大食症は，自制不能な無茶食いを繰り返し，その後，嘔吐，下痢，利尿薬，絶食などの「食べたものを排除しようとする代償行為（排出行為）」を病的に行う疾患です．身体的因子と心理的因子，社会的因子に，誘発因子のストレスで発症すると考えられています．先ほどおはなしした神経性やせ症から移行することもあります.

結果として出てくる症状は，脱力，便秘，下痢，嘔吐，歯痛など．歯痛は，嘔吐によって出た胃酸による刺激．嘔吐は，それ以外にも逆流性食道炎や代謝性アルカローシス，低カリウム血症の原因です．下剤による下痢も，脱水や代謝性アシドーシス，低カリウム血症を引き起こします．脱力は，嘔吐や下痢による脱水と低カリウム血症が原因です．ほかにも，高血糖や脂質異常症，月経不全や不妊が出てくることもあります.

治療には，「こころ」の変化を促す非薬物療法が用いられます．正しい情報を提供し，3食摂取の必要性を理解してもらう「心理教育」．食べたい衝動を歯みがきなどの代替行動でコントロールする訓練などの「認知行動療法」．食行動の異常に目を向けるのではなく，ストレス原因の対処に注目する「対人関係療法」などがあります．約半数は，5〜10年で回復できますが，約20％は変化なく年月を重ねてしまいます.

❸性欲障害

基本的欲求のトリは「性」について．ここでは「性同一性障害」と「性機能不全」についておはなししますね.

性同一性障害　📖 第107回午前54

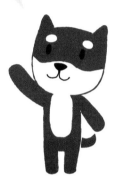

「自分の性は耐えられない！」には
多様なレベルがあるよ！
社会への適合方法を
援助してあげて！

性同一性障害は，生物学的な性と自己の性意識が一致しないもの．反対の性や役割分担を望む感情レベルから，ホルモン療法や外科治療をしてでも反対の性になりたいレベルまで，多様な段階があります．心理社会的要因と生物学的な要因が関係していますが，詳細は不明です．

中核にあるのは，「自分の性やその役割に対する持続的不快感・不適切感」と，「反対の性への強く，持続的な同一感」です．そのせいで，違和感や嫌悪感が日々生じるだけでなく，日常生活や社会でも「反対の性役割」を担うことが多くなります．各種精神的苦痛から，不眠・うつ病・摂食障害・アルコール使用障害も合併しやすい傾向にありますね．

入り口かつ基礎になるのは精神的治療．精神的サポート，カムアウトの検討，実生活体験などですね．「それでも反対の性になりたい！」という強い希望があるなら，ホルモン療法や切除・性別適合手術などの身体的治療が行われることもあります．

でも，この「身体的治療」を行う医療機関は少なく，保険の適用外というのが現実です．だから治療は主に「どうやって社会に適合していくか」になります．本人の希望を第一に治療目標を設定してしまうと，残念ながら望むような成果はえられないと思います．

性機能不全

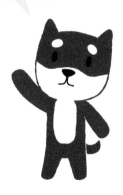

性への身体反応異常のことも，
身体反応の前提にある
精神反応が異常のことも……
（自律神経系が深く関係してくること，
忘れないでね）

性機能不全というのは，適切な性的刺激があるにもかかわらず，性反応の一部または全体において，主観的な快楽・欲求，身体の反応に障害が生じている状態です．

身体的要因と精神的要因のどちらからも（相乗的にも）生じますが，ほかの原因でも起こり得ますよ．各種薬物の存在や，手術などによる膀胱直腸障害などのこと，思い出せましたか？　身体的要因には加齢や糖尿病，心理的要因には性的虐待体験やパートナーとの関係性悪化などが含まれます．

性反応の段階によって出てくる障害を整理してみましょう．

まず，相手に性欲を感じるか否かの「性欲相」の段階．そもそも性的接触のすべてに恐怖，不安，否定的感情をもつ「性嫌悪障害」，本人に苦痛が感じられるレベルに性欲が生じない「性的欲求低下障害」がここに入ります．

次に，副交感神経系が優位になり，性器の充血・膨張がみられる「興奮相」の段階．自慰や別の相手だと正常なのに勃起不全や持続困難が起こる「（男性の）勃起障害（インポテンツ）」，加齢やエストロゲン減少などによる膣乾燥や潤滑不全の生じる「（女性の）性的興奮障害」が入りますね．

そして，交感神経系優位になり，筋収縮と快感の生じる「オルガズム相」

の段階．女性では快感に達しないか非常に遅れる「オルガズム障害」，男性だと射精障害や遅漏．双方が性交を楽しむほど十分にコントロールする能力がないために，膣への挿入前や挿入時・挿入直後に射精してしまう「早漏」がここに含まれます．ほかにも性交疼痛症や膣けいれんの出る女性もいます．性交疼痛症は性交中，あるいはその後に繰り返しもしくは持続的に生じる性器疼痛．膣けいれんは膣を囲む骨盤底筋群の不随意的な条件反射性攣縮によって，膣が閉鎖してしまうもの．挿入は不可能もしくは激しい痛みを伴うことになります．

原因が明らかで，心理的要因以外なら，その治療が性機能不全の治療です．原因が心理的要因なら，原則として非薬物療法（精神療法，認知行動療法）になります．膣用潤滑剤などの薬剤も使用しますが，あくまで補助ですよ．「勃起障害改善薬は，低血圧発作に注意」の理由は，ちゃんとわかりますよね？　忘れている人は下部消化器系③（第12回）のところを見直しておきましょう．

薬はあくまで補助！
とくに勃起障害改善薬は
低血圧発作に要注意だ！

時期・段階に特徴的な精神障害

精神にかかるストレスの内容は，年代（成長・発達段階）によって異なります．成長・発達に応じて出現しやすい（目につきやすい）障害のおはなしです．

❶小学校卒業まで

まず，小学校卒業までに問題になってくるものが「注意欠如・多動性障害（ADHD）」，「チック障害」，「トゥレット症候群」，「学習障害」，「知的障害」です．

注意欠如・多動性障害（ADHD）　📖第108回午前67

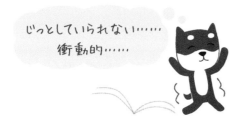

じっとしていられない……
衝動的……

注意欠如・多動性障害（ADHD）は，脳機能の障害が主原因と考えられていますが，詳細は不明のまま．忘れっぽく気が散りやすい「著明不注意」，じっとしていられない「多動性」，考える前に思いついたら即行動してしまうのが「衝動性」．これらが混在することもあります．

まずは本人と面接し，それから家族に情報の提供です．もちろん，学校

との連携を欠かしてはいけません．薬物療法は最後の手段．

　下級生を殴る，万引きをするなどの重大症状が出てしまったら，メチルフェニデート徐放剤が使われます．精神刺激薬ともよばれる，ナルコレプシーに使われるドーパミンやノルアドレナリンを活性化するお薬です．

　成人で発症した場合には，仕事が続かない，友人がいない，会話が難しいなどが「重大症状」にあたりますよ．

チック障害・トゥレット症候群

　チック障害は，突発的で，不規則な，身体の一部の早い動きや発声を繰り返す状態で，その状態が一定期間継続するもの．

　トゥレット症候群は，多様な音声および運動チックが合併して，1年以上続いているものです．

　遺伝的因子と環境因子があり，多くは7歳くらいで発症します．チック障害やトゥレット症候群に関して，「溶血連鎖球菌感染後の自己免疫が悪さをする」ことはわかっていますが，それ以外の大多数では直接原因をはじめとした詳細はわかっていません．

　チック障害で身体の一部分にとどまるものが「単純チック」．顔しかめや，瞬（まばた）きがこれにあたりますね．複数の部位にわたると「複合チック」．トゥレット症候群では，汚言やエコラリアなどの（特有の）複合音声チックがあります．「バカ」「シネ」などの社会的に受け入れられない言葉が「汚言」．他人の言葉を繰り返す（反響言語：オウム返し）が「エコラリア」ですね．

　チック障害とトゥレット症候群に必要なものは心理教育です．症状は，緊張や不安で増悪するので，やめさせようと叱ると逆効果です．気持ちがよい方向に高ぶっても，リラックスしても出るのは少し難しいところですね．ただし「周囲が構わない」，それだけで軽減し得ることは事実です．「何かに集中できない」などの生活の質に悪影響を及ぼす状態になったら，薬の力も借りましょう．ノルアドレナリン受容体拮抗薬や抗精神病薬が用いられ，それなりに効きます．だから神経伝達物質（ノルアドレナリン，ドーパミン，セロトニンなど）のバランス異常で起きている障害・症状のようですね．

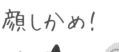

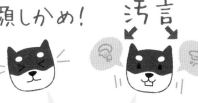

顔しかめ！　汚言

叱っても治らないよ．「構わない」ことだけで軽減可能性も！

学習障害

　学習障害（特異的発達障害）というのは，知的発達に遅れがなく，視聴覚や運動能力に大きな問題はなく，生育環境・教育環境が適切で，本人のモチベーションがあるにもかかわらず，ある限定的な能力障害によって，知的能力から期待される学力が身につかず，学業成績や日常生活に明らかな

前提条件は問題ないのに
限定的に支障が出ちゃったのが
学習障害……

支障をきたす障害です.

　前提条件がたくさんあることに気がつきましたか？　知的発達条件，運動機能条件，教育などの環境条件，本人意欲条件……これらが「学習」の前提に必要なのですね.これらに障害があるなら,そこの改善なくして「学習」ははかどりません.

　学習障害の具体例としては,字が読めない「読字障害」,字を書けない「書字障害」,算数(数字)がわからない「算数障害」があります.

　治療は,「治療教育」とよばれる基礎の反復練習です.「これはこう読めばいいんだ」,「こうすると,書けるんだ」,「数字って,こういうものなんだ」という,一見当たり前すぎて気づきにくい点を「学習」していくのです.

知的障害　📖 第108回午後61

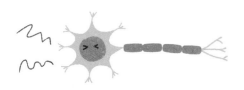

何かが変！
知的障害のベースは
脳神経細胞のはたらきの異常！

　先ほどの学習障害の前提条件にもなっていた,知的発達に支障が出てしまうのが「知的障害(精神遅延)」.知的能力と適応行動の双方に制限が出てきてしまう状態です.遺伝的,身体的素因の影響が大きく出てきます.脳神経細胞のはたらきがなんらかの形で「変！」になって,知的活動・発達が阻害されていることが考えられます.

　新生児スクリーニングをはじめとする各種スクリーニングで,早期に危険性や状態を把握.たとえば,フェニルケトン尿症を放置すると発達遅滞が起こりうることは,内分泌系②(第9回)の代謝異常のところでおはなししましたよ.あとは家族支援と社会制度の活用が大事になってきます.

広汎性発達障害

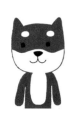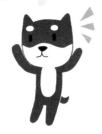

視線合わない……
もしかして……

　広汎性発達障害は,小学校卒業以前とその後をつなぐ存在です.広汎性発達障害(自閉症スペクトラム障害(ASD)：自閉スペクトラム症)は,「社会性や対人コミュニケーションの障害」と「興味・関心の限定と繰り返し行動」を特徴とする神経発達障害です.約100人に1人の発症とされていますから,けっこう身近な存在ですね.

　遺伝要因と環境要因の相互作用によって発症するとされています.「環境要因として関係があるかも？」とされているのが,妊娠糖尿病や出生時低酸素症,1,500g未満の低出生体重児です.イメージとしては,胎児の(脳)細胞成長が不十分になってしまうと,その働きの途中で「変！」が出るかもしれないよ……ということですね.

　広汎性発達障害には「必ず出る症状」はありません.時期ごとに出やすい(気づきやすい)徴候がありますので,それを紹介しておきます.

　乳幼児期には「視線が合いにくく,微笑み返さない,他人に興味を示さ

ない(社会性障害)」,「同フレーズの繰り返しやオウム返し(コミュニケーション障害)」,「手順や物の配置が違うと著しい不快やパニックを示す(興味関心の限定)」が出ます.

小学校低学年では「授業参加困難(社会性障害)」,「文章をうまく作れない(コミュニケーション障害)」,「ルールは厳格に守るが,突然の変更に弱い(興味関心の限定)」ですね.

小学校高学年になると「強い孤独やいじめの対象(社会性障害)」,「難しい言葉は知っているが日常会話が困難(コミュニケーション障害)」.ゲームなどに没入し,熱中しているものを中断されると激昂(興味関心の限定)するため,家庭内暴力にもつながってきます.

中学生・高校生では日常生活へのこだわりが強く(興味関心の限定),被害的解釈を起こして,不登校や引きこもり(コミュニケーション障害)になってしまうこともあります.

これら各段階に応じた,的確かつこまやかな支援が必要になってきます.しかも各種不安障害やうつ病の合併率も高いため,本人と家族だけではとても対処しきれません.社会的サービスや家族会など,活用し得る社会資源についてちゃんと情報提供してあげてくださいね.

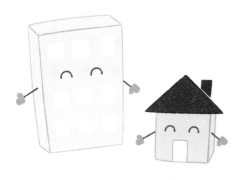

本人と家族だけじゃなくて
社会的サービス(社会資源)の
活用を!

❷中学生・高校生

中学生・高校生は,パーソナリティ障害や病的習慣および衝動制御障害も出やすい時期です.

パーソナリティ障害

結構種類多いところ!
しかも時間によって
変化していくことも多いね

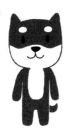

パーソナリティ障害は,著しく偏った持続的行動の反応パターンによる障害.柔軟性を欠いた反応パターンによって,広範囲の行動・心理機能に強い影響が出てきます.多くは,社会的機能が害され,主観的な苦痛を伴います.

ほかの病気との区切りが難しいものや,併発・発展していくものもあり,そのせいで「パーソナリティ障害」の理解自体が難しいものになっています.今まで学んできたところを例にとると,統合失調症に似ていて移行していく可能性がある「統合失調型パーソナリティ障害」や,薬物などの物質依存は「反社会性パーソナリティ障害」と併存しやすい……ですね.

パーソナリティ障害は,主に心理療法や認知行動療法が行われます.薬は多少効くタイプもありますが,効かないタイプもあるので,使い方は「補助的」ですね.

時間の経過に伴い，同じパーソナリティ障害でも区分が変わっていくこともありますよ．

病的習慣および衝動制御障害

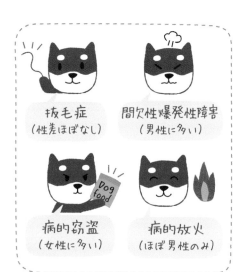

抜毛症
（性差ほぼなし）

間欠性爆発性障害
（男性に多い）

病的窃盗
（女性に多い）

病的放火
（ほぼ男性のみ）

結構傾向があって，
なぜか性嗜好障害は
男性にしか発症しない傾向……

病的習慣および衝動制御障害は，衝動を制御できずに，自己や他者の利益を損ないながら反復・継続される行為・行動を引き起こすもの．これも多数因子の複合で起こるとされています．

毛を抜いてしまう「抜毛症」は，10歳代に多く発症し，性差はほとんどありません．ギャンブルにはまってしまう「病的賭博」は男性に多く（男女比2：1），自殺行為に走りやすい傾向にあります．万引きを繰り返す「病的窃盗」は女性に多く（男女比1：3），女性では35歳前後，男性では50歳以降に発症のピークがあります．いきなり暴力行為に及ぶ「間欠性爆発性障害」は男性に多く（男女比4：1），青年前期から成人初期に発症することが多いですね．テストステロンの増加とセロトニンの減少に関係があるとされています．ほぼ男性でしか発症しないとされているのが「病的放火」．小児のうちに，防止的治療ができれば治療効果が高いものです．

ほぼ男性にしか発症しないものに「性嗜好障害」もあります．性的満足を得るための手段の偏りで，多くは18歳までに発症します．モノに対する「フェティシズム」．異性の服を着用する「フェティシズム的服装倒錯」．自分の性器を露出する「露出症」．いわゆる「のぞき」の「窃視症」．小児しか対象とできない「小児性愛」や，各種隷属関係を求める「サドマゾヒズム」などがあります．これらに対しては，認知行動療法がとられますね．

❸母子関係

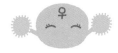
卵胞ホルモン

黄体ホルモン

性ホルモンはステロイド！
気分の変調に作用すること，
勉強したよね！

あとは「性」の分類に入れることのできなかった，母子に関係する心理的状態変化について補足しておきましょう．とはいえ，先に精神①（第19回）のうつ病のところである程度おはなししてありますので，復習です．

妊娠すると，通常時とは異なるホルモンが多量に出て妊娠を維持します．でも出産後は，そのホルモンが不要になります．この「ホルモンの急変化が精神に大きな影響を与える」ことは，薬剤性うつ病のところで確認済みです．

そこで出るのがマタニティブルー．産褥初期（産後2〜4日）で出る，一過性にみられる生理的変化です．主な症状は涙もろさ，不安，抑うつ気分，困惑，集中困難．睡眠症状と頭痛・易疲労感の身体症状が出ることもあります．数日で自然回復がみられますから，これは経過観察で大丈夫です．

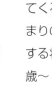

双極性障害と関係のある
「産褥精神病」と
「産後うつ病」には注意だよ！

でも，産後2～3週間で出てくる「産褥精神病」と，産後3か月ほどで出てくる「産後うつ病」には気をつける必要があります．産褥精神病は，まとまりのない行動，幻覚，意識障害を伴う錯乱状態．多くは双極性障害を有する状態での出産で生じます．産後うつ病は，女性の感情障害のピーク（25歳～44歳）と重なり，双極性障害の危険因子でもあります．

つなげて知ろう　精神疾患のある女性の妊娠・出産

妊娠・出産時は女性ホルモン分泌量が激しく変化し，マタニティハイやマタニティブルーが生じることを確認しました．精神疾患ある女性の妊娠・出産では，注意点がさらに増えてきます．

精神疾患に用いる一部の薬には催奇形性がありますから，妊娠前に薬の変更や減量・中止が必要．中枢や精神に関係する薬には，妊娠中禁忌が多いことを覚えておきましょう．

薬の中には出産前後の急な血中濃度変化により，胎児に各種離脱症状（新生児不適応症候群）を起こすものもあります．乳汁は血液から作られますから，乳汁経由で児に伝わってしまう薬にも注意しないといけませんね．

また妊娠に加えて薬の変更・減量に伴うストレスから飲酒・喫煙の可能性が高まることも考えられます．アルコールや喫煙の，体に対する悪影響は思い出せますか？胎盤に対する血行障害はもちろん，中枢に対する悪影響も忘れてはいけません．胎児にもこの悪影響は出てしまいますよからね．

これらのおはなしは，母性看護や薬理学でも学習するはず．「本来ホルモン変動が多いところに，さらに薬の影響（変更・減量などを含む）がある」という視点を持っておくと，母体の不安定さをより理解しやすくなるはずです．「計画的な妊娠の必要がある」ことも，しっかり頭に入ったはず．場合によっては病院内だけでなく，保健所などの「地域の社会資源」活用も必要になりますからね．

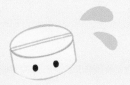

中枢や精神の薬は
妊娠中禁忌が多いよ！

アルコールやタバコの悪影響は
母体はもちろん胎児にも！

ま　と　め

以上，第19～21回は「精神」のおはなしでした．「なんだかわけのわからないもの」ではなく，脳の神経細胞（含む，神経伝達物質）のはたらきに関係していることはわかりましたね．原因を「これ！」と限定できることは少なく，経過が長期になりがちで，家族をはじめとした周囲環境の影響が大きいこともわかってくれたはずです．「ヒト全体を看る」看護ならではの視点や介入の必要性もありますね．ここから先は，精神看護にお任せしますよ．

といてみよう！ 国試問題

第107回午後39 ➡p.281

ノンレム睡眠中の状態で正しいのはどれか.

1. 骨格筋が弛緩している.
2. 夢をみていることが多い.
3. 大脳皮質の活動が低下している.
4. 組織の新陳代謝が低下している.

第109回午前35 ➡p.281

成人の睡眠で正しいのはどれか.

1. レム睡眠中は骨格筋が弛緩する.
2. 入眠前の喫煙は睡眠導入時間を短くする.
3. ノンレム睡眠中はエネルギー代謝が亢進する.
4. 睡眠時間は90分のレム睡眠と数分のノンレム睡眠を繰り返す.

第102回午前13 ➡p.282

サーカディアンリズムの周期はどれか.

1. 約8時間
2. 約12時間
3. 約24時間
4. 約48時間

第102回午後23 ➡p.283

神経性食欲不振症(anorexia nervosa)の症状または所見はどれか.

1. 発熱
2. 咳嗽
3. 徐脈
4. 高血圧
5. 過多月経

第110回午後89 ➡p.283

神経性無食欲症で正しいのはどれか. 2つ選べ.

1. 過食と嘔吐を繰り返す.
2. 腸管で吸収不全がある.
3. 男性では性欲が亢進する.
4. ボディイメージの歪みがある.
5. 第二次性徴の発現前に発症すると初経は遅れる.

第107回午前54 ➡p.285

性同一性障害〈GID〉/性別違和〈GD〉について正しいのはどれか.

1. 出現するのは成人期以降である.
2. ホルモン療法の対象にはならない.
3. 生物学的性と性の自己認識とが一致しない.
4. 生物学的性と同一の性への恋愛感情をもつことである.

第108回午前67 ➡p.286

注意欠如・多動性障害〈ADHD〉(attention deficit hyperactivity disorder)の症状はどれか.

1. 音声チックが出現する.
2. 計算を習得することが困難である.
3. 課題や活動に必要なものをしばしば失くしてしまう.
4. 読んでいるものの意味を理解することが困難である.

第108回午後61 ➡p.288

知的障害〈精神遅滞〉(intellectual disability〈mental retardation〉)の原因となる疾患はどれか.

1. 統合失調症(schizophrenia)
2. フェニルケトン尿症(phenylketonuria)
3. Alzheimer〈アルツハイマー〉病 (Alzheimer disease)
4. Creutzfeldt-Jakob〈クロイツフェルト・ヤコブ〉病 (Creutzfeldt-Jakob disease)

国 試 問 題 の 答 え			
第107回午後39	3	第110回午後89	4, 5
第109回午前35	1	第107回午前54	3
第102回午前13	3	第108回午前67	3
第102回午後23	3	第108回午後61	2

第22回　末梢神経系①　末梢神経系一般，視覚

最終ブロックは末梢神経系のおはなしです．末梢神経は，中枢に情報を伝える感覚神経と，中枢からの命令を筋肉に伝える運動神経に分かれています．一見呼吸とは関係なさそうですが……．機械・化学受容体からの情報を中枢に届ける役目があることと，呼吸筋の存在を思い出せば，末梢神経も呼吸と無関係ではありません．五感（視・聴・嗅・味・触）のうち，味覚は上部消化器系①（第5回）で，嗅覚は呼吸器系全般①の「通り道」（第13回）で簡単におはなし済み．ここでは視覚・聴覚・触覚の異常を紹介します．触覚は，体表皮膚のみならず粘膜や関節，各器官からも得られる情報ですが，ここでは「皮膚」に注目して，そこでの異常をおはなししていきますね．

末梢神経系一般の異常

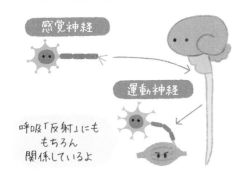

感覚神経

運動神経

呼吸「反射」にも
もちろん
関係しているよ

　末梢神経の「変！」の始まりは，運動神経・感覚神経の双方に影響が出る「末梢神経障害」と「神経炎」から．末梢神経が障害される原因は多岐にわたります．多すぎて，すべてをおはなしするのは難しいくらい．

　だからここでは，原因のわかりやすい「圧迫性（絞扼性）」と，今までの復習にちょうどいい「糖尿病性」．脳神経支配領域の理解のために出やすい「末梢性顔面神経麻痺（ベル麻痺）」と，自己免疫疾患の側面を有する「ギランバレー症候群」についておはなししますね．

❶末梢神経障害

圧迫性ニューロパチー

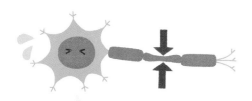

圧迫されて伝わらない
圧迫性ニューロパチーだ！
（末梢神経障害）

末梢神経障害のことを「ニューロパチー」とよびます．周囲からの圧迫によって局所的に末梢神経性の機能障害が起こるものが，「圧迫性ニューロパチー」です．

一過性のものは，体験したことがあるかもしれません．たとえば，腕枕で熟睡すると，起きた後に腕がしびれて動かなくなります．これ，上肢の橈骨神経障害．立派な圧迫性ニューロパチー（末梢神経障害）です．

上肢では，腕神経叢が胸郭入り口部分で圧迫を受けると「胸郭出口症候群」．手首屈側の正中神経が，手根管で圧迫を受けると「手根部正中神経障害（手根管症候群）」ですね．手根管症候群は，中年以降の女性に起こりやすい，夜間・早朝の手のしびれ・痛みとして出てきます．妊娠後期や甲状腺機能低下症，糖尿病や関節リウマチでも，寒いときに発症しやすいですよ．

糖尿病性ニューロパチー 📖第108回午前88

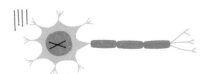

空腹時も高血糖だと……
うまく働けない……
糖尿病性ニューロパチーは
各所に問題が出るよ！

とくに怖いのは
痛覚などの消失！
毎日ちゃんと
足を目視確認！

糖尿病によって出現する末梢神経障害が「糖尿病性ニューロパチー」．糖尿病の3大合併症は，網膜症，腎症，末梢神経障害です．その中でも一番出現しやすいのが末梢神経障害．いろいろな原因が重なって神経細胞が「変！」になります．

糖質のソルビトール産生が増えたせいで細胞内浸透圧が上がり，薄めようと流れ込んできた水分で押されて苦しい神経障害．また，多飲などをきっかけに体内水分量（循環水分量）が増え，高血圧から動脈硬化が生じてきます．毛細血管の拡張性が失われると，血液がうまくその先に届かずに神経障害．そのほかにも，タンパク質の過剰糖化（糖新生亢進）や酸化ストレスなどの影響も相まって，神経細胞が障害されていくのです．

症状として多いのは四肢対称性の，遠位部に出る多発ニューロパチー．しびれ，痛み，感覚麻痺が，手袋・靴下状に出てきます．単独の麻痺が部分的に出るのが単ニューロパチー．虚血が原因だと広く（たくさん）出るので「多発性」単ニューロパチーです．ひざ下の脛骨・腓骨神経に症状が出ると，足首を背屈できずに，ずっとつま先立ち状態の足首「下垂足」になってしまいます．四肢以外に出ると特殊ニューロパチー．胸部・腹部に感覚異常が帯状に出る「体幹性ニューロパチー」や，急な複視，動眼神経や外転神経の麻痺が出る脳神経障害が含まれます．

もちろん，対策は血糖コントロールです．とくに痛覚等消失で下肢の潰瘍と関節症が非常に怖い状態です．毎日，意識して足の発赤・腫脹の有無を目視確認してください．もちろん，毎日使う靴は圧迫で靴ずれを起こさないよう，足指に適度なゆとりのあるものを選んでくださいね．

末梢性顔面神経麻痺（ベル麻痺）

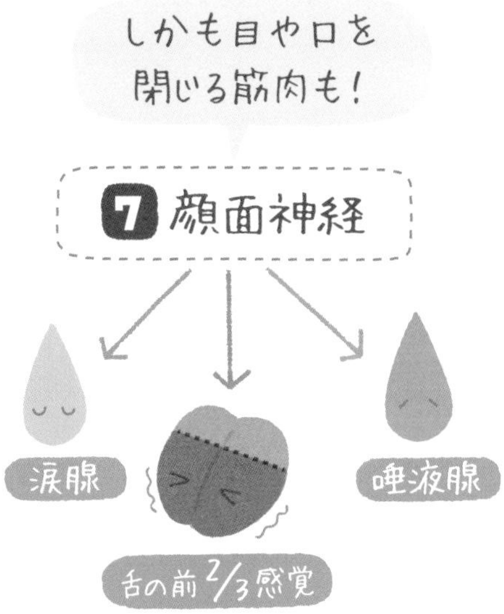

しかも目や口を
閉じる筋肉も！

7 顔面神経

涙腺

唾液腺

舌の前2/3感覚

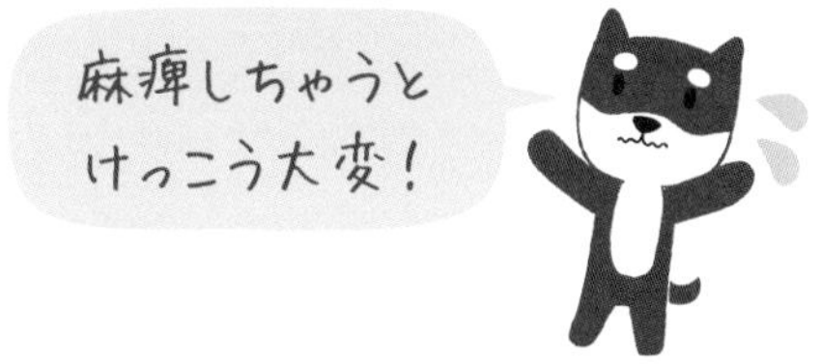

麻痺しちゃうと
けっこう大変！

末梢性顔面神経麻痺（ベル麻痺）は，発生原因がよくわかっていません．片側のみに出ることが多く，顔面神経支配領域の筋肉が（命令が来ないせいで）動かなくなってしまいます．

顔面神経は，舌の前2/3の感覚と，唾液腺（舌下腺と顎下腺），涙腺を担当していましたね．だから，唾液と涙の分泌障害，舌前方の味覚障害が出てきます．口輪筋や口唇挙上筋も麻痺してしまうので，口角が下がり，よだれが流れる「流涎(りゅうぜん)」が起こります．眼輪筋も麻痺したせいで，ちゃんと目を閉じる（まぶたを閉じる）ことができません．目を閉じても白目がみえる「兎眼(とがん)」，まつげがみえる「睫毛徴候(しょうもう)」がみられますよ．

急性期には副腎皮質ステロイドの薬物療法．1週間ほどで落ち着いてきたら，リハビリテーションです．温熱療法やマッサージで麻痺側の血行を回復させることが目的ですから，麻痺側への直接寒冷刺激は避けてくださいね．適切な治療で，約半年後には多くは顔面機能が回復します．過度な運動や仕事を避けることもお忘れなく．

ギランバレー症候群

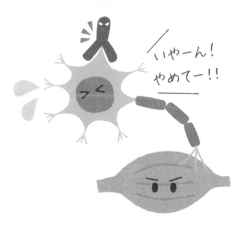

ギランバレー症候群は,
運動神経をはじめとした
末梢神経に付いた
自己抗体が悪さをする!

いやーん!
やめてー!!

自己免疫疾患の側面がある末梢神経障害が,ギランバレー症候群.急性の,四肢の運動麻痺を起こす末梢神経障害です.

原因不明部分は多いのですが,発症の1～3週間前に感染症をきっかけとして自己免疫ができ,結果として末梢神経が攻撃を受けてしまいます.きっかけになる感染症は,細菌・ウイルス・マイコプラズマなどによる上気道感染や,カンピロバクターなどによる下痢症.「体調崩した.治ってきたら麻痺が出た!」という状態ですね.

四肢の運動麻痺が主症状ですが,半数以上ではほかの神経もおかしくなってしまいます.顔面神経支配領域や嚥下,構音,呼吸筋にも影響が出てきますよ.発汗異常,頻脈,血圧上昇といった自律神経症状も出てきますね.

緊急時には人工呼吸器が必要になり,免疫グロブリン療法や血漿交換療法がとられます.このとき,治療に反応して血圧が急変する可能性がありますので,注意していてくださいね.

発症から数日～2週間で症状のピークを迎え,数か月以内で治るのが基本です.呼吸筋をはじめとした重大な筋肉麻痺にのみ目が行きがちですが,関節拘縮予防や褥瘡予防もお忘れなく!

❷神経炎

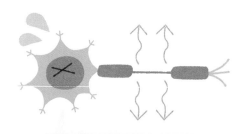

髄鞘がなくなっちゃった!
脱髄性多発性神経炎!

2か月以上の慢性経過をたどるのが慢性炎症性脱髄多発神経炎(CIDP).「脱髄」とあるように,髄鞘の脱落が起こってしまう病気ですね.運動・感覚障害の出る末梢神経障害で,炎症性の脱髄が近位部優先で起こります.

症状としては,左右対称性の四肢の筋力低下や感覚障害.これが寛解と再燃を繰り返します.

「炎症」なので,初回および急性増悪時に副腎皮質ステロイドの薬物療法になります.慢性かつ副腎皮質ステロイドですから,副作用の情報提供が必要ですね.それ以外ではリハビリテーションとメンタルサポートが主に行われますよ.

CIDP：chronic inflammatory demyelinating polyneuropathy,慢性炎症性脱髄性多発神経炎

視覚の異常

ここからは主に感覚神経の「変！」に移りましょう．五感のうち３つを，視覚，聴覚，触覚（と皮膚）の順に紹介していきますね．視覚は今回，聴覚と触覚は次回以降のおはなしです．

視覚とは 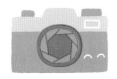 第109回午前76

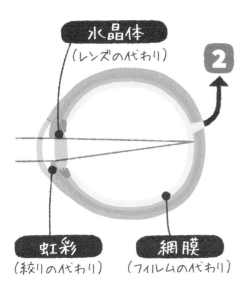

カメラにはレンズと絞りとフィルムがあるね！

水晶体（レンズの代わり）

2

虹彩（絞りの代わり）　**網膜**（フィルムの代わり）

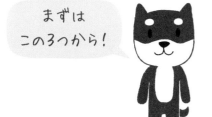

まずはこの３つから！

視覚は，外界情報を映像で取り入れるもの．とくにヒトでは，情報の大部分を視覚に頼っていますね．どうやって外界情報を中枢に送るのか，簡単におさらい．画像を取り入れ，電気信号の情報にして脳へと送るプロセスの復習です．

画像の取り入れは，カメラ（できればアナログ）をイメージするとわかりやすくなります．カメラには，レンズと，絞りと，フィルムがありますね．画像（光）を取り入れ，ピント（焦点）をフィルムのところに合わせるのがレンズ．取り入れる光の量を調節して，真っ白や真っ黒になることを防ぐ絞り．画像を記録するフィルムです．

ヒトの目なら，レンズの代わりが水晶体，絞りの代わりが虹彩，フィルムの代わりが網膜ですね．網膜は，画像を光の色の情報に変換して，視神経（第２脳神経）で脳に送ります．「記憶（記録）」は，脳にお任せです．でも，これだけではゴミなどで傷がついてしまいます．それを防ぐために虹彩の外側をカバーする「角膜」があり，さらにその外側をまぶたで覆っています．入ってしまったゴミは，涙で洗い流しますね．まぶたの内側と白目の部分が「結膜」．眼球のみえない部分（球の大部分）は，「強膜」が球形を保っています．頭蓋骨の眼球を入れるくぼみが「眼窩」ですね．ピント調節は，水晶体についているチン小帯とそれを取り巻く毛様体筋が担当していますよ．

＊

簡単な復習終了．個別の「変！」に入っていきますよ．まずは近視・遠視・乱視・老視（老眼）のおはなしからスタートです．

❶近視，遠視，乱視，老眼，白内障

水晶体の屈折・厚みの調節異常 📖 第102回午後75

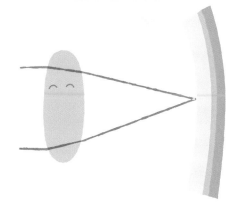

網膜で焦点！
これが正視だね

何かを「見た」ときに，その画像が網膜でちょうどピントの合った状態になるのが「正視」．この状態になるように，チン小帯と毛様体筋は日々頑張っています．

どんなに頑張っても，網膜の手前で焦点（ピントの合う点）ができてしまうのが「近視」．どんなに頑張っても，網膜の後ろに焦点ができてしまうのが「遠視」です．どちらも画像がぼやけて「よく見えない」状態ですね．だから，眼鏡やコンタクトレンズを眼球の前において「矯正」することになります．近視なら凹レンズを前に置くと，遠視なら凸レンズを前に置くことで，網膜で「ピントぴったり！」にできます．

「乱視」は，焦点の位置が水平方向と垂直方向で異なるもの．そのせいで「ものが歪んで見える（ぶれてよく見えない）」状態になります．老視（老眼）は，近くにピントを合わせることができない状態．近視用メガネや累進多焦点レンズ（遠近両用メガネ）ではっきり見えるようになります．「老視」といいますが，40歳代半ば頃から，水晶体の弾力低下で生じてきますよ．

水晶体の混濁 📖 第105回午後75

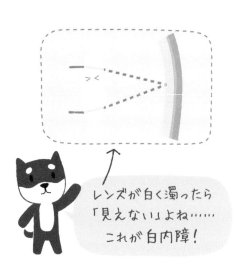

レンズが白く濁ったら
「見えない」よね……
これが白内障！

近視・遠視・乱視・老視は，水晶体の屈折や厚み調節異常のおはなし．水晶体が白く濁ってしまうものが「白内障」です．

透明なレンズが白く不透明になってきてしまったら，画像が白くぼんやり……．ひどくなると何が何だかわからない状態になってしまうことはイメージできますね．水晶体が混濁するために視力低下が起こるのが，白内障です．

多くは加齢によって水晶体の成分（タンパク質）が変化して起こりますが，先天性疾患や糖尿病，放射線・ステロイドなどでも起こります．胎児に先天性奇形を起こすTORCHで「眼疾患」とあったら，白内障のことを思い出してください．

まぶしい，かすむ（霧視）から始まり，まったく見えない状態になることもあります．生活に支障をきたしてしまったら，水晶体の代わりに軟らかい眼内レンズを入れる手術（超音波乳化吸引術）です．

病気に色の名前がついて似ていても，緑内障は水晶体の「変！」ではありません．ここについては，もう少し先でおはなししますね．

❷角膜異常

角膜上皮障害

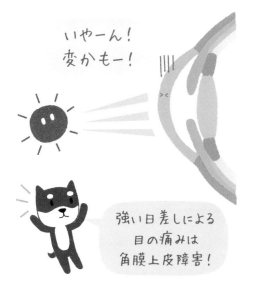

いやーん！
変かもー！

強い日差しによる
目の痛みは
角膜上皮障害！

次は，レンズをカバーする角膜の異常．起こりやすいものが，角膜上皮障害．角膜上皮にびらんや，上皮細胞の剥離（剥がれた！）が起きてしまったものです．

スキーや雪遊び，海水浴などで目が真っ赤になるのは，紫外線による角膜上皮障害や，まぶたを閉じられないことで角膜が乾燥して起こる「閉瞼障害角膜乾燥（兎眼性角膜炎）」のせい．顔面神経がおかしくなったら，気をつけなくてはいけない状態でしたね．また，合わないコンタクトレンズやまつげの乱生，内反（逆さまつ毛）などでも点状表層角膜炎が起こりますよ．「目が痛い！（眼痛）」が主症状ですね．

早く原因を取り除いて，人工涙液やヒアルロン酸点眼などで保湿・保護です．あまりにも放置していると，潰瘍を起こして角膜穿孔につながり，眼球の中に細菌が入って眼内炎を起こして失明してしまう危険もありますよ！

翼状片

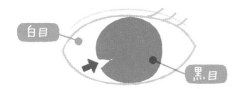

白目

黒目

白い部分が入り込んでくる！
翼状片だ！

白目の部分を覆う結膜からの増殖細胞が，角膜に三角形に入り込んでくるのが翼状片．主に鼻側にでき，増殖組織は毛細血管が多く，白い翼のようにみえます．

特定職業（屋外作業従事者）での発症が目立つため，紫外線の影響があるとされています．

視力障害を引き起こす可能性があるので，増殖組織を外科的に切り取ることになりますが，再発率は結構高いです．

❸結膜異常

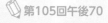
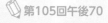 第105回午後70

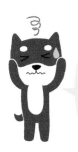

目がかゆい……
真っ赤だ……
アレルギー性結膜炎や
流行性角結膜炎かも！

続いて，まぶたの裏の結膜に移りましょう．異物によって炎症を起こしやすいところですね．ここでは「アレルゲン」と「アデノウイルス」に注目しましょう．

アレルゲン（抗原）の存在で起こるのが，アレルギー性結膜炎．花粉のような季節性のものだけではなく，ハウスダスト，ダニ，ペットなどの通年性原因もあります．かゆみ（瘙痒感），結膜充血，粘液状の目やに（眼脂）が特徴です．抗アレルギー薬やステロイドの点眼で対処することになります．

アレルギー（過敏症）や抗原抗体反応については，血液と免疫②（第4回）を見直しておいてくださいね．

　アデノウイルスによって起こる急性結膜炎が，流行性角結膜炎．1〜2週間で自然に治りますが，伝染力が高いのが特徴です．学童では登校禁止，医療従事者も自宅待機です．ひどい結膜充血と，「ゴロゴロする（異物感）」ので涙が止まりません．さらには起床時に目が開かないレベルの大量の目やに（眼脂）が出ます．この眼脂経由で，接触感染が広がっていきます．医療従事者が感染すると，院内感染を引き起こすこともあります．抗菌薬による点眼が行われますね．「ウイルスなのに抗菌？」と思うかもしれませんが，これは細菌による混合感染を防ぐためですね．あとは基本的な手洗いを忘れずに！

　アデノウイルスは咽頭結膜炎（プール熱）の原因でもありますね．結膜炎だけでなく，喉が痛く（咽頭炎），熱も出ますよ．感染力の強さに変わりはないので，保育園・幼稚園・学校はお休みです．

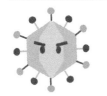

アデノウイルス

角結膜炎だけじゃなく
プール熱の原因でも
あるのさっ！！

❹網膜異常

　お次は，網膜が「変！」になったもの．網膜剥離と，糖尿病性網膜症のおはなしです．

網膜剥離　第95回午前96

あ，あれ？
視細胞層は？

酸素も栄養も
来ない……ダメだ……

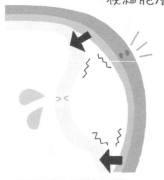

これが
網膜剥離だね

　網膜剥離というのは，光情報を電気信号に変える視細胞層が，その下にある酸素・栄養を提供してくれる網膜色素上皮細胞から剥がれてしまうもの．酸素も栄養分も届かなくなってしまいますから，視細胞層は本来の役目を果たせずにダメになっていってしまいます．

　外傷や強度近視によって視細胞層に穴が開くこと（裂孔）が始まり．このとき痛みはありませんが，光が見えたり（光視症），蚊が飛んでいるように見えたり（飛蚊症）します．視野が欠けること（視野欠損）もありますね．その穴から，眼球の中を満たしている透明なガラス体が入り込んでいってしまい，「剥離」になっていってしまうのです．

　早く穴がみつかったなら，レーザー光で穴の周りを固めてしまえば一安心．剥がれてしまったなら，入院して剥がれたところをくっつける手術が必要です．数か月はくっつけたところが安定しません．激しいスポーツはお預けです．水泳の飛び込みや頭に強い衝撃を与えるスポーツは，ダメですからね．

糖尿病性網膜症とそのほかの眼合併症

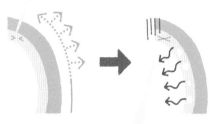

血管透過性亢進！
酸素も栄養も来ない！

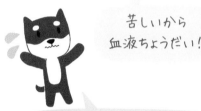

苦しいから
血液ちょうだい！

血管を硝子体の中につくり始めた！
これが糖尿病性網膜症だ！
（視神経や運動命令神経の
虚血でも問題が起こるよ！）

糖尿病の3大合併症の1つ，網膜症．両眼に起こる，失明の原因ですね．

スタートは網膜に酸素・栄養分を届ける毛細血管の透過性が亢進すること．網膜に必要な酸素・栄養分を届けるための液体成分が血管外に出ていってしまいますから，網膜細胞は虚血状態に陥ってしまいます．網膜を見ると，血液不足になったところが白い斑点になっています．

ここまでで気づければ，レーザー光で網膜症の進行を止めることができます．でも，気づかずに放置していると，虚血で苦しい網膜は眼球の中を満たしている硝子体に新しく血管をつくり，細胞が変になって増殖を始めてしまいます（増殖性変化）．こうなると，手術ですね．増えた膜を切り取り，血管ができて濁った硝子体を切り取らないと「見えない！」ままです．だから糖尿病では目の定期検診も必要．これが，糖尿病性網膜症で起こっていることです．

しかも，糖尿病性の眼合併症はこれだけではありません．神経細胞に酸素と栄養分を提供する血管の虚血で，急に視力が低下する「前部虚血性視神経症」．眼球運動を命令する神経の虚血で，複視やまぶた（眼瞼）下垂が起こる「外眼筋麻痺」．視力低下を引き起こす白内障も，糖尿病が原因の1つでしたね．

このように，目（視覚）だけでも，こんなに悪いことが起こってしまう糖尿病．予防が第一です．糖尿病になってしまったときのコントロールの重要性，もうわかりますよね．

そのほかの網膜異常と緑内障 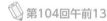 第104回午前13

「目に病変が出る」で，もう1つ思い出してほしいのは「ベーチェット病」です．失明も起こり得る，自己免疫疾患がベーチェット病でした．免疫抑制薬やステロイド点眼が必要でしたね．「自己免疫疾患って，何だっけ？」と思ったら，ちゃんと血液と免疫②（第4回）のところを復習ですよ．

糖尿病の眼症状のところでおはなししたように，網膜の動脈や静脈が詰まる（閉塞する）と視力障害が出ます．静脈が詰まると，急に視力が低下します．詰まったところのせいでその前の部分では出血と浮腫が出てきます．「視力低下」が起こりますから，ちゃんと眼科にかかってくださいね．動脈が詰まると，視力が著しく低下します．このとき，目の周りの血管だけではなく脳梗塞も同時に起こっていることがあります．「急に見えなくなった！」ということで眼科に駆け込みたくなりますが，脳梗塞のリスクが高い人は眼科併設の，CTのとれる病院にかかってくださいね．

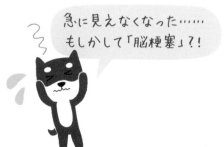

急に見えなくなった……
もしかして「脳梗塞」？！

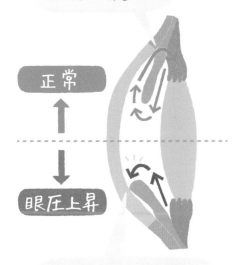

これは房水の
正しい流れ

正常

⇅

眼圧上昇

虹彩の圧迫で房水が
吸収地点に届かない！
眼圧が上がっちゃうよ！

ここまで読んでくれればわかるように，目（眼球）も細胞の集まり．網膜だけではなく，透明な水晶体や角膜にも酸素と栄養分を届ける必要があります．でも，そこに毛細血管があったら，途中で光が遮られ「レンズ」として十分に働けません．だから水晶体や角膜（とくに内皮）には，「房水」とよばれる水分が，酸素と水分を届けています．ここがおかしくなってしまったものが緑内障です．

房水は，毛様体でつくられ，虹彩と水晶体の間から染み出します．瞳孔（虹彩中央部）から外側に出てきて，今度は虹彩と角膜の間に入り込み，その奥にある線維柱帯で吸収されるのが，正常な流れ．

虹彩が角膜のほうへ圧迫される（押しつけられる）と，最後の吸収地点まで房水がたどり着けません．房水がたまると，眼圧が上がってきます．周りが房水だらけなので，角膜はむくんでしまいます（角膜浮腫）．これが視力低下の原因です．しかも眼痛だけではなく，頭痛・嘔吐も出てきます．

眼科にかかれば，縮瞳薬で房水が外側に出てくる量を減らしつつ，高浸透圧薬点滴で体内水分量を減らし，眼圧を下げることができます．でも，頭痛と嘔吐に目が行ってしまい，眼科の受診が遅れると眼圧が下がりません．数日，眼圧の高い状態が続くと，失明の危険があります．「目が痛い」「よく見えない」があったなら，緑内障の存在も思い出してくださいね．

❺感染・外傷

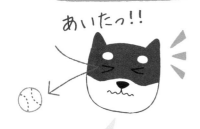

鈍的眼外傷

あいたっ!!

ほかにも化学・金属・刃物で
外傷は起こるよ！

感染や外傷も異常の原因ですね．「外傷」とひと言で言っても，化学物質のせいで角膜タンパク質が変になる角膜化学症や，金属の微片が入り込む眼内鉄片異物，ハサミやナイフで切れてしまう穿孔性外傷や，ボール，肘，膝が当たって起こる鈍的眼外傷などがあります．

角膜化学症はとにかく水で洗い流してください．水道水でいいので，全力で薄めてしまうのです．ヘアカラーなどが目に入って眼痛が出たら，角膜化学症のサインですからね！　ほかの3種類はすぐに手術になるはずです．眼球自体は無事でも，眼球のはまり込む眼窩が骨折してしまうこともあります．眼窩の下（底）には副鼻腔の上顎洞との境界があり，眼球を動かす筋肉が引っかかってしまいます．眼窩の形を整える（整復する）必要がありますね．

まぶたの急性化膿炎は麦粒腫（ばくりゅうしゅ）．発赤，圧痛，眼脂が出ますので，抗菌薬の点眼ですね．

ぶどう膜で炎症が起こると，ぶどう膜炎．ぶどう膜というのは，虹彩・毛様体・脈絡膜などのメラニン色素が多いところの総称．血管が多く，炎

症を起こしやすいところです. 脈絡膜というのは, 網膜を裏打ちする栄養提供担当組織. 暗室のように眼球の中を暗く保つ働きも担当しています. 原因として感染症で多いのは結核菌, 梅毒. 眼トキソプラズマ症やヘルペス性網膜炎も含まれますね. 非感染性では, ベーチェット病やサルコイドーシスといった自己免疫疾患で起こります.

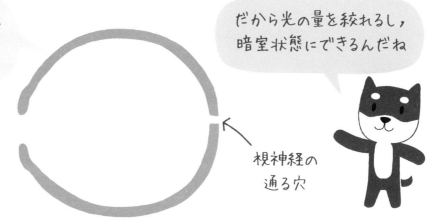

これが「ぶどう膜」だね
「色素が多い」イコール
「色が濃い」！

だから光の量を絞れるし,
暗室状態にできるんだね

視神経の
通る穴

まとめ

視覚のおはなしはこれで一段落. ヒトは視覚に頼るところが多いので, 視覚の異常は日常生活に大きな影響が出ますね. 次回は聴覚と触覚のおはなしに入りますからね.

といてみよう！ 国試問題

第108回午前88 ➡p.294

糖尿病末梢神経障害による感覚障害のある患者へのフットケア指導で適切なのはどれか. **2つ選べ**.

1. 両足部を観察する.
2. 熱めの湯をかけて洗う.
3. 靴ずれしない靴を選ぶ.
4. なるべく素足で過ごす.
5. 爪は足趾の先端よりも短く切る.

第109回午前76 ➡p.297

眼球に入る光の量を調節するのはどれか.

1. 角膜
2. 虹彩
3. 瞳孔
4. 水晶体
5. 毛様体

第102回午後75 ➡p.298

老視の原因はどれか.

1. 瞳孔括約筋の筋力低下
2. 水晶体の弾力低下
3. 網膜の色素変性
4. 硝子体の混濁
5. 水晶体の混濁

第105回午後75 ➡p.298

老人性白内障の症状で正しいのはどれか.

1. 涙が流れ出る状態が続く.
2. 小さい虫が飛んでいるように見える.
3. 明るい場所ではまぶしくてよく見えない.
4. 遠見視力は良好であるが近見視力は低下する.
5. 暗い部屋に入ると目が慣れるのに時間がかかる.

第105回午後70 ➡p.299

流行性角結膜炎の原因はどれか.

1. 淋菌
2. 緑膿菌
3. クラミジア
4. アデノウイルス
5. ヘルペスウイルス

第95回午前96 ➡p.300

網膜剥離で正しいのはどれか.

1. 眼圧上昇
2. 硝子体混濁
3. 視野欠損
4. 瞳孔縮小

第104回午前13 ➡p.301

急性の頭痛を起こす可能性が最も高いのはどれか.

1. 複視
2. 外斜視
3. 緑内障
4. 眼瞼下垂

国 試 問 題 の 答 え

第108回午前88	1，3	第105回午後70	4
第109回午前76	2	第95回午前96	3
第102回午後75	2	第104回午前13	3
第105回午後75	3		

第23回 末梢神経系② 聴覚, 触覚・皮膚 (前編)

五感のうち, 聴覚と触覚のおはなしに入りましょう.
聴覚では鼻 (鼻腔) との関係をイメージできるようになってくださいね.
触覚を主に担当する皮膚の構造と働きは理解できていますか?
皮膚の異常時は, 皮膚の担う役割が害されていることも忘れないでくださいね.

聴覚の異常

❶聴覚とは

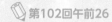
第102回午前26

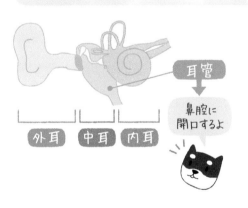

聴覚は, 音を電気信号に変えて脳に伝えますね. そのためには, 音を集めて, 音を増幅してから, 電気信号に変換する必要があります.

音を集めるところが鼓膜までの外耳, 音を増幅するのが鼓膜と耳小骨の中耳, 音を変換するところが蝸牛のある内耳. 蝸牛には内耳神経 (第8脳神経) がつながっていて, 脳へと電気信号を届けてくれます. 蝸牛のすぐ上には三半規管があって, 平衡覚も脳に伝えてくれます. 内耳神経は, 聴神経 (聴覚担当) と前庭神経 (平衡覚担当) に分かれているので, 第8脳神経は聴覚・平衡覚担当神経ですね.

❷外耳炎

そんな聴覚の「変!」は, イメージしやすい外側 (外耳) からいきましょう. 外耳炎の代表は, かゆみの出るびまん性外耳炎. 耳かきのやりすぎなどで, 外耳で炎症が起きてしまった状態です. 気になりますが, 触らないことが一番の治療. 補助的に薬を使うこともありますよ.

❸中耳炎，難聴

中耳炎の概要

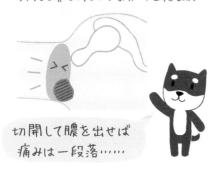

膿がたまって痛いよう！
鼻の感染から起こるよ！
ちゃんと鼻と耳のつながりを意識！

切開して膿を出せば
痛みは一段落……

　鼓膜より内側の炎症が中耳炎．喉の痛み，鼻水（鼻汁）などの出る急性上気道炎を起こしたことで，上咽頭から耳管を経由して起こる，中耳粘膜の感染症です．

　耳管は，鼻の粘膜に開口している中耳からつながる管．耳が気圧変化などで「つーん」としたときに，ごくりとつばを飲み込むと治るのは，「飲み込み」によって耳管内圧を下げたからです．

　よく聞こえない（難聴・耳閉感）状態から，膿がたまると熱と耳痛が出てきます．膿性の黄色い耳漏が出てきたら，鼓膜が破れた可能性があります．抗菌薬と，必要に応じてNSAIDsで痛み止めですね．たまった膿を取り除く鼓膜切開をすれば，痛みは和らぎますよ．

　合併し得る症状は，周囲構造の関係上，結構怖いものだらけです．内耳炎を起こすとめまいが出て，すぐ隣を走る顔面神経の麻痺も起こります．髄膜炎などの頭蓋内合併症を起こすと，激しい頭痛や意識障害までも出てきます．放っておくと慢性化するので注意．急性炎症中は，ダイビングや飛行機搭乗による気圧変化を避けてください．鼻をかむときは片方ずつ．中耳炎は小児に多くみられますが，成人で発症したら，酒やタバコもダメですからね．

慢性中耳炎

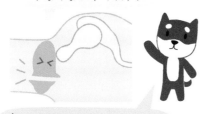

ひゃあ！　穴あいた！
（「聞こえない」には
ならないからね！）

変なくっつき方をしないように
感染を防いでね
（耳栓は大事！）

　慢性中耳炎では，鼓膜穿孔も起こり得ます．急性中耳炎からの移行だけではなく，耳かき，殴打，強打などの外傷も原因です．

　鼓膜は，外科的にスパッと切れば，問題なく治ります．切れている間は少々聞こえが悪くなりますが，「全く聞こえない」にはなりません．でも，それ以外の切れ方・破れ方をすると，少し変になってくっつく（変形・変性）ことがあります．これでは，聞こえが悪くなる難聴を起こしてしまいます．

　抗菌薬・点耳薬で炎症を抑えることが原則ですが，鼓膜が「少し変になってくっつく」を起こしたなら，鼓膜形成手術になりますよ．注意することは，洗髪・プール時に水が入らないように耳栓をすること．水と一緒に細菌が鼓膜よりも奥に入ると，炎症が治まりませんよ．定期検診も必要になってきますね．

滲出性中耳炎と伝音(性)難聴

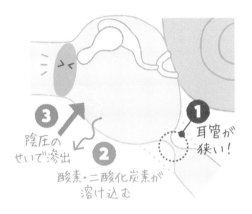

これが滲出性中耳炎！
（やっぱり痛い！）

❸ 陰圧の
せいで滲出

❷ 酸素・二酸化炭素が
溶け込む

❶ 耳管が
狭い！

「滲出性中耳炎」というものもあります．急性感染症状も，鼓膜の穿孔もないのに，中耳腔内に貯留液が存在する中耳炎をまとめた呼び名です．

鼻と耳をつなぐ耳管が狭くなり，閉じ込められた空気内の酸素・二酸化炭素・窒素などが血液に溶け込んでいくと，中耳腔内が陰圧になってしまいます．その圧力に引っ張られて，毛細血管から中耳腔内に液体が染み出てしまった（滲出）……という意味ですね．耳管が狭窄してしまう原因には，急性中耳炎などによる粘膜の腫脹のほかに，嚥下時に耳管を開く機能の障害（口蓋裂などによる耳管機能障害）や，上咽頭部のがんもあり得ますね．

中耳腔内に液体が出てきたせいで，耳の圧迫感・耳閉感とともに，軽度から中度の伝音難聴が起こります．音を伝える（伝音）ところが原因の難聴なので，伝音(性)難聴．外耳と中耳がおかしいときには，伝音(性)難聴です．

軽症なら，耳管狭窄原因を治療しつつ，炎症を抑える薬物療法．それ以外なら鼓膜切開をして，液体を外に出してしまいます．放置すると鼓膜は数日でふさがってしまいますので，もっと水抜きが必要ならドレーンチューブを入れることになりますね．もちろん耳に水が外から入り込まないように注意が必要ですよ！

感音(性)難聴

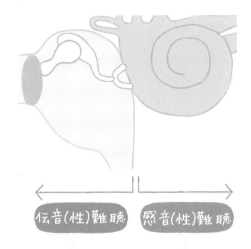

伝音(性)難聴
音を伝える
ところのせい！

感音(性)難聴
音を感じる
（電気信号に変える）
ところのせい！

音を電気信号に変えるところが「変！」になると，音が脳に届かず難聴になります．感音(性)難聴ですね．

たとえば，音楽をずっとヘッドホンやイヤホンで聞いていると，途中でなんだか音の聞こえが変になってきます．これ，急性感音難聴．

自然治癒するのが大部分ですが，治らないこともあります．いくら音楽に集中したくても，ヘッドホンやイヤホンの長時間使用は危険です．

同様に，音（音響）のせいで起こるものをまとめて，音響性聴覚障害とよんでいます．音を電気信号に変える蝸牛の有毛細胞に，音が直接障害を与えたり，周囲の血管をけいれん（攣縮）させて虚血状態にしたりするのが原因です．

先に説明したヘッドホン難聴（ロック難聴，ディスコ難聴ともよばれる）のほかに，耳鳴りが出て回復困難な騒音性難聴，花火などの爆音による音響外傷などもあります．

ステロイドの内服が行われますが，治りにくい（治らない）こともあることを覚えておいてくださいね．

突発性難聴

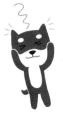

何これ?!
急に音が聞こえない?!
（もしかして……
突発性難聴かも!）

原因不明の難聴が，突発性難聴．耳疾患の既往なしに，突然出現する，原因不明の高度感音難聴の総称です．

原因不明なのですが，最初はステロイド療法がとられることが多いですね．もし感染が原因になっているのなら炎症を抑えることができますし，循環が障害されているなら蝸牛の血流増加も期待できるからです．

ただし，ステロイド療法の前に，ステロイドによって悪化・再燃可能性のある病気の存在を確認しておきましょう．胃・十二指腸潰瘍，緑内障，結核，高血圧，糖尿病などに要注意です．

❹メニエール病，前庭神経炎　📖第107回午前75，第109回午後32

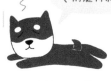

うぅっ……めまいが……
音が聞こえにくい……
（吐き気と耳鳴りも出たなら
メニエール病かも……）

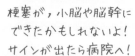

めまいがひどい……
起き上がれないよ……
（耳に何も出ないなら，
前庭神経炎かもね……）

梗塞が，小脳や脳幹にできたかもしれないよ!
サインが出たら病院へ!

平衡感覚が「変！」になる例として，メニエール病と前庭神経炎があります．

メニエール病は，難聴・耳鳴りを伴って数分から数時間持続する反復めまい発作．悪心・嘔吐を伴う回転性めまいが多く，難聴は可逆性・低音域メインの感音難聴で始まり，やがて中・高音も聞こえない不可逆性感音難聴に！　原因不明の内耳リンパ水腫(による内耳機能異常)です．誘因は過労・睡眠不足・強い精神的ストレス．急性時には抗不安薬，制吐薬の薬物療法になります．ただし，頭痛や手足のしびれ，構音障害や意識障害が出たら，中枢の「変！」が疑われますので，すぐに病院へ！　それ以外ならば，発作時には安静に．横になって，強い光や音を避けて，頭をあまり動かさないようにしましょう．嘔吐時は顔を横向きに．減塩をして，水分は多すぎず少なすぎず．慢性化することもありますよ．

前庭神経炎は，急に起き上がれないほどの強い回転性のめまいが出て，数日続きます．悪心(吐き気)・嘔吐はありますが，耳(聴覚)には何も出ないのが特徴です．だいたい1週間くらいで歩行・食事可能なくらいに回復します．それまでは入院して，脱水防止のために補液を受けたほうがいいですね．めまいが治まったなら，早期離床と運動療法(リハビリテーション)です．頭痛，麻痺，知覚障害や構音障害，意識障害が出たら小脳や脳幹梗塞の可能性があります．そんなときには，すぐに病院ですよ．

触覚と皮膚の異常

感覚の最後は，触覚と皮膚のおはなしです．皮膚以外からも触覚情報は脳に伝わります．粘膜の痛みや，関節の力のかかり具合も，触覚情報ですからね．でも，意識的に感じる触覚情報は皮膚から届くものが多いですね．

だから，皮膚の役目と構造を簡単にまとめたうえで，皮膚の「変！」をみていくことにしましょう．皮膚の「変！」を確認していくと，痛みやかゆみといった触覚情報についてのおはなしも出てきますからね．

❶皮膚の基本理解

角質層は「最初の砦，最後の姿」

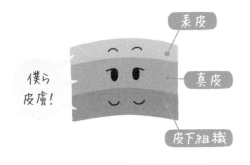

僕ら皮膚！

表皮

真皮

皮下組織

防御壁だよ！
角質はあなたを守る
大事なバリア！

皮膚は，私たちの外側表面を覆う上皮細胞．内側表面は，粘膜にお任せしています．ヒトの外側は暑いし，寒いし，乾くし，ジメジメするし……結構過酷な環境．ヒトの内部環境には，一定の恒常性(ホメオスタシス)が必要です．そのために血液をはじめとした体液があり，代謝によって産熱して体温を保っていることは，今まで学習してきた通り．ヒトの外側には各種病原体もいて，過ごしやすそうな人の体内を狙っています．そこで，最初の砦になってくれるのが皮膚なのです．

免疫の大原則は「異物を身体の中に入れないこと」．そこで防壁となってくれる皮膚の表面は，角質層に覆われています．これは皮膚上皮細胞の最後の姿．「細胞であったもの」なので，もう核はなく，ぺったんこ．垢として剥がれるまでの間，異物が入り込まないような硬い壁として役立っているのです．

汗腺と脂腺と弱酸性 第104回午後45

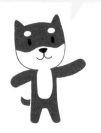

あとは汗と皮脂でできる
化学的バリアも大事！

（なくなっちゃうと感染しやすいし，
水も体温も保てないよ）

皮膚には，毛のほかに汗腺と脂腺もありましたね．汗の水分と皮脂（油分）が合わさり，角質の表面と隙間をさらにガード．皮脂は，酸化すると酸性に変わり，皮膚の表面を弱酸性に保ってくれます．これは多くの病原体（とくに細菌）にとって，繁殖に適していない環境．皮膚の表面を弱酸性にすることで，皮膚でブロックしたところで微生物が増殖しないようにしているのです．あとは，水やお湯で洗い流せば一丁上がり．身体の中に入り込んでくることがなければ，白血球たちが働くこともありません．

だから，「くすむから角質除去！」と頑張りすぎると，大事な防壁を必要以上に剥がしていることになります．角質は減りますが，同時に表面の水分・油分も減っていますよね．再度水分や油分が表面を覆うまでの間，皮膚の表面から，上皮細胞組織の間を満たしていた水分が抜けた結果，「角質落とししたら，かさつく……」ということが起こるのです．

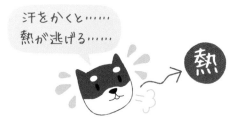

汗をかくと……
熱が逃げる……

熱

汗は皮膚表面の保湿だけでなく，体温調節にも役立っています．明らかに「汗かいた！」ときだけではなく，水分の「不感蒸泄」でもありますよ．水分が蒸発するとき，周囲の熱（ヒトの熱も）を奪っていくことは化学で学習しましたね．これは「打ち水」の存在を思い出せば簡単です．

汗腺は全身にあるエクリン汗腺が主に体温調節．腋窩などの特定部位にあるアポクリン汗腺は，細胞体が壊れて出る「臭う汗」ですね．

表皮，真皮，皮下組織，自由神経終末

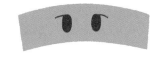

血管！コラーゲン！そして神経！
感覚にとってはここがメイン！

（「変！」になると
感覚がなくなっちゃうよ！）

皮膚の構造は3層構造．外側から表皮，真皮，皮下組織．先ほど確認した角質層は，表皮の一番外側です．真皮は，血管とコラーゲンがたくさんあるところ．皮下組織は，脂肪（皮下脂肪）がたまるところです．

触覚情報を電気信号に変える感覚神経の末端は，真皮に散らばっています．触っている，熱い，冷たい，硬い，力がかかっている……伝える情報は多岐にわたりますので，ここも役割分担．痛覚と温度感覚担当の「自由神経（終末）」は，とくに大事ですね．皮膚細胞が変になったときに出やすい熱感や痛みは，自由神経終末が脳に伝えてくれます．

もし真皮全体がおかしくなってしまうと，そこにいる自由神経終末も変になり，熱感も痛みも感じなくなってしまいます．虫歯がC4（歯髄）まで進むと，痛みを感じなくなるところと一緒ですね．次回のやけど（熱傷）のところで出てきますので，覚えておいてください．

＊

簡単な皮膚の確認，おしまい．皮膚が「変！」になったおはなしを始めましょう.

❷蕁麻疹，薬疹

蕁麻疹

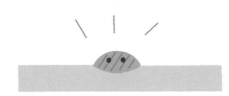

これが紅斑と膨疹，
蕁麻疹だね

　一般的によく目にする皮膚の「おかしい！」が蕁麻疹.　かゆみ(瘙痒感)を伴う紅斑と，膨疹(限局性の皮膚の膨らみ)が，一過性に出没する疾患です.「かゆい！　見たら赤くなってる！　ぷくっとしてる！」ですね.　見た目は「虫刺され」と同じです.

　原因は，いろいろあります.　抗原抗体反応のⅠ型(即時型)や，物理的刺激，ストレス，疲労や感染でも起こります.　皮膚の肥満細胞が急に分泌顆粒を吐き出し，ヒスタミンなどが皮膚の中に出てきます.

　ヒスタミンなどの働きによって血管が拡張すると紅斑.　血漿成分が血管外に染み出すと膨疹.　感覚神経が刺激されるとかゆみですね.

　Ⅰ型過敏症(アレルギー)のときには，アナフィラキシーショックに警戒！　「気道確保と血圧上昇が必要でノルアドレナリン筋肉注射！」と，すぐに思い出せましたか？

　原因がわかるなら，対象になるものを避けてくださいね.　原因不明なら，抗ヒスタミン薬(ヒスタミンH_1受容体拮抗薬)の内服になります.

　もちろん，疲労・ストレス・感染もできるだけ避けてくださいね.

薬疹　🖊第110回午前44

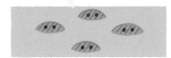

播種状紅斑丘疹型は
こういうことだ！

　多くは過敏症(アレルギー)に関連して起こってくるのが薬疹.　薬剤の全身投与で誘発された，発疹・粘膜疹の総称です.

　原因の多くは，抗原抗体反応から生じるサイトカインから生じるもの.サイトカインは，白血球たちが仲間をよぶときに出るものでしたね.

　薬疹で皮膚がどのような「変！」になるかについては，決まったものはありません.　一番多いのは「播種状紅斑丘疹型」.　播種なので，種をまいたように.　紅斑なので，赤くなる.　丘疹なので，丘のように出っ張っている，です.　抗菌薬や鎮痛解熱薬を飲んだ1〜2週間後に出る，全身左右対称性の粟粒〜小豆大の小型紅斑・丘疹が「播種状紅斑丘疹型」です.　ここで気づかないと重症化していきますので，清拭などのケアのときに必ずここで気づいてください.

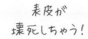

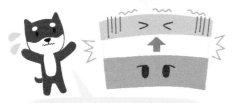

眼や口唇粘膜に出やすいのが
スティーブンス・ジョンソン症候群だね
（中毒性表皮壊死型だと,
表皮をこすると剝がれちゃう!）

重症化してしまったタイプの中には, 命を危険にさらすものもあります. 表皮が壊死してしまい, こすると剝がれ落ちる(ニコルスキー現象)を示す中毒性表皮壊死症型. 眼や口唇の粘膜が壊死してしまうスティーブンス・ジョンソン症候群型がこれにあたります.

薬疹の基本は, とにかく薬をストップすること. でも, 薬を飲んでいた以上, どこかで何かの「変!」があったはず. そこの薬を止めたうえ, 薬疹を治そうと抗アレルギー薬内服やステロイド薬外用を加えると, 治療中の病気の悪化・再燃や, さらなる感染症の危機が生じます. とても重篤な状態になる可能性がありますので, 集中治療室で全身管理をしつつメンタルケアも行うことが必要になってきます. 「たかが薬疹」なんて考えてはいけませんよ.

❸皮膚瘙痒症, 乾燥性湿疹, 角化症

皮膚瘙痒症　📝第104回午後45

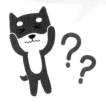

かゆい! 理由がわからない!
皮膚瘙痒症かも!
（正常変化のことも,
ほかの基礎疾患のことも……）

かゆみが出たとき, 皮膚に異常サインが出て, 原因がわかればいいのですが. 皮膚瘙痒症では, 原因が見当たらぬまま強いかゆみが出ます.

全身性と局所性があり, どちらも中年以降で増加してきます. 陰部に集中する局所性のかゆみは, 卵巣機能低下による白帯下でも起こります. カンジダ膣炎やトリコモナス膣炎と違うことは受診して確認してくださいね. 肛門部に集中する局所性のかゆみは, 小児だと蟯虫の可能性があります. 中年男性だと便秘・下痢・痔によることが多いのですが……. 心因性や, ほかの基礎疾患のせいかもしれません.

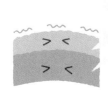

皮脂と水分不足!
バリアをつくれないと
乾燥でかゆいよー!

全身性では, 加齢による乾燥由来の老人性瘙痒症が代表的. 加齢によって, 全身水分量が減りますね. しかも皮脂の分泌量も減りますので, 皮膚の表面水分を維持するための皮脂バリアもつくれません. 結果として, 水分が角質の隙間から蒸発し, 表皮はかさかさ. これが老人性瘙痒症で, 冬場の強い乾燥で悪化する特徴があります. 過度の石けんによる洗浄や, ナイロンタオルによる刺激も悪化させる要因ですね.

そして, 全身性瘙痒感の原因として忘れてはいけないのが基礎疾患の存在です. 全身にかゆみの出る原因には, 糖尿病や甲状腺機能異常などの内分泌異常をはじめ, 肝障害や腎障害, 血液異常やがん, アレルギーなど, 並べたらきりがありません. 疾患ではない正常の妊娠でも起こり得る現象です.

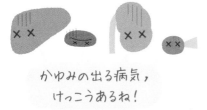

かゆみの出る病気，
けっこうあるね！

多発性硬化症と
人工透析は
忘れちゃダメだよ！

ただし，強いかゆみが出やすい基礎疾患として，モルヒネ中毒，多発性硬化症（MS），人工透析の存在を覚えておいてください．これら基礎疾患がある全身性瘙痒症は，基礎疾患の治療が一番．そして保湿外用薬で皮膚表面の乾燥を防ぐことです．基礎疾患がない，もしくはどうしてもかゆいときには，抗ヒスタミン薬の内服やステロイド薬の外用を併用することになりますよ．

乾燥性湿疹

皮脂不足の乾燥は，高齢者の問題だけではありません．

皮脂欠乏性湿疹は下腿・腰部に好発する乾燥性湿疹．30歳代から発症することもあり，皮膚の見た目の割にはかゆみが強いことが特徴です．

はじまりは，なんらかの原因で皮脂分泌が不足すること．皮脂による油分の膜がないと，角質は水分を保持できません．これはかゆみの閾値（かゆいと感じ始める刺激の強さ）が下がった状態．ちょっとしたことですぐかゆくなり，掻く（掻破する）と，その刺激のせいで汗や皮脂が出なくなってしまいます．もちろん，皮脂不足では皮膚の防壁機能を十分に果たすこともできません．

改善のためには，とにかく保湿！　加湿器，ぬるいお風呂やシャワーを使い，刺激の少ない木綿の肌着を選んでください．刺激物のアルコールや香辛料も控えましょう．あとは，保湿薬で援護してくださいね．抗ヒスタミン薬の内服で，かゆみを抑えるお手伝いも追加です．湿疹化してしまったら，ステロイド薬外用も併用することになります．

遺伝的要素が強い，乾燥性の「変！」もあります．代表的なのが魚鱗癬．全身びまん性，左右対称に出る疾患で，「サメ肌」ともよばれます．常染色体優性のものも，伴性劣性のものもあり，アトピー性皮膚炎や角膜混濁などを合併することもありますね．

主に抗ヒスタミン薬・抗アレルギー薬の内服で，外用のサリチル酸ワセリン®などによってしっかりと保湿します．重症のときには，活性型ビタミンAの内服になることも．ビタミンAは視覚と上皮細胞保護が役目でした．重症のときには「ちゃんと上皮を守って！　頼んだよ！」ということですね．

魚のうろこみたいだから
魚鱗癬……

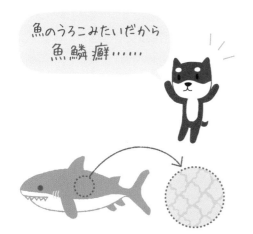

角化症

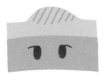

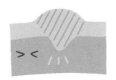

圧迫で痛いのは，
侵入部が刺さるから！

おかしくなった結果，表皮細胞が硬くなってしまうこともあります．それが「たこ」や「うおのめ」に代表される角化症です．

角化症は，表皮細胞の角化（分化）異常によって角質が分厚くなり（角質肥厚），かさかさ（乾燥），ザラザラ（粗造）になる疾患．

圧迫や摩擦などの機械的刺激反復によって，角質が一様に厚く，扁平に増殖したものが「たこ（胼胝腫）」．たこの状態に加えて，厚くなった角質の中心が芯のようになって内側に深く侵入したため，圧迫すると侵入部が刺さって痛いのが「うおのめ（鶏眼）」です．

うおのめは頻繁に痛むため，中心の開いたパッドを張り付けて圧迫を減らすこと．そしてサリチル酸ワセリン®などの保湿薬で，肥厚部をできるだけ薄くするようにふやかしていくことになります．

❹にきび，脂漏性皮膚炎

このように皮膚の表面が「変！」になり，乾燥してしまうと困った状態です．それなら，油たっぷりにさえすればいいのか．そうではありませんね．にきび（痤瘡）と脂漏性皮膚炎のおはなしです．

にきび

毛穴閉じてる！

毛穴開いてる！

炎症中！

膿が出た……

尋常性痤瘡とは，脂腺性毛包をおかす慢性炎症疾患．ものものしい響きですが，これが「にきび」．

性ホルモン（とくにアンドロゲン）の働きによって，皮脂腺の機能が亢進します．油が全部皮膚表面に出てしまえばいいのですが，腺の途中（もしくは出口）で塊になると（角栓），そこから下が閉鎖空間になってしまいます．この正常皮膚色の小さな盛り上がりで毛孔が閉鎖したものが「閉鎖性面皰（白にきび）」．やがて，たまった脂で毛穴が押し開かれ，酸化して黒くなった内容物（角栓）がみえるようになります．これが「開放性面皰（黒にきび）」ですね．

閉鎖空間の中には皮膚常在菌のアクネ菌（いわゆるにきび菌）がいて，アクネ菌がリパーゼを出すと周囲に炎症が起こります．これが「赤にきび」の状態．炎症の結果，白血球に細菌などが貪食されると膿ができて膿疱ができます．「黄にきび」ですね．炎症がもっと奥まで進むと，あとが残ります（瘢痕）．

にきびは，年齢の経過とともに性ホルモン分泌が安定し，自然に消えます．それまでは規則正しい生活をして，睡眠を十分にとること．便秘を防

ぐために，お菓子やコーヒーは控えめに．ビタミンA，B₂，B₆を含む食品をちゃんと食べましょう．炎症ありの赤にきび・黄にきびなら過酸化防止のビタミンEも追加です．毎日の洗顔・入浴で身体の表面を清潔に保ってくださいね．化粧は炎症を悪化させる刺激ですから，中止です．髪や指で触ることも刺激になってしまいますからね．局所外用薬や内服薬もありますが，それらは補助であることをお忘れなく．

脂漏性皮膚炎

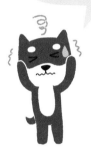

かゆいっ!!
（皮脂が多いところでは
脂漏性皮膚炎の可能性……）

かゆみのある「脂多すぎ！」が脂漏性皮膚炎．頭部(含む顔面)，胸部，背部などの皮脂腺が多くある場所(脂漏部位)にできやすい，かゆみのある湿疹が，脂漏性皮膚炎です．

頭部の軽症は「ふけ症」ですね．約2/3は頭皮にでき，皮がぱさぱさ剥がれる糠（ひこうようらくせつ）糠様落屑と紅斑がみられます．放置してしまうと毛包炎を起こして，脱毛の可能性もありますのでちゃんと治療です．

ステロイド外用薬がよく使われ，よく効きますが，再燃も早いので根気よく治しましょう．免疫不全もしくは低下状態では皮脂好きの常在真菌マラセチアが増えやすいので，抗真菌薬が出ることもありますよ．

やっぱり基本になるのはヒトの各種細胞を元気にすること．規則正しい生活と睡眠をしっかりとることですね．定期的な洗髪や入浴も必要ですが，過度の洗いすぎは禁物です．皮脂がなくなると，水分を守れないせいで肌がかさつきます．さらに「水分足りない！ 蒸発を防がなくちゃ！」と，皮脂の分泌量が増える原因にもなりますよ．

まとめ

細菌の名前が出たので，次回は皮膚の感染症のおはなしに入りましょう．真菌・ダニのおはなしを先にしてから，細菌・ウイルスのおはなしに入りますね．いよいよ最終回です！

といてみよう！ 国試問題

第102回午前26 ➡p.305

中耳にあるのはどれか.

1. 前庭
2. 蝸牛
3. 半規管
4. 耳小骨

第106回午後85 ➡p.306

急性中耳炎で内服薬による治療を受けた5歳の男児および保護者に対して,治癒後に行う生活指導で適切なのはどれか. **2つ選べ**.

1. 片側ずつ鼻をかむ.
2. 耳垢は毎日除去する.
3. 入浴時は耳栓を使用する.
4. 大声を出させないようにする.
5. 発熱時は耳漏の有無を確認する.

第107回午前75 ➡p.308

Ménière〈メニエール〉病の患者への指導内容について正しいのはどれか.

1. 静かな環境を保持する.
2. 発作時は部屋を明るくする.
3. めまいがあるときは一点を凝視する.
4. 嘔吐を伴う場合は仰臥位安静にする.
5. 耳鳴があるときは周囲の音を遮断する.

第109回午後32 ➡p.308

Ménière(メニエール)病で正しいのはどれか.

1. 伝音性難聴を伴う.
2. めまいは回転性である.
3. 発作期に外科治療を行う.
4. 蝸牛の機能は保たれている.

第104回午後45 ➡p.310, 312

皮膚の構造と機能について正しいのはどれか.

1. 皮膚表面は弱酸性である.
2. 粘膜は細菌が繁殖しにくい.
3. 皮脂の分泌量は老年期に増加する.
4. アポクリン汗腺は全身に分布している.

第110回午前44 ➡p.311

Aさん(64歳,男性)は,肺炎のため抗菌薬の投与目的で入院となった.治療開始後3日に全身の皮膚,眼瞼結膜および口腔粘膜に紅斑と水疱が出現した.バイタルサインは,体温38.5℃,呼吸数24/分,脈拍80/分,血圧124/80mmHg,経皮的動脈血酸素飽和度〈SpO2〉96％(room air)であった.

Aさんに出現している症状から考えられる病態はどれか.

1. 後天性表皮水疱症
2. Sjögren〈シェーグレン〉症候群
3. 全身性エリテマトーデス
4. Stevens-Johnson〈スティーブンス・ジョンソン〉症候群

国 試 問 題 の 答 え			
第102回午前26	4	第109回午後32	2
第106回午後85	1, 5	第104回午後45	1
第107回午前75	1	第110回午前44	4

第24回　末梢神経系③　触覚・皮膚（後編）

触覚と皮膚に関する異常，残りは皮膚感染症です．
たくさんあるので，看護師国家試験や日常でよく出会うものに限定しますよ．
あとは皮膚がなくなってしまうやけどや褥瘡もここで確認．
どちらも生命に影響し得る異常です．
皮膚の働きをちゃんと意識してくださいね．

皮膚感染症

❶疥癬・白癬

疥癬　📖 第109回午後84

ダニによるかゆみは「疥癬（かいせん）」．主にヒゼンダニというダニで，かゆみ，紅色丘疹，小さな固まり（結節）がアレルギー反応として出てきます．ヒゼンダニは，表皮の角質に穴（トンネル）をつくり，そこに生息しています．

高齢者に多く，長時間の肌の接触や寝具・こたつの共用などで感染．しかも角化型疥癬では，落屑に接触しただけで感染します．そのため，共同生活者や家族・介護者への感染拡大が問題になるのです．

何はなくとも駆虫薬でダニ退治からスタート．角化型では外用薬も併用になります．ダニが身体からいなくなったら，ステロイド軟膏の出番．ちゃんと身体から追い出した後にステロイド軟膏使用を始めないと，角化型に進行する危険があります．潜伏期間が1か月ありますので，その点も注意が必要です．

駆虫薬は，妊婦・授乳中・妊娠している可能性があるときには使えないことも，覚えておいてくださいね．

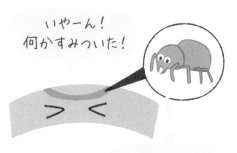

いやーん！
何かすみついた！

ダニのかゆみは
疥癬だね

白癬

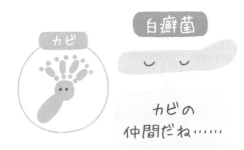

湿気があると
入り込まれるよ！
水回りは要注意だ！

真菌感染症の原因といえば，白癬菌に代表される皮膚糸状菌．足だと「水虫」，身体なら「たむし」，股間部なら「いんきんたむし」，頭部なら「しらくも」とよばれてきたものは全部，白癬菌が原因です．

かゆみが出れば「もしや」と気づけますが，かゆみが出ないと気づかれずに慢性化していることもあります．しかも家族の間で感染が拡大しやすいですよ．

本来，白癬菌は表皮についても生着しない（感染しない）もの．でも，湿度が高いと，細胞の間に菌糸を入り込ませることが可能になります．これが生着（感染）です．「水虫」でお風呂マットやバスタオルの共用が危険なのはこのためですね．

基本は，経口と外用の抗真菌薬．適切な治療を継続しないと，家族を危険にさらします．自覚症状が治まっても，ちゃんと薬を続けてくださいね．

❷細菌性皮膚感染症

続いて細菌性皮膚感染症．「〜膿皮症」とあったら，「ああ，細菌で皮膚が変になったんだ」と思ってください．多くは皮膚表面にいる常在菌が原因です．

毛包炎

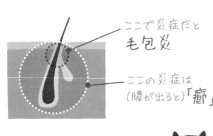

ここで炎症だと
毛包炎

ここの炎症は
（膿が出ると）「癤」

癤がたくさんの毛穴だと
「癰」だね

毛穴周囲から感染が始まることが多く，毛穴のうち表皮に開いている部分（毛包漏斗部）の感染が「毛包炎」．1つの毛穴の毛包炎なら，基本的に放っておいても大丈夫です．毛包とその周囲（皮下組織にも及ぶ）の炎症で，膿瘍をつくったら「癤」．「おでき」のことで，熱感と痛みが出ている状態です．1つの毛穴だけではなく，隣接する複数の毛穴に化膿が生じていたら「癰」です．

普段出てこない言葉なので面食らってしまうかもしれませんが，「膿が出た」「毛穴は1つか複数か」の区別に使われることもありますので，何かのときには思い出してください．いずれも抗菌薬を使用して，皮膚を清潔に保って治していくことになります．

細菌性毛包炎，毛包周囲炎（尋常性毛瘡）

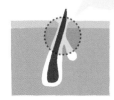

「ひげ」周囲の炎症は
尋常性毛瘡だ！

いわゆる「ひげそり負け」は尋常性毛瘡．ひげの生える場所に限局した，細菌性毛包炎，毛包周囲炎のことです．硬い毛に一致して紅色血疹，膿疱ができて，痂皮化します．かゆみや痛みが出ることもありますね．

炎症を起こしている細菌をやっつける抗菌薬は大事ですが，刺激を与えないことが一番です．石けんで洗ったら，ちゃんと水やぬるま湯で洗い流すこと．ひげは深剃りをしないことですね．可能なら「そる」ではなく「はさみで整える」のほうが刺激を減らせますよ．

汗疹

少し深いところで詰まると，
赤みとかゆみを併発！

細菌感染しちゃうと汗孔周囲炎や
多発性汗腺膿疹の恐れ……

炎症は毛穴に限ったものではありません．汗腺も感染場所になってしまいます．汗疹（あせも）は，発汗時に小水疱や小丘疹が出るもの．浅いところが詰まった小水疱ではかゆみは出ませんが，少し深いところで詰まる（小丘疹）と，湿疹を併発して，かゆみと赤みが出てきます．そこにブドウ球菌が感染し，膿疱ができてしまうとエクリン汗孔炎（汗孔周囲炎）です．夏の乳幼児の，頭，顔，背中，腰部によくできますね．

膿になってしまったところには，抗菌薬を使うことになります．何よりも，あせもをつくらないことが大事ですね．シャワーなどをうまく使って，皮膚の清潔を保ちましょう．

ひどくなってしまうと多発性汗腺膿疹（あせものより）．細菌が汗腺体まで入り込んでしまったため，押したときの痛みが強く出ます．

膿瘍ができてしまったら，切開して膿を出す必要があります．そこまでひどくなる前に対処してくださいね．

伝染性膿痂疹

僕らが入り込むと
伝染性膿痂疹

乳幼児の夏場に多いものといえば，伝染性膿痂疹（のうかしん）を忘れてはいけません．黄色ブドウ球菌や連鎖球菌が感染して，水疱や膿疱をつくるものです．黄色ブドウ球菌が原因だと「とびひ」ですね．虫刺されなどの小さな外傷などをきっかけに起こることが多いようです．

皮膚を清潔にして，あとは抗菌薬．皮膚に菌が入り込むきっかけになった傷なども，ちゃんと治しましょうね．

蜂窩織炎，丹毒

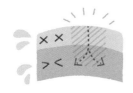

真皮の中まで入り込んじゃったら
蜂窩織炎……
（広ーく，赤ーく……）

表皮ではなく，もっと深い真皮から皮下組織がおかしくなってしまうこともあります．びまん性細菌感染症の蜂窩織炎（ほうかしきえん）ですね．主に黄色ブドウ球菌が入り込んでしまったもので，連鎖球菌が入り込んだときには「丹毒」ともよばれます．境界がよくわからない発赤，腫脹，疼痛，熱感が出てきますよ．

とにかく安静にして，冷やすこと．そして抗菌薬です．血圧低下を引き起こす壊死性変化もあり得るので，軽視してはいけません．

トキシックショック症候群，猩紅熱

毒（トキシン）による
ショックだ！

舌がイチゴ様になるのが
猩紅熱の特徴！

皮膚壊死だけでなく
多臓器不全で死の危険も！

黄色ブドウ球菌や連鎖球菌が原因で起こるのが「トキシックショック症候群」．血圧低下，多臓器障害，猩紅熱紅斑（しょうこうねつこうはん）が出てくる症候群です．

「猩紅熱」はＡ群β溶血性連鎖球菌による感染症．紅色の小さな発疹が全身にでき（猩紅熱紅斑），舌がイチゴのような状態になる「イチゴ舌」が特徴です．ほかにも熱や悪寒，頭痛・咽頭痛・四肢痛が出てくる病気ですよ．化膿連鎖球菌だと，広範な皮膚の壊死性変化を引き起こす「壊死性筋膜炎」や，トキシックショック様症候群で多臓器不全（MOF）を起こして，死に至ることもあります．

抗酸菌感染症

「抗酸菌感染症」と言われたら思い出してほしいのが，皮膚結核とハンセン病．

結核菌が皮膚をおかしくしたものが皮膚結核．結核菌に対するアレルギー反応としての「結核疹」と，皮膚で結核菌の病巣ができた「真性皮膚結核」が含まれます．結核疹は下腿や前腕の皮下結節（結節性紅斑），真性皮膚結核では赤褐色の皮疹や皮下結節からの熱感のない膿（冷膿瘍）が特徴です．２つ合わせても発病者のごく一部（約0.1％）にしか出現しませんが，

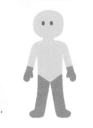

結核菌

（ごく一部にしか出ないけど）
結核菌が皮膚を
おかしくすることも
あるんだよ！

らい菌

らい菌も皮膚に
異常が出るからね……

「結核が皮膚をおかしくすることもある！」ことは頭の片隅に入れておきましょう.

　ハンセン病は, 結核菌と同じ抗酸菌の「らい菌」による慢性感染症. 皮膚, 鼻腔粘膜, 目, 末梢神経がおかしくなってしまいます. 今でこそ原因も対処方法もわかっていますが, 近年まで隔離政策などが行われていた（法律も残っていた）のは, ご存知の通りです.

❸ウイルス性皮膚感染症

　皮膚の「変！」を引き起こすウイルスはたくさんあります. ここでは単純ヘルペスウイルス（HSV）と水痘を紹介します.

単純ヘルペスウイルス（HSV）

単純ヘルペスウイルス

痛痒くて赤みが出て,
水ぶくれがプップッだ！

　単純ヘルペスウイルス（HSV）は, 皮膚や粘膜に浅い潰瘍性の, 水疱性病変をつくるもの. 違和感・痛痒さから始まり, 浮腫性紅斑ができてきます. 紅斑上にたくさんの小さな水膨れ（水疱）ができて, やがて膿疱ができ, 痂皮化して……約1〜2週間で治まります. でも, 同一部位やその周辺に再発することが多いですね. 口唇型が1型, 性器型が2型ですが, 近年は混在して……というおはなしは, 下部消化器系③（第12回）生殖器系（TORCHのH）のところでしましたよ. 顔面に出たときには角膜炎に, 性器型の初感染では髄膜炎を合併する可能性もあります.

　軽いうちなら抗ウイルス薬の内服ですが, ひどくなると点滴で抗ウイルス薬を入れることになりますよ. ストレス, 過労, 外部刺激をきっかけに再活性化し, 3〜4日後に皮膚症状が再発します. きっかけをできるだけ避け, 手を触れないようにしてくださいね.

水痘　📖 第99回午後65, 第106回午後16

　水痘とは, 水ぼうそうのこと. 水痘・帯状疱疹ウイルスによる, 接触・空気感染です. 感染力が強く, 長引くことが特徴. 感染後2週間くらいで, 直径3〜4mmほどの紅斑や紅色丘疹が出て, かゆみの後で中心が凹んだ水疱が出てきます. 四肢だけでなく, 顔や口腔内, 頭部にもできるのが特

水痘・帯状疱疹ウイルス

赤みが出てかゆみのあとに
頭部にも水ぶくれだ！

（赤みからスタートして
（水ぶくれが乾いて）
痂皮化するまでずーっと
「感染可能」だぞ！）

徴です．その後，1週間くらいで痂皮化しますが……発疹ができてから痂皮化するまでが全部感染力のある状態です．

解熱薬や止痒薬といった対症療法になります．感染力が強いので個室に入ることになりますから，個室ゆえのメンタルケアが必要になってきますね．

以前は小学校卒業までに感染して免疫を得ることが大多数でした．幸か不幸か家族構成を含めた環境変化のせいで，感染の機会が減った近年では，成人の初回発症が増えてきました．成人発症では肝炎，肺炎，中枢神経症状の合併が多くなり，危険です．

また，妊娠5週から20週で発症すると「先天性水痘症候群」が出る可能性もあります．全ての胎児に起こるものではありませんが，白内障などの眼症状，大脳萎縮，四肢骨欠損などが生じる可能性があります．妊娠を希望する女性は，事前の抗体チェックと，ワクチンをお忘れなく．

帯状疱疹

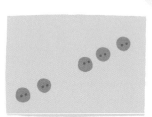

きれいに整列！
帯状疱疹だ！

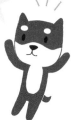

水痘の後，ウイルスが身体に残ってしまうと帯状疱疹の可能性もあります．帯状疱疹は，水痘感染後，ウイルスが知覚神経細胞内に潜伏し，何かのきっかけで再活性化して発症するものです．

発症する数日前から知覚異常や神経痛があり，浮腫性の紅斑が出てきます．そこに水疱が出て，痂皮化して……10日くらいでピークになり，3〜4週間で軽快します．出現から軽快までの流れが，かなり単純ヘルペスウイルスのときと似ていますね．帯状疱疹の特徴は，神経に一致して帯状に出ること．きれいに整列しているので，すぐにわかるはずです．

抗ウイルス薬だけでなく，軽快後も数か月残る痛みのためにNSAIDsも使われます．シャワー浴で清潔を保ちつつ，できるだけ安静にしましょう．加齢などによる免疫低下だけではなく，過労や局所刺激でも再発しますから，要注意！

❹いぼ（疣贅）

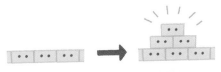

表皮細胞が増えたら
疣贅（いぼ）だね

皮膚の「変！」として，「いぼ（疣贅）」もありますね．注意してほしいのは，疣贅のすべてが感染性ではないということ．「疣贅」自体は，表皮細胞の増殖です．だから腫瘍の仲間ですね．原因がいろいろあり，名前もいろいろあります．身近なものや代表的なものだけを紹介しますので，ちゃんとイメージできるようにしておいてくださいね．

まず，普通に目にする良性腫瘍．加齢に伴う表皮細胞の増殖が「老人性

疣贅」です．淡褐色から黒褐色の盛り上がった（隆起性）局面で，高齢者の顔や手にある，広くて色の濃い膨らみ……をイメージできますか？　これ自体が治療対象になることは，本来ありません．必要ならば，液体窒素やガスレーザー，切除などの外科的対処がなされますよ．

色素のある皮膚細胞が増殖したものが「色素性母斑」．小さいものは「ほくろ」ですね．これまた「治すもの」ではないのですが……もし，急に大きくなったら要注意！　いきなり悪性化した「悪性黒色腫（メラノーマ）」の可能性があります．悪性黒色腫はすぐに全部切り取る必要がありますからね．

ほかにも，手足や膝にできる「尋常性疣贅」や，顔や前腕にできる淡褐色扁平小丘疹の「扁平疣贅」は，心配無用の疣贅です．

感染を「心配しなくてはいけない疣贅」は，尖圭コンジローマ（ヒトパピローマウイルスによる疣贅）です．尖圭コンジローマは，外陰部や肛門周辺にできる鶏の冠状の疣贅．赤くて，凸凹のある，隆起の大きい出っ張り（にわとりのとさか）をイメージです．原因となるヒト乳頭腫ウイルス（ヒトパピローマウイルス）は，性交為で感染（接触感染）します．多くは無症状ですが，痛みやかゆみ，不快感が出ることもあります．尖圭コンジローマ自体は良性ですが，子宮頸がん，膣がん，肛門がんの発生に関係があります．しっかり予防接種で防いでくださいね．

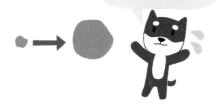

ほくろが巨大化?!
メラノーマ?!

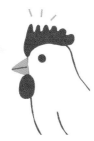

これが
尖圭コンジローマの
疣贅のイメージ！

皮膚損傷

さまざまな皮膚の「変！」をみてきましたが，その極限状態が「皮膚がない！（皮膚損傷）」です．

擦り傷（擦過傷）や切り傷（切創）も，一時的な皮膚損傷．異物が入り込まないように水で洗い，傷の大きさによっては外科的に縫い合わせれば，皮膚の細胞が増殖して傷をふさいでくれます．

皮膚がなくなってしまう例として，熱傷と褥瘡のおはなしです．

❶やけど（熱傷）

やけど（熱傷）の深達度　📄第103回午前103

熱傷は，さまざまな熱による皮膚などの組織損傷．「どこまで損傷したのか（ダメになったのか）」を示すのが，「深達度」です．

Ⅰ度は表皮のみ．赤くなって，痛いだけで済んだ状態です．

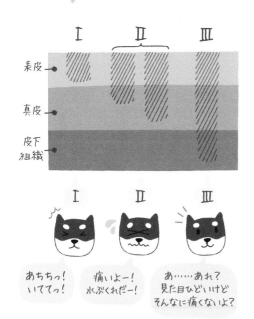

Ⅱ度は真皮まで損傷したもの．Ⅰ度の状態に加え，水疱もできてきます．真皮のうちの浅い部分で済むと浅Ⅱ度，深い部分まで損傷すると深Ⅱ度とすることもあります．

Ⅲ度は皮下組織より下まで損傷してしまったもの．損傷部は赤ではなく，乳白色や黄色，黒に変わります．「皮膚」は，もうありません．だから，意外なほど痛みは感じません．

ここで，皮膚の役目を思い出してみましょう．皮膚は，身体防御の最外壁・物理的防御を担っていましたね．異物の侵入を防ぎ，足止めした異物の増殖を抑えていました．水分蒸発防止と，体温の調節機構もありましたね．

そんな皮膚が（とくにⅢ度では）損傷した以上，そこには今確認した役目を果たしてくれるものがありません．感染の最大のピンチであること，理解できましたか？

熱傷の原因と治療

そんな熱傷の原因は，炎のような高熱だけではありません．ホットカーペットやカイロ，湯たんぽなどによる「（いわゆる）低温やけど」．雷や高圧電流（電線など）による「電撃熱傷」，強酸や強アルカリによる「化学熱傷」もあります．

熱傷のとき，目指すは「感染予防と上皮化」．上皮（皮膚）ができれば，感染予防もできます．だから，まずはやけどによる皮膚の損傷を最小限に抑えること．

何はなくとも，すぐに冷やしてください．軽いものなら数分間流水に．場合によっては数十分，とにかく冷やしましょう．軽い熱傷なら，ステロイド軟膏を塗って，感染予防のために覆っておきましょう（被覆）．

水疱中の水分が自然と吸収されれば，一安心．水疱が破けてしまうと感染可能性が出てきますので，注意ですよ．深Ⅱ度以上の熱傷では，外科的修復が必要になります．

ケロイドというのは，瘢痕組織が過剰に増殖したもの．傷の後が赤みを帯びて盛り上がった状態です．皮膚にできた欠損を「潰瘍」といいますが，3週間以上治らないと難治性潰瘍です．やけどの後はケロイドや難治性潰瘍を起こしやすく，悪性腫瘍化の危険と，拘縮・可動域低下の可能性が出てきてしまいます．もし全身やけどなら，すぐに集中治療室行きです．

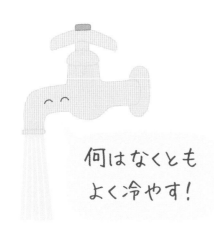

何はなくとも
よく冷やす！

「9の法則」と「5の法則」

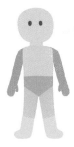

成人

胸部と腹部は，
表も裏もカウント！
9の法則！

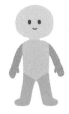

小児

胴体は表も裏もカウント！
頭部と胴体（表）（裏）
部分は20％だよ
5の法則だね！

身体のどれくらいに熱傷を負ったかを判断する「9の法則」と「5の法則」を覚えておきましょう．

9の法則は成人用．全身を「頭と首」，「上肢（右）」，「上肢（左）」，「胸部（腹側）」，「胸部（背側）」，「腹部（腹側）」，「腹部（背側）」，「大腿（右）」，「大腿（左）」，「下腿（右）」，「下腿（左）」の11ブロックに分けます．この11ブロックはそれぞれが体表面の約9％を占めていると考えるのが，9の法則です．「大腿（右）」と「下腿（右）」の熱傷なら，約18％の熱傷ですね．この11ブロックだけでは，全部足しても99％にしかなりません．残った1％は，「陰部」です．

5の法則は小児用．小児は成人と比べて頭の割合が大きく，手足の割合が小さいですね．だから「頭と首」，「胸腹部（腹側）」，「胸腹部（背側）」の3ブロックは約20％，「上肢（右）」，「上肢（左）」，「下肢（右）」，「下肢（左）」の4ブロックは約10％．これで全部合わせると100％です．成人の例と同様に右足（下肢）を熱傷したら，小児では約10％の熱傷ですよ．

広範囲熱傷にあたるのは，成人ではⅡ度以上のやけどが体表の30％以上になったとき．小児や高齢者ではⅡ度以上が20％以上で広範囲熱傷です．いわゆる「重症やけど」ですから，すぐに専門設備のある病院に入院し，全身管理が必要になってきます．

❷褥瘡

褥瘡の状態と症状

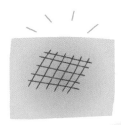

赤み？！
体位交換だ！

熱による皮膚の損傷が熱傷なら，圧迫による皮膚の損傷が褥瘡です．皮膚が圧迫を受け，血流障害を生じ，その部分が損傷を受けたものが褥瘡．「床ずれ」も，同じことですよ．

最初は圧迫されたところが赤くなります（紅斑）．この時点で気がついたら，体位を交換しましょう．圧力分散のためにクッション性のある保護フィルムを貼ることもあります．そのまま放置されてしまうと血流が途絶え，皮膚の細胞が死んでしまうとなかなか治らない潰瘍になってしまいます．

さらに進んでしまうと，皮膚だけでなく筋肉や関節周囲の靱帯まで露出してしまいます．これは立派な開放創．手術対象にもなりうる状態で，もう骨がみえてしまうのも時間の問題です．

褥瘡のアセスメントと評価方法 📖 第93回午前57，第107回午前24

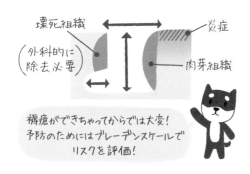

褥瘡ができた後，重症度を評価するものが「DESIGN（＋P）」．潰瘍の深さ（Depth），滲出液の有無（Exudate），大きさ（Size），炎症の有無（Inflammation），肉芽組織の有無（Granulation），壊死組織の有無（Necrotic tissue），ポケットの有無（Pocket）で確認です．数字が小さくなれば，よくなってきた証拠ですよ．現在使われているのは「DESIGN-R®2020」．「真皮以下の状態はみえないけど深くに創傷の疑いがある」ときや「深さが壊死組織などでみえない（判定不能）」ときを評価に含めるようになっています．

褥瘡になりやすいリスク要因の評価が「ブレーデンスケール」．自力体位交換ができない人，低栄養状態，汗や尿による湿潤，不快に対する知覚障害，摩擦とずれなどがあげられます．こちらはスケールの点数が小さいほど危険ですよ．

褥瘡への対策

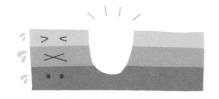

褥瘡は，できてからでは治すのが大変です．何よりも予防第一．そして「なぜ起こるのか」の知識も大事です．

圧迫回避・軽減はもちろんですが，予後には栄養状態の影響がとても大きいですよ．だって，なくなってしまった（損傷した）細胞を修復するためには，残った細胞が分裂する必要がありますね．細胞分裂にはアデノシン三リン酸（ATP）が必要．ATPをつくるためには血液中の酸素と栄養が必要でした．

……おはなしが一気に消化器系や循環器系，呼吸器系とつながりましたね．だから私たちは「おかしくなったらどうなる？」という病態生理学を学んできたのです．

といてみよう！ 国試問題

第109回午後84 ➡p.317

高齢者が共同生活をする施設で，感染の拡大予防のために個室への転室などの対応を必要とするのはどれか．

1. 白癬(tinea)
2. 帯状疱疹(herpes zoster)
3. 蜂窩織炎(sellulitis)
4. 角化型疥癬(karatotic scavies)
5. 皮膚カンジダ症(cutaneous candidiasis)

第99回午後65 ➡p.321

水痘罹患児で集団生活を休ませる期間はどれか．

1. 新たな水疱が生じなくなるまで
2. 発疹が痂皮になるまで
3. 咳嗽が消失するまで
4. 解熱するまで

第106回午後16 ➡p.321

水痘の症状はどれか．

1. 耳下腺の腫脹
2. 両頬部のびまん性紅斑
3. 水疱へと進行する紅斑
4. 解熱前後の斑状丘疹性発疹

第103回午前103 ➡p.323

Aちゃん(1歳0か月，女児)は，つかまり立ちをしようとしてテーブルの上に手をかけたところ，熱い味噌汁の入ったお碗をひっくり返して前胸部と右前腕に熱傷を負ったため母親とともに救急外来を受診した．来院時，Aちゃんは，体温36.8℃，呼吸数36/分，心拍数120/分，血圧90/60mmHgであり，機嫌が悪く泣いている．

Aちゃんの前胸部と右前腕には発赤と一部に水疱がみられ，看護師が創部に軽く触れると激しく泣いた．

Aちゃんの熱傷の受傷深度として考えられるのはどれか．

1. Ⅰ度
2. 浅達性Ⅱ度
3. 深達性Ⅱ度
4. Ⅲ度

第93回午前57 ➡p.326

褥瘡で正しいのはどれか．

1. 円座の使用は発生予防に役立つ．
2. 皮膚の湿潤は発生要因になる．
3. 重症度判定にはブレーデンスケールを用いる．
4. 壊死組織は吸収されるのを待つ．

第107回午前24 ➡p.326

褥瘡発生の予測に用いるのはどれか．

1. ブリストルスケール
2. Borg〈ボルグ〉スケール
3. Braden〈ブレーデン〉スケール
4. グラスゴー・コーマ・スケール

国 試 問 題 の 答 え

第109回午後84	4	第103回午前103	2
第99回午後65	2	第93回午前57	2
第106回午後16	3	第107回午前24	3

おわりに

　本書では，「脈拍・血圧」「体温」「呼吸」というバイタルサインの区分に従った，病態生理学のおはなしをしてきました．病態生理学だけではなく，生化学・生理学・解剖学の理解も深まったはずですよ．そして，これらの「正常と異常」がわかると，看護記録で書かなくてはいけないことに気づけるようになります．

　バイタルサインは正常か，異常があったら疑われることは何か，身体の中ではほかに何が起こっているか．客観的事実だけではなく，主観的事実からも「ヒトの中で起こっていること」を確認していけますよね．

　そして「悪いところ」だけを見るのではなく，「ヒト全体」を看て，少しでもいい状態にしていくにはどうしたらいいか……．1人ではなく，チームで考えていってください．具体的な方法・内容については各種看護学をはじめとしたほかの科目にお任せしますよ．

　最初の「ん？」に気づく，そんなきっかけとして病態生理学（と生化学・生理学・解剖学）を役立てていってくださいね！

異常（病態）がわかると
正常（生化学・生理学・解剖学）も
わかってくるはず！

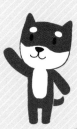

INDEX

さ行

つなげてみたらドンドンわかる！
病態生理学

2022年7月5日　初版　第1刷発行

編　著	橋本 さとみ
発行人	小袋　朋子
編集人	増田　和也
発行所	株式会社 学研メディカル秀潤社 〒141-8414　東京都品川区西五反田2-11-8
発売元	株式会社 学研プラス 〒141-8415　東京都品川区西五反田2-11-8
印刷製本	凸版印刷株式会社

この本に関する各種お問い合わせ先
【電話の場合】
• 編集内容については Tel 03-6431-1231 (編集部)
• 在庫については Tel 03-6431-1234 (営業部)
• 不良品 (落丁, 乱丁) については Tel 0570-000577
　学研業務センター
　〒354-0045　埼玉県入間郡三芳町上富279-1
• 上記以外のお問い合わせは
　学研グループ総合案内 0570-056-710 (ナビダイヤル)
【文書の場合】
• 〒141-8418　東京都品川区西五反田2-11-8
　学研お客様センター
　『つなげてみたらドンドンわかる！
　病態生理学』係

　　本書に記載されている内容は, 出版時の最新情報に基づくとともに, 臨床例をも
とに正確かつ普遍化すべく, 著者, 編者, 監修者, 編集委員ならびに出版社それぞ
れが最善の努力をしております. しかし, 本書の記載内容によりトラブルや損害,
不測の事故等が生じた場合, 著者, 編者, 監修者, 編集委員ならびに出版社は, そ
の責を負いかねます.
　　また, 本書に記載されている医薬品や機器等の使用にあたっては, 常に最新の各々
の添付文書や取り扱い説明書を参照のうえ, 適応や使用方法等をご確認ください.
　　　　　　　　　　　　　　　　　　　　　　株式会社 学研メディカル秀潤社